Die Zweitmeinung in der Schulterchirurgie – ein Muss

Rainer Peter Meyer
Fabrizio Moro
Hans-Kaspar Schwyzer
Beat R. Simmen
(Hrsg.)

Die Zweitmeinung in der Schulterchirurgie – ein Muss

Mit 653 Abbildungen

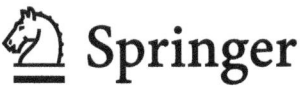

Herausgeber

Dr. med. Rainer Peter Meyer
Schulthess-Klinik
Abteilung Obere Extremitäten
Lengghalde 2
CH-8008 Zürich

Dr. med. Fabrizio Moro
Schulthess-Klinik
Abteilung Obere Extremitäten
Lengghalde 2
CH-8008 Zürich

Dr. med. Hans-Kaspar Schwyzer
Schulthess-Klinik
Abteilung Obere Extremitäten
Lengghalde 2
CH-8008 Zürich

Priv.-Doz. Dr. med. Beat R. Simmen
Schulthess-Klinik
Abteilung Obere Extremitäten
Lengghalde 2
CH-8008 Zürich

ISBN 978-3-642-37093-9   ISBN 978-3-642-37094-6 (eBook)
DOI 10.1007/978-3-642-37094-6

Die Deutsche Nationalbibliothek verzeichnet diese Publikation in der Deutschen Nationalbibliografie;
detaillierte bibliografische Daten sind im Internet über http://dnb.d-nb.de abrufbar.

Springer Medizin
© Springer-Verlag Berlin Heidelberg 2013

Planung: Antje Lenzen, Heidelberg
Projektmanagement: Barbara Knüchel, Heidelberg
Lektorat: Thalia Andronis, Köln
Projektkoordination: Heidemarie Wolter, Heidelberg
Umschlaggestaltung: deblik Berlin
Herstellung: le-tex publishing services GmbH, Leipzig

Gedruckt auf säurefreiem und chlorfrei gebleichtem Papier

Springer Medizin ist Teil der Fachverlagsgruppe Springer Science+Business Media
www.springer.com

Für unsere Schüler ...

Ch. Andres, Ch. Brumm, I. Budic, C. Del Notaro, H. Durchholz, M. Flury, P. Frey, D. Fröhlich †, M. C. Glanzmann, H. Grehn, K. Grob, L. Harder, M. Huber, R. Jakob, S. Käsermann, M. Kleine, J. C. Küttel, M. S. Kuster, J. F. Löhr †, Ch. Meyer †, U. Neurauter, P. Nufer, F. Rapp, M. Reese, Th. Rutishauser, M. Rütschi, S. Schindele, R. Sheikh, C. Spormann, Ch. Sternberg, J. Wasmeier, Th. Wiesner

... für die eine „Second Opinion" nicht ein Muss, sondern eine Selbstverständlichkeit ist.

Geleitwort

Der altgediente Generalist hat seine Operationsindikation weitsichtig, risikoscheu und meist ohne fremde Hilfe gestellt, geleitet vom Blick auf den Patienten als Ganzes. Mit der rasanten Ausweitung von Diagnostik und Therapiemöglichkeiten ist der Einzelkämpfer heute überfordert und auf das Team angewiesen. Der hochgezüchtete Organspezialist bewegt sich in seinen engen Kreisen. Sein Wissen geht mehr in die Tiefe, weniger in die Breite. Es stehen ihm immer mehr und neue Verfahren zur Wahl, die als Fortschritt gelten und angewandt werden wollen. Die Verlockung des Machbaren hat jedoch ihre Fallgruben. Was zu kurz zu kommen droht, ist eine aus Erfahrung geborene, umfassende ärztliche Schau, die die Gesamtpersönlichkeit des Patienten in seinen besonderen Lebensumständen würdigt. Die rasch fortschreitende medizinische Technik, die Neues gerne für das Bessere hält, lässt vergessen, dass die Natur heilt und Spontanverläufe nicht immer im Desaster enden, womit sich eine gut überlegte Zurückhaltung nur lohnen kann. Eher selten eilt eine Behandlung so sehr, dass nicht noch die Meinung eines unabhängigen erfahrenen Experten eingeholt werden könnte, sei es nur zur Bestätigung, Absicherung, Anregung und Ergänzung oder zum Aufschub oder Verzicht auf eine Operation. In diesem Sinne sind die mit hoher Fachkompetenz geschilderten Fälle zu verstehen. Sie wollen keineswegs verurteilen, sondern aufzeigen, dass auch der seriös ausgebildete und verantwortungsbewusste Chirurg an Grenzen stößt und auf kollegiale Beratung nicht überheblich verzichten sollte – dies umso mehr, als auch der heute halbinformierte und damit kritisch misstrauende Patient in seinen Ansprüchen zufriedengestellt werden kann.

Peter Buri

Bern im Frühjahr 2013

Vorwort

Auch wenn der Titel dieses Buchs etwas provokativ klingen mag, soll keinesfalls der Eindruck entstehen, dass hier eine Anklageschrift vorgelegt wird – im Gegenteil. Wir wollen anhand von 63 willkürlich ausgewählten Fällen aufzeigen, wie wichtig die Zweitmeinung in der immer anspruchsvoller werdenden Extremitätenchirurgie diagnostisch und therapeutisch wird.

Nahezu die Hälfte aller Patienten in unseren Sprechstunden werden inzwischen zur Einholung einer Zweitmeinung an uns überwiesen oder wünschen von sich aus eine solche. Oft kann durch die Zweitmeinung die Einschätzung des erstbeurteilenden Kollegen bestätigt werden. Oft kann ein Abwarten vor einem eventuellen Eingriff empfohlen werden. Das eine oder andere Mal kann vom vorgeschlagenen Eingriff auch abgeraten werden.

Im hier vorgelegten Patientenkollektiv finden sich aber auch postoperativ ungünstige Entwicklungen, die unter Umständen mit Reinterventionen angegangen werden müssen. Nicht immer kann dann eine Restitutio erzielt werden. Auch liegen Leidenswege vor, die über Jahre die Patienten und uns Ärzte fordern. Vielleicht wäre der eine oder andere beschwerliche Verlauf durch rechtzeitiges Einholen einer Zweitmeinung vor dem Eingriff zu vermeiden gewesen.

Die hier analysierten 63 Fälle haben wir zur rascheren und einfacheren Erfassung durch den Leser in 13 Themenkreise unterteilt. Jedem dieser Themen haben wir eine kurze Einführung vorangestellt, in der die Essenz der jeweiligen Affektion herausgearbeitet wird. Oft zeigt allein schon die Anzahl der in einem Kapitel erfassten Fälle, wie viel Handlungsbedarf noch vorliegt.

Lassen Sie sich bei der Lektüre nicht allzu stark bedrücken. Diese so unterschiedlichen Verläufe sollen wachrütteln und sensibilisieren, nicht demoralisieren. Freuen Sie sich vielmehr daran, dass die Situation durch intuitive Entscheidungen bei der Zweitmeinung und durch das Einbringen eines hohen Erfahrungspotenzials oft wieder in die gute Richtung geführt werden kann.

In diesem Sinne wünschen wir viel Vergnügen bei der Lektüre.

R. P. Meyer
F. Moro
H. K. Schwyzer
B. R. Simmen

Zürich im Frühjahr 2013

Dank

Bei den hier präsentierten 63 Second-Opinion-Fällen liegt neben der teilweise äußerst anspruchsvollen operationstechnischen Seite auch eine nicht minder essenzielle intellektuell-analytische Seite vor. Das Gros dieser 63 Fälle kann oft nicht nach klassischen Mustern der Extremitätenchirurgie abgehandelt werden. Die Akteure müssen ihr ganzes Potenzial an vergleichendem Wissen, an Erfahrung, psychologischem Einfühlungsvermögen und operationstechnischem Können einbringen, um zum Teil langjährige Leidenswege wieder in geordnetere Bahnen zu lenken. Diesen hier ihr Bestes gebenden Ärzten gilt unser Dank, aber auch der Dank der Patienten, die durch das Können dieser Operateure wieder zu einem normaleren Alltag zurückgefunden haben. Der Name des Operateurs ist bei den einzelnen Beiträgen jeweils an erster und zweiter Stelle aufgeführt. Der letzte Name nennt den Autor des Beitrags.

Unser Dank gebührt auch allen Klinikmitarbeiterinnen und mitarbeitern, ohne die ein solches Buch gar nicht publiziert werden könnte: dem Operationsteam, der Röntgenabteilung, dem MRI-Institut der Schulthess Klinik mit Dr. Dominik Huber, aber auch allen Sekretärinnen der Abteilung „Obere Extremitäten", die bei der Fallsuche und Dokumentation äußerst wertvolle Mithilfe geleistet haben.

Ein ganz spezieller Dank geht an Frau Priti Inderbitzin, die neben ihrer Belastung als Chefarztsekretärin noch Zeit für dieses Buch aufbringen konnte. Sie hat alle Beiträge geschrieben und redigiert. Sie war verantwortliche Koordinatorin im analogen und digitalen Bereich.

Einmal mehr hat Andreas Lütscher, der Leiter der Bilddokumentation unserer Klinik, die gesamten Illustrationen dieses Buches bearbeitet. Er hat alle Beiträge verlagskonform elektronisch aufbereitet und die einzelnen Kapitel in Text und Bebilderung standardisiert. Manch technisch ungenügendes Röntgenbild hat er mit seinem Können so verbessert, dass es publizierbar wurde – ganz herzlichen Dank.

Nicht zuletzt geht unser Dank an das so zuvorkommend und perfekt arbeitende Team des Springer-Verlags. Seit unserer ersten Buchpublikation bei Springer 1996 haben wir insgesamt 10 Bücher mit Dr. Fritz Kraemer, Frau Antje Lenzen, Frau Barbara Knüchel und Frau Thalia Andronis veröffentlicht. Immer konnten wir uns auf die hohe Fachkompetenz und das große Vertrauen, das uns jederzeit entgegengebracht wurde, verlassen.

Herzlichen Dank an alle.

R. P. Meyer
F. Moro
H. K. Schwyzer
B. R. Simmen

Inhaltsverzeichnis

VI Klavikulafrakturen

VII Proximale Humerusfrakturen

VIII   Omarthrose

IX   Kunstgelenke

X   Infekte

XI Radiologische Fehlinterpretationen

XII Der psychologische Faktor

XIII Technische Kabinettstückchen

Mitarbeiterverzeichnis

Buri P., Prof. Dr. med.
Oberfeldstrasse 62
CH-3067 Boll-Sinneringen

Durchholz H., Dr. med.
Schulthess Klinik
Lengghalde 2
CH-8008 Zürich

Flury M., Dr. med.
Schulthess Klinik
Lengghalde 2
CH-8008 Zürich

Frey P., Dr. med.
Schulthess Klinik
Lengghalde 2
CH-8008 Zürich

Glanzmann M. C., Dr. med.
Schulthess Klinik
Lengghalde 2
CH-8008 Zürich

Meyer R. P., Dr. med.
Schulthess Klinik
Lengghalde 2
CH-8008 Zürich

Moro F., Dr. med.
Schulthess Klinik
Lengghalde 2
CH-8008 Zürich

Schwyzer H. K., Dr. med.
Schulthess Klinik
Lengghalde 2
CH-8008 Zürich

Simmen B. R., Priv.-Doz. Dr. med.
Schulthess Klinik
Lengghalde 2
CH-8008 Zürich

Frozen Shoulder

Gut zu wissen …

7 Fälle von Frozen Shoulder und ihr Outcome werden analysiert. Anhand der großen hier vorgestellten Zahl wird auch ersichtlich, wie wenig bekannt dieses Krankheitsbild im Grunde immer noch ist. Auch wenn die verschiedenen Auslöser dieser Affektion nicht immer klar fassbar sind, sollten doch die klassischen Symptome und der zu erwartende Verlauf der Frozen Shoulder den Hausärzten, Radiologen und Chirurgen geläufig sein. Entscheidend ist wie so oft auch hier die rasche Diagnostizierung dieser Affektion. Die Therapie, ob konservativ oder operativ, ist nicht so ineffizient, wie oft behauptet wird. Klar dargelegt wird hier, dass eine floride Frozen Shoulder ein chirurgisches noli me tangere ist. Auch das Brisement forcé, die Mobilisation einer eingesteiften Schulter in Narkose, ist heute obsolet. Mit der arthroskopischen Arthrolyse haben wir eine feine und effektive, minimal-invasive Therapie zur Verfügung. Bei neurogen induzierter Frozen Shoulder ist der Zeitpunkt des chirurgischen Vorgehens ausgesprochen wichtig.

Second Opinion bei „ausgebrannter" retraktiler Kapsulitis

H.K. Schwyzer, R.P. Meyer

R. Meyer et al. (Hrsg.), *Die Zweitmeinung in der Schulterchirurgie – ein Muss*,
DOI 10.1007/978-3-642-37094-6_1, © Springer-Verlag Berlin Heidelberg 2013

- **Der Fall**

Im Januar 2011 treten bei einer gut 50-jährigen Frau erstmals Schmerzen im rechten Schultergürtel bei Rechtshändigkeit auf. Die Patientin führt die Beschwerden auf intensives Fensterreinigen mit über mehrere Stunden eleviertem rechtem Arm zurück. Die Beschwerden sind über Wochen progredient und manifestieren sich zunehmend auch nachts. Beunruhigt ist die Patientin auch durch eine zusätzlich auftretende Bewegungseinschränkung. Der Hausarzt rezeptiert ein Antirheumatikum und verordnet Physiotherapie. Auch wird im Verlauf der Behandlung einmalig Kortison – vermutlich subakromial – durch den Hausarzt instilliert. Wegen unveränderter Befunde wird die Patientin 3 Monate nach Krankheitsbeginn an die chirurgische Klinik eines Landeskrankenhauses überwiesen. Die Verdachtsdiagnose einer retraktilen Kapsulitis wird gestellt, zusätzlich ein oraler Steroidstoß verordnet. Wegen weiterhin deutlicher Schmerzen mit zunehmender Bewegungsreduktion veranlasst der Hausarzt eine Arthro-MRI-Untersuchung der rechten Schulter. Diese bestätigt die Diagnose einer Frozen Shoulder. Die Gelenkkapsel ist massiv verdickt, der Recessus axillaris praktisch aufgehoben. Die Rotatorenmanschette ist intakt (◘ Abb. 1.1). Es erfolgt eine nochmalige Zuweisung an die chirurgische Klinik mit der Bitte um neue Therapievorschläge. Der beurteilende Arzt bestätigt die Diagnose und empfiehlt die Weiterführung der Physiotherapie. Eine Verlaufskontrolle durch die Chirurgen 10 Monate nach Krankheitsbeginn zeigt nach wie vor eine deutliche Bewegungseinschränkung mit anhaltenden Schmerzen auch nachts. Die Patientin wird weiterhin mit Physiotherapie und Antirheumatika behandelt. Die indolente Frau arbeitet trotz ihrer Beschwerden voll als Disponentin in einem Großbetrieb. 1½ Jahre nach Auftreten der rechtsseitigen Schulterschmerzen wird die inzwischen 52-jährige Frau mit unverändertem Beschwerdebild zur Beurteilung und eventuell chirurgischen Therapie an uns überwiesen.

- **Second Opinion**

Wir beurteilen die Patientin am 16.08.2012, d. h. 1 Jahr und 8 Monate nach Krankheitsbeginn klinisch, konventionell radiologisch und mit Ultraschall an ihrer rechten Schulter. Die Schultergelenkbeweglichkeit ist links frei. Rechts beträgt die Bewegungsamplitude in Abduktion 60°, beim Vorwärts-/Rückwärtsheben 120/0/35°, bei Außen-/Innenrotation in Neutralstellung 45/0/55°, in Abduktion 5/0/0°. Alle Bewegungsausschläge sind schmerzhaft. Soweit dies bei der Teilsteife der rechten Schulter beurteilbar ist, ist die Rotatorenmanschette intakt. Die lange Bizepssehne ist leicht druckdolent. Die Röntgenkontrolle zeigt einen angedeuteten lateralen Downslope, ein Akromion Typ II sowie eine dis-

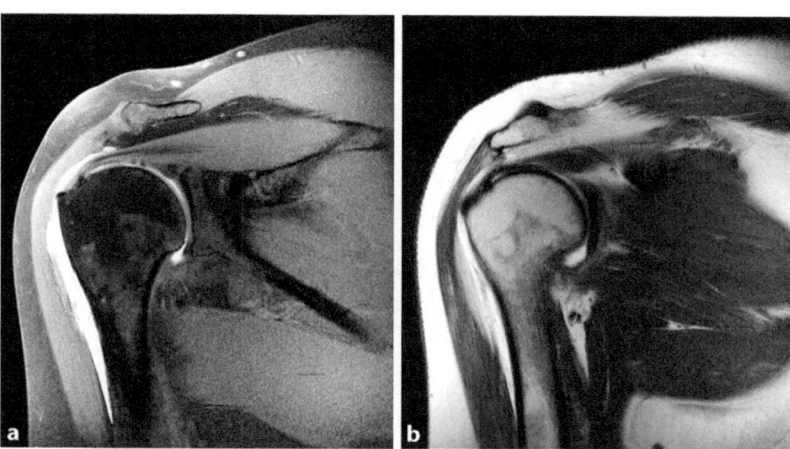

◘ Abb. 1.1

krete Akromioklavikulargelenkarthrose (AC-Gelenkarthrose) (◘ Abb. 1.2). Die Sonographie der rechten Schulter dokumentiert eine intakte Rotatorenmanschette mit unauffälliger langer Bizepssehne. In dieser Situation über 1½ Jahre nach Auftreten der ersten Frozen-Shoulder-Symptome verbleibt als einzige erfolgversprechende Therapie lediglich die arthroskopische Arthrolyse. Die Patientin wünscht den Eingriff möglichst rasch.

■ **Analyse**

Hier zeigt sich geradezu lehrbuchmäßig von Beginn an die klassische Symptomatik und Entwicklung einer retraktilen Kapsulitis. Der Hausarzt leistet sein Bestes und veranlasst die diagnosesichernde Arthro-MRI-Untersuchung zum richtigen Zeitpunkt. Nicht einfühlbar sind in der Folge die Einschätzung und die Therapieversuche der involvierten Chirurgen. Obwohl die Diagnose klar feststeht, werden die therapeutischen Konsequenzen nicht gezogen. Die Therapie der Wahl bei florider Frozen Shoulder ist in den ersten 4–6 Monaten die Instillation von Kortison in Kombination mit einem lang wirksamen Lokalanästhetikum in den Glenohumeralraum. Die Kortisoninjektion kann nach 3 Monaten wiederholt werden. Häufig erfolgt die Kortisoninstillation, wie auch hier, subakromial. Dort kann das Kortison jedoch keine Wirkung entfalten, da der pathologische Prozess glenohumeral abläuft. 1 Jahr und 8 Monate nach Krankheitsbeginn sind die Kapselstrukturen jedoch derart chronisch entzündlich verändert und verdickt, dass das Kortison keine Wirkung mehr erbringen kann. Mit der arthroskopischen Arthrolyse kann die Situation gerettet werden. Ein gewisser Restschaden kann möglicherweise verbleiben. Da hier im Frühstadium die einfache und effektive Therapie der Kortisoninstillation unterlassen wurde, musste die Patientin über 1½ Jahre unnötig leiden und wird sich nun zusätzlich einer Operation unterziehen müssen.

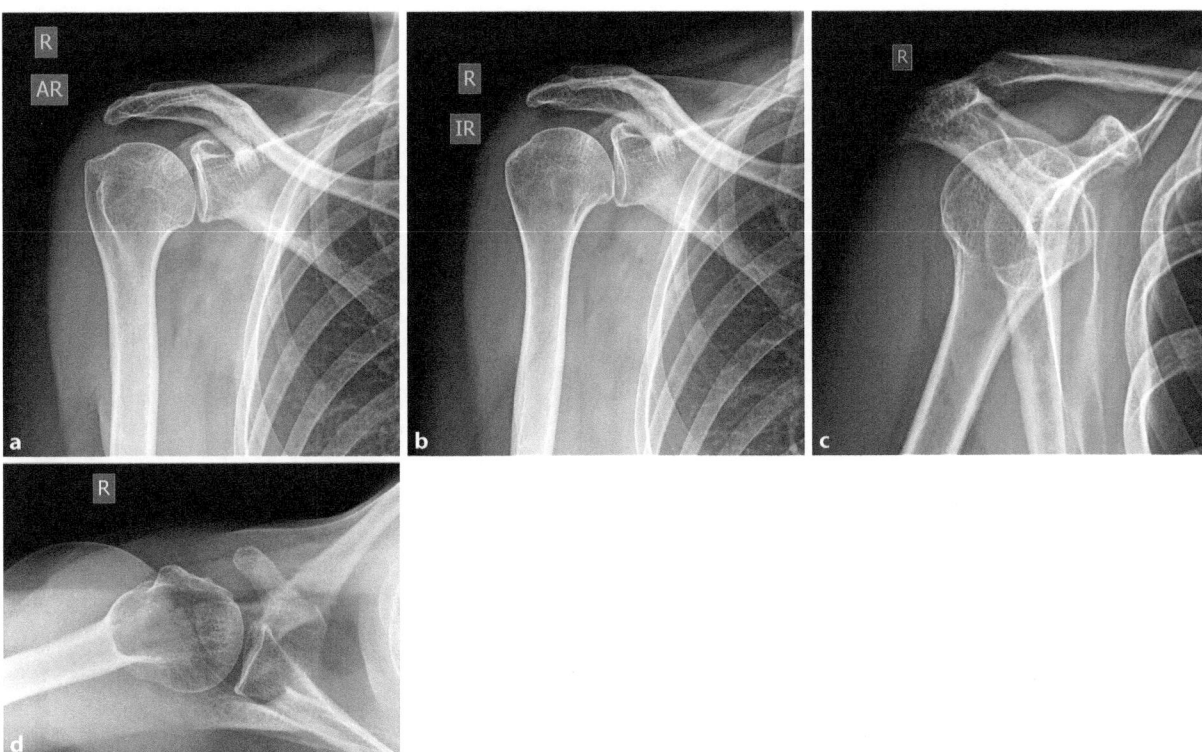

■ Abb. 1.2

Second Opinion bei sich aufbauender posttraumatischer retraktiler Kapsulitis

B.R. Simmen, R.P. Meyer

R. Meyer et al. (Hrsg.), *Die Zweitmeinung in der Schulterchirurgie – ein Muss*,
DOI 10.1007/978-3-642-37094-6_2, © Springer-Verlag Berlin Heidelberg 2013

■ Der Fall

Ein 43-jähriger, sportlicher Mann verletzt sich am 13.07.2012 beim Basketball-training mit seinem Sohn. Ein brüsker Ballwechsel zwingt den Patienten zur Ballannahme mit dem abduzierten, außenrotierten linken Arm. Er spürt dabei einen stechenden Schmerz im linken Schultergürtel. Der Patient denkt erst an eine banale Muskelzerrung. Da die Beschwerden jedoch zunehmen, wendet er sich an seinen Hausarzt, der ihn seinerseits an einen Orthopäden überweist. Zur genauen Klärung der Diagnose wird eine Arthro-MRI-Untersuchung durchgeführt. Diese zeigt eine geringfügige Subskapularisoberrandläsion bei intakter langer Bizepssehne mit unauffälligem Bizepssehnenanker, was auch dem Unfallmechanismus entsprechen könnte. Die arthroskopische Intervention mit Revision der Subskapularissehneninsertion bei gleichzeitiger Tenodese der langen Bizepssehne wird vom orthopädischen Chirurgen vorgeschlagen. Der Patient ist verunsichert, da die lange Bizepssehne bei dieser Operation geopfert würde. Weil die Schmerzen weiterhin deutlich progredient sind und vor allem nachts den Patienten belasten und weil eine deutlich zunehmende Bewegungs-einschränkung auftritt, wünscht der Mann eine Zweitmeinung durch uns. Er sagt den bereits fixierten Operationstermin ab.

■ Second Opinion

Wir untersuchen den Patienten am 23.10.2012, d. h. gute 3 Monate nach dem Unfallereignis. Der 196 cm große und 90 kg schwere, athletische Mann, Rechts-händer, weist an seiner linken Schulter folgende Bewegungsamplitude auf: Abduktion knapp 50°, Vorwärts-/Rückwärtsheben 95/0/45°, Außen-/Innen-rotation in Neutralstellung 50/0/55°, in Abduktion 40/0/15°. Alle Bewegungen im linken Schultergelenk sind deutlich schmerzauslösend. Die Rotatorenman-schette ist wegen der schmerzhaften Gelenkbeweglichkeit nicht beurteilbar. Die lange Bizepssehne und das Akromioklavikulargelenk (AC-Gelenk) sind klinisch unauffällig. Die Röntgenbilder der linken Schulter zeigen keine Be-sonderheiten. Das AC-Gelenk ist altersentsprechend (■ Abb. 2.1). Die Arthro-MRI-Untersuchung vom 12.09.2012 zeigt eine partielle Oberrandläsion der Subskapularissehne. Die lange Bizepssehne ist orthotop und subluxiert nicht. Der Bizepssehnenanker ist unauffällig (■ Abb. 2.2). Im Vordergrund steht hier nicht eine operationswürdige Rotatorenmanschettenläsion, sondern die sich rasch aufbauende, posttraumatische Frozen Shoulder. Anamnese, Klinik und Bildgebung sind eindeutig. Wir instillieren Kortison glenohumeral und ver-ordnen eine milde begleitende Physiotherapie mit einer klinischen Kontrolle in 6 Wochen.

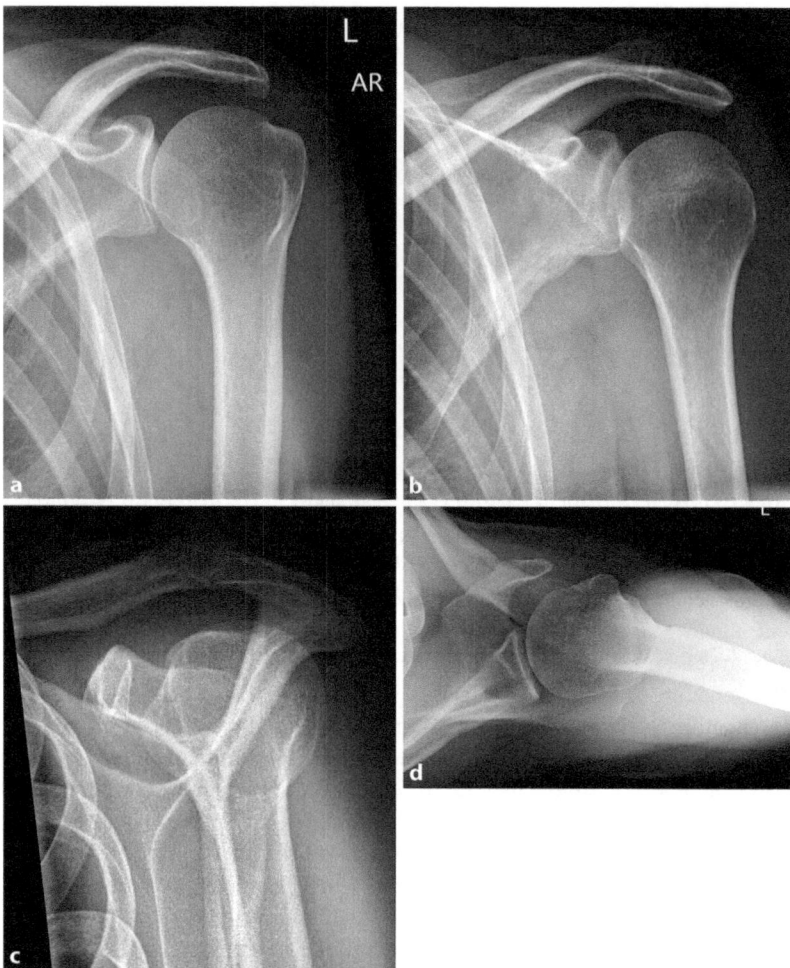

◘ Abb. 2.1

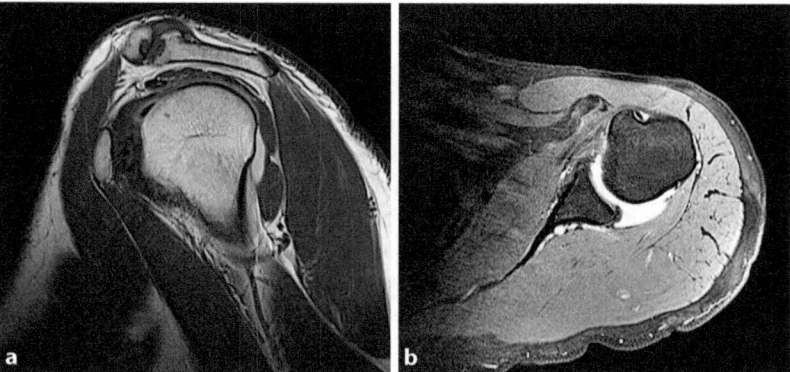

◘ Abb. 2.2

▪ Analyse

Bei einem so athletischen Mann ist bei der bloßen Ballannahme im Basketball-
training mit seinem 14-jährigen Sohn eine größere Rotatorenmanschettenläsion höchst unwahrscheinlich. Die Arthro-MRI-Bilder dokumentieren dies
auch eindeutig. Vorbestehende Schulterschmerzen werden nicht erwähnt. Der
Patient ist regelmäßiger Ruderer. Wäre der geplante Operationstermin einge-

halten worden, hätte der Operateur mitten in eine floride, retraktile Kapsulitis hineinoperiert – dies mit den bekannten verheerenden Folgen und einem massiv protrahierten Verlauf. Bleibt bloß zu hoffen, dass der Operateur den Patienten präoperativ nochmals kurz klinisch beurteilt und die entsprechenden Konsequenzen gezogen hätte.

Second Opinion bei Schultersteife nach 2-maliger Schulterintervention

H.K. Schwyzer, R.P. Meyer

R. Meyer et al. (Hrsg.), *Die Zweitmeinung in der Schulterchirurgie – ein Muss*,
DOI 10.1007/978-3-642-37094-6_3, © Springer-Verlag Berlin Heidelberg 2013

- **Der Fall**

Ein 46-jähriger Mann stürzt am 28.02.2011 beim Skilaufen und zieht sich dabei eine Verletzung an der linken Schulter zu. Die radiologische Abklärung im regionalen Krankenhaus inklusive Computertomographie (CT) zeigt eine Humeruskopfluxationsfraktur mit mehrfragmentärer Abrissfraktur des Tuberculum majus und eine Schrägfraktur des proximalen Humerus. Auch liegt eine mäßig dislozierte ossäre Bankart-Läsion vor. Die chirurgische Versorgung erfolgt gleichentags mit langer Philosplatte und isolierter Cerclage (◘ Abb. 3.1). Die in den präoperativen CT-Aufnahmen gut dokumentierte Bankart-Läsion wird bewusst nicht angegangen, um den operativen Akt nicht zu überladen. Die Remobilisation der linken Schulter verläuft protrahiert, möglicherweise auch wegen einer nirgends sicher dokumentierten neurogenen Komponente, die sich in der Folge verflüchtigt. Es entwickelt sich jedoch an der linken Schulter eine posttraumatische/postoperative retraktile Kapsulitis. Wegen der ossären Bankart-Läsion wird der Patient durch seinen Hausarzt den Chirurgen am heimischen Krankenhaus vorgestellt. Am 08.04.2011 wird dort die sekundäre Verschraubung der Bankart-Läsion bei vermutlich noch florider Kapsulitis vorgenommen. Die Reposition des Bankart-Fragments gelingt approximativ (◘ Abb. 3.2). Die Rehabilitation gestaltet sich erneut schwierig. Zum Ersten ist die komplexe Humerusfraktur noch nicht konsolidiert. Zum Zweiten ist bei frisch verschraubtem Glenoid nur eine beschränkte Bewegungsamplitude trainierbar. Drittens verbleiben Residuen der retraktilen Kapsulitis. Gute 10 Monate nach dem Zweiteingriff persistiert bei weitgehender Beschwerdefreiheit die Bewegungseinschränkung trotz 2-mal wöchentlich durchgeführter Physiotherapie. Der Patient wünscht eine Einschätzung durch uns.

- **Second Opinion**

Am 21.10.2011 untersuchen wir den Patienten klinisch, sonographisch und radiologisch. Die Bewegungsamplitude der adominanten linken Schulter beträgt in Abduktion 70°, beim Vorwärts-/Rückwärtsheben 110/0/45°, bei Außen-/Innenrotation in Neutralstellung 40/0/70°. Sonographisch ist die Rotatorenmanschette intakt, radiologisch die Humerusfraktur konsolidiert. Die Bankart-Läsion ist mit kräftigem Kalluswulst ebenfalls konsolidiert (◘ Abb. 3.3). Neurologisch finden sich rein klinisch keine Besonderheiten. Wir empfehlen, weitere 3 Monate abzuwarten, um auf sichere Distanz zur allmählich abklingenden retraktilen Kapsulitis zu gehen. Am 08.02.2012 führen wir die arthroskopische Arthrolyse der linken Schulter durch. Auf Höhe des fixierten Bankart-Fragments findet sich eine kleine intraartikuläre Stufe. Die Schrauben stören nicht. Auch die Philosplatte stört mechanisch nicht. Nach Arthrolyse besteht eine Bewegungsamplitude von

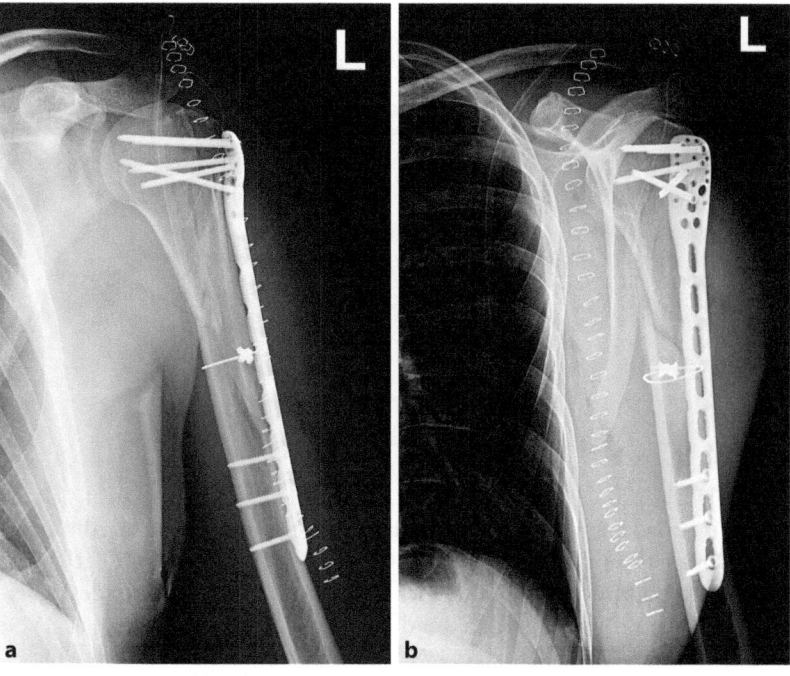

◘ Abb. 3.1

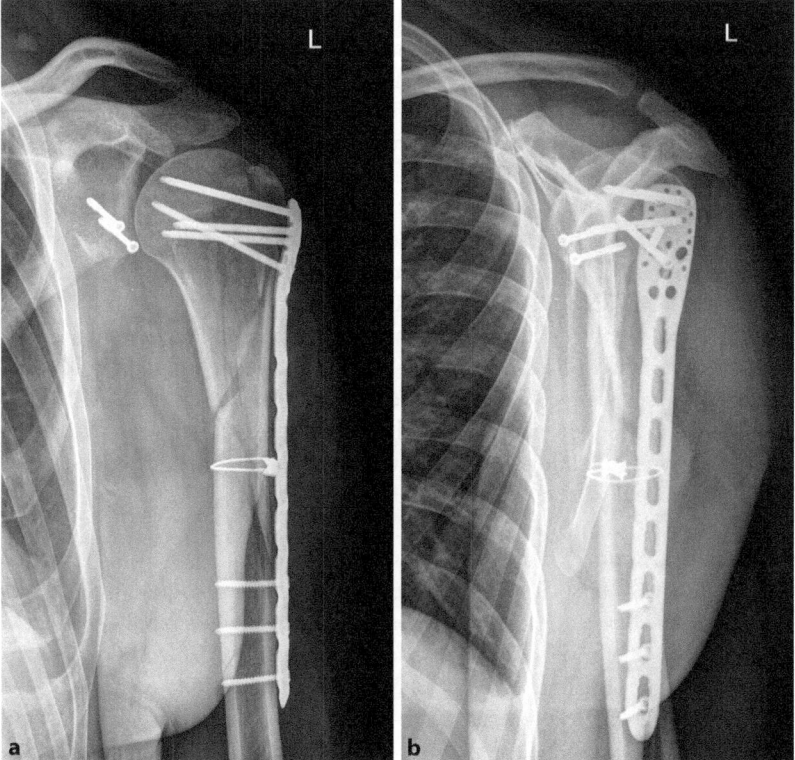

◘ Abb. 3.2

90° in Abduktion und 80/0/45° bei Außen-/Innenrotation. Gut 3 Monate nach der arthroskopischen Arthrolyse ist der Patient beschwerdefrei und weist eine Bewegungsamplitude von 90°in Abduktion und 130/0/40° beim Vorwärts-/Rückwärtsheben auf. Nacken- und Schürzengriff sind problemlos möglich.

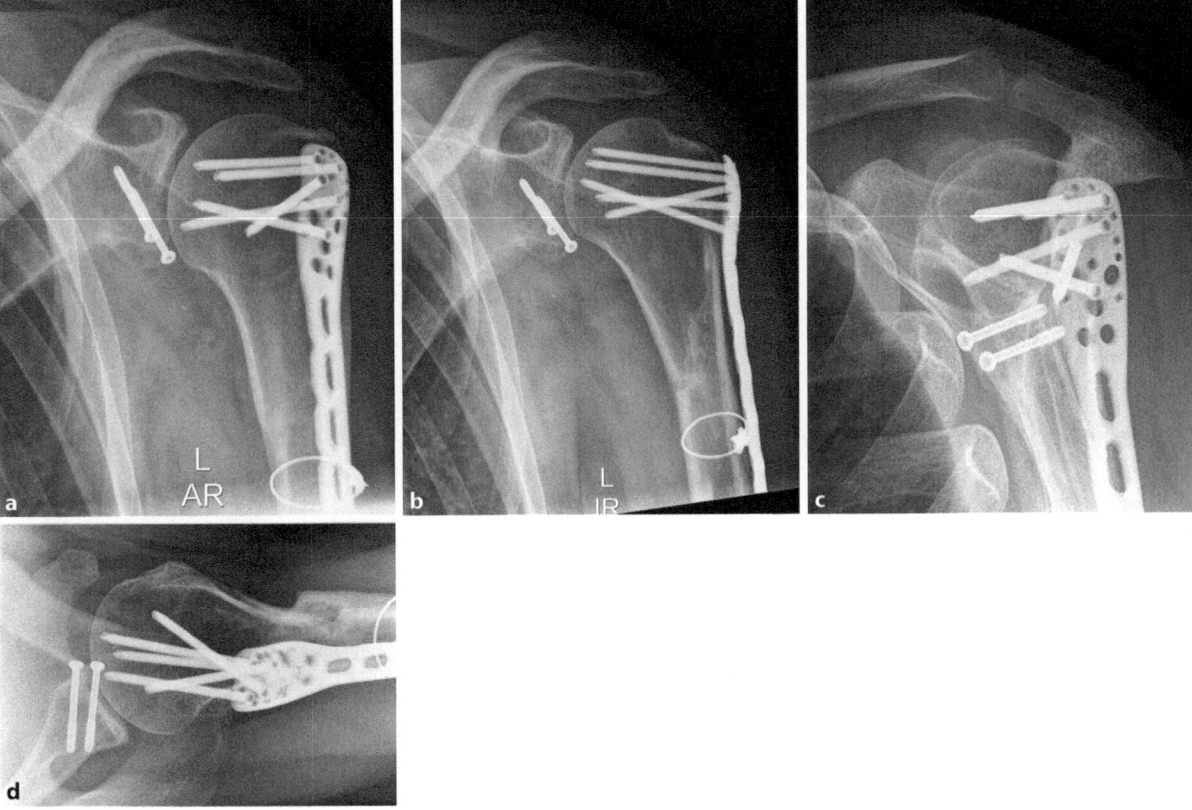

■ Abb. 3.3

■ Analyse

Die osteosynthetische Primärversorgung der multifragmentären proximalen Humeruskopfluxationsfraktur im erstbehandelnden Krankenhaus gelingt ausgezeichnet. Ob in gleicher Sitzung auch die ossäre Bankart-Läsion hätte verschraubt werden sollen, ist Ansichtssache. Auch kann diskutiert werden, ob diese Glenoidläsion überhaupt verschraubt werden muss. Wenn sie verschraubt wird, sollte dies jedoch anlässlich der Primärintervention oder innerhalb der ersten 2 postoperativen Wochen erfolgen. Hier wird 6 Wochen nach der Osteosynthese reinterveniert, d. h. zu einem Zeitpunkt, der aus den oben dargelegten Gründen ungünstig ist. Mit der arthroskopischen Arthrolyse gelingt es – knapp 1 Jahr nach dem Unfallereignis – wieder eine akzeptable Schulterfunktion zu restituieren.

Second Opinion bei Kollision von retraktiler Kapsulitis und Operationszeitpunkt

H.K. Schwyzer, R.P. Meyer

R. Meyer et al. (Hrsg.), *Die Zweitmeinung in der Schulterchirurgie – ein Muss,*
DOI 10.1007/978-3-642-37094-6_4, © Springer-Verlag Berlin Heidelberg 2013

- **Der Fall**

Eine heute 71-jährige, sportliche Frau wird am 27.03.2009 von ihrem eigenen Hund beim Spielen zu Fall gebracht und kontusioniert sich dabei ihre rechte Schulter. Der Hausarzt veranlasst Physiotherapie, wobei sich trotz konsequentem Training eine Frozen Shoulder entwickelt. Er überweist die Patientin an einen Orthopäden. Am 09.07.2009 wird mittels Arthro-MRI-Untersuchung eine nicht dislozierte Avulsionsfraktur des Tuberculum majus mit längs verlaufender Supraspinatussehnenruptur festgehalten. Die im MRI klar ersichtlichen Zeichen der retraktilen Kapsulitis werden vom Radiologen nicht erwähnt (◘ Abb. 4.1). Die Indikation zur chirurgischen Intervention wird gestellt. Der Eingriff findet am 05.08.2009 statt. In den 4 Wochen zwischen Indikationsstellung und Intervention entwickelt sich nun das Vollbild einer retraktilen Kapsulitis. Der Operateur ist gezwungen, präoperativ die Mobilisation der teilsteifen rechten Schulter durchzuführen. Bei der arthroskopischen Exploration stellt er eine ausgeprägte Synovitis fest, tenotomiert die lange Bizepssehne und führt eine arthroskopische Teilsynovektomie durch. Anschließend erfolgt offen die Rotatorenmanschettenrekonstruktion. Laut Operationsbericht findet sich eine Intervallläsion mit Ausriss des ventralen Anteils der Supraspinatussehne. Mit 2 Knochenankern wird die ventrale Supraspinatussehne refixiert bei gleichzeitigem Intervallverschluss. Mit dem dritten Anker wird die lange Bizepssehne im Sulcus tenodesiert. Der postoperative Verlauf gestaltet sich schmerzhaft. Die Schulter steift trotz intensiver Krankengymnastik zunehmend ein. Bei der Kontrolle durch den Operateur 6 Wochen nach der Intervention ist die Schulterbeweglichkeit massiv eingeschränkt. Der Operateur sieht die Mobilisation in Narkose vor, die er dann am 16.09.2009 auch selbst durchführt. In der Folge gestaltet sich der Verlauf problemlos. Anlässlich der Abschlusskontrolle am 05.02.2010 stellt der Operateur eine gute, schmerzfreie Schulterbeweglichkeit rechts fest. Die Patientin nimmt ihre sportliche Aktivität mit Skilaufen wieder auf.

1 Jahr nach der Mobilisation der rechten Schulter in Narkose tritt erstmals eine vordere, untere Schulterluxation rechts ein. Ein adäquates Trauma liegt nicht vor: Die Patientin hatte auf dem Sofa sitzend ihre Arme hinter den Kopf hochgenommen. Die Reposition erfolgt in Narkose mit anschließender kurzer Ruhigstellung und Physiotherapie. Es verbleibt subjektiv und objektiv eine gewisse funktionelle Instabilität. Bei weiteren banalen Belastungen luxiert die rechte Schulter nun 4-mal in immer kürzer werdenden Abständen. Nun liegt das Vollbild einer rezidivierenden Schulterluxation vor. Die Patientin wünscht eine Einschätzung durch uns.

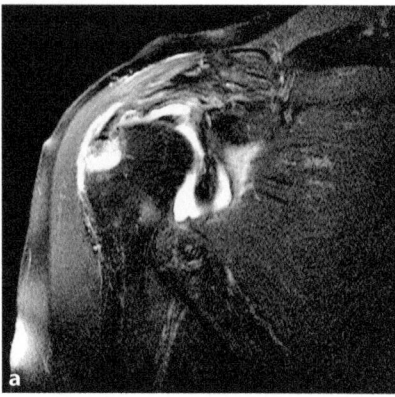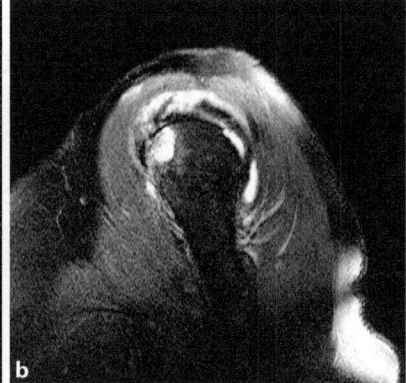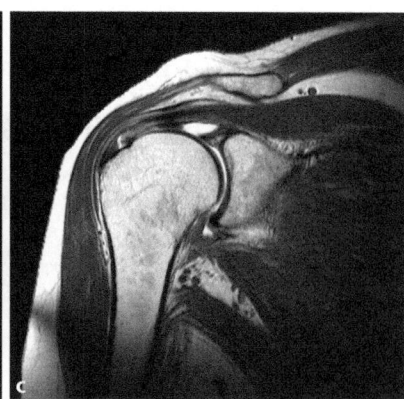

◻ Abb. 4.1

■ **Second Opinion**

Am 18.10.2012 untersuchen wir die 71-jährige, jedoch jünger wirkende, sportliche Frau. An der rechten Schulterkuppe findet sich eine reizlose Längsinzision. Die Schulterbeweglichkeit rechts beträgt in Abduktion 95°, beim Vorwärts-/Rückwärtsheben 180/0/45°, bei Außen-/Innenrotation in Neutralstellung 60/0/70°, in Abduktion 80/0/60°. Klinisch ist die Rotatorenmanschette intakt. Die lange Bizepssehne ist tenodesiert mit leichter Druckdolenz im Sulcus. Bei vorsichtiger Durchführung des Apprehensionstests rechts manifestiert die Patientin eine deutliche Abwehr. Die Röntgenbilder zeigen einen Status bei Supraspinatussehnenrefixation und Tenodese der langen Bizepssehne mit 2 resp. 1 Anker. Mindestens einer der Anker ist verdächtig, ausgelockert zu sein (◻ Abb. 4.2). Die Ultraschallkontrolle bestätigt einen intakten Cuff. Die Arthro-MRI-Untersuchung vom 19.11.2012 zeigt diskrete Unterflächenveränderungen der Supraspinatussehne ohne Muskelatrophie bei intaktem Cuff. Es findet sich neben einem Hill-Sachs-Defekt ein partieller Labrumeinriss ventrokaudal (◻ Abb. 4.3). Die heute an der rechten Schulter vorliegende Instabilität ist für diese sportlich noch ambitionierte Frau kein tolerierbarer Zustand. Wir empfehlen die glenohumerale Stabilisierung, die sich rein arthroskopisch durchführen lassen sollte. Die Patientin ist mit dem Vorschlag einverstanden.

■ **Analyse**

Die Operationsindikation ist hier sicher gegeben, und der Eingriff vom 05.08.2009 läuft technisch korrekt ab. Falsch ist der Zeitpunkt des Eingriffs, wird doch in eine floride retraktile Kapsulitis hineinoperiert. Frozen-Shoulder-Zeichen finden sich bereits auf den MRI-Bildern vom 09.07.2009. Der Operateur bestätigt in seinem Operationsbericht die massive Synovitis und ist bereits unmittelbar präoperativ genötigt, eine Mobilisation der Schulter durchzuführen. Der postoperative Verlauf ist dann entsprechend erschwert mit zunehmender Einsteifung der rechten Schulter. Es wird eine Mobilisation in Narkose knapp 6 Wochen nach dem Eingriff notwendig. Es ist anzunehmen, dass durch die Mobilisation in dieser postoperativen, delikaten Abheilungsphase die anteroinferiore Barriere geschwächt wird. In der Folge entwickelt sich eine funktionelle Instabilität, die dann zwangsläufig zur habituellen Schulterluxation führt. Die arthroskopische Stabilisierung ist nicht mehr zu umgehen.

Das Fazit: Eine floride retraktile Kapsulitis ist ein chirurgisches noli me tangere. Die Mobilisation in Narkose, das sog. Brisement forcé, ist heute obsolet und muss durch die gezielte arthroskopische Arthrolyse ersetzt werden.

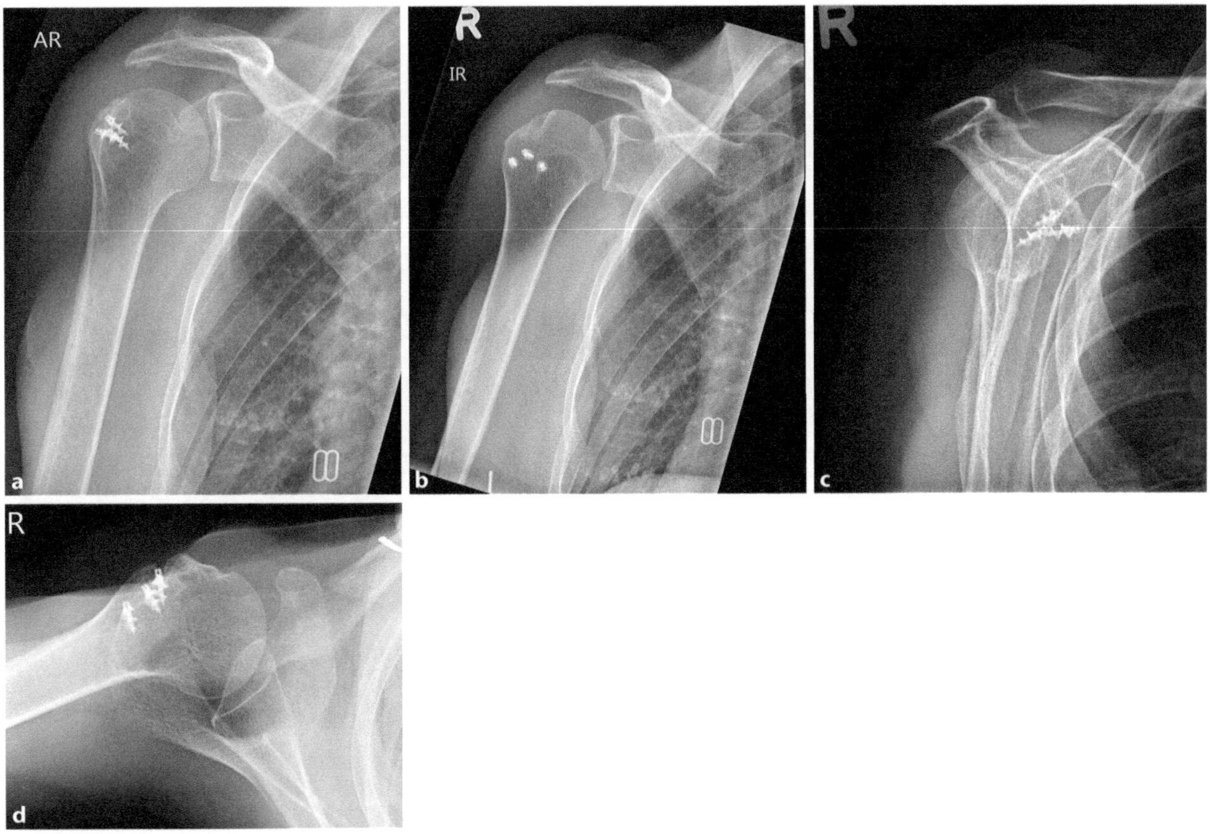

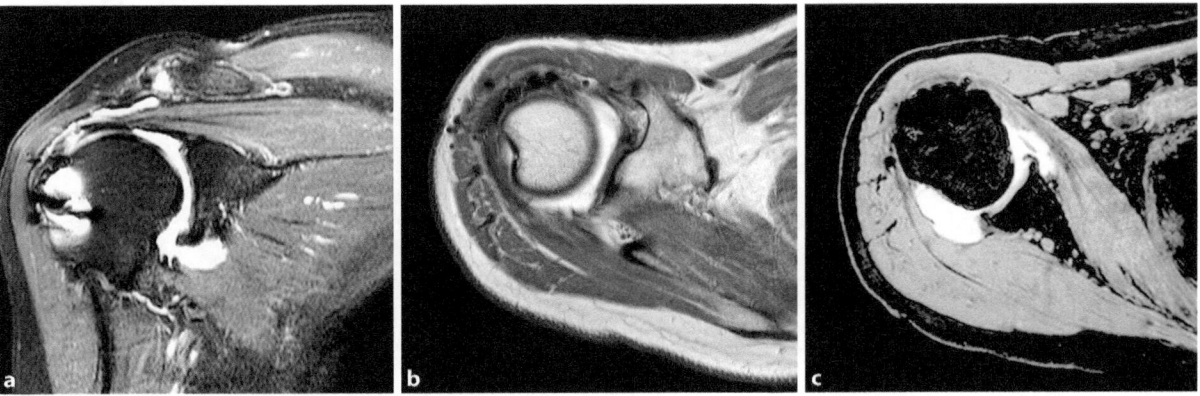

■ Abb. 4.2

■ Abb. 4.3

Second Opinion bei posttraumatischer/postoperativer Frozen Shoulder

H.K. Schwyzer, R.P. Meyer

R. Meyer et al. (Hrsg.), *Die Zweitmeinung in der Schulterchirurgie – ein Muss,*
DOI 10.1007/978-3-642-37094-6_5, © Springer-Verlag Berlin Heidelberg 2013

- **Der Fall**

Eine 62-jährige Patientin stürzt am 02.12.2011 und zieht sich dabei eine mehr-fragmentäre, proximale Humerusfraktur auf der dominanten rechten Seite zu. Die CT-Abklärung zeigt eine valgusimpaktierte Humeruskopffraktur mit mul-tifragmentärer Aussprengung des Tuberculum-majus-Massivs (◘ Abb. 5.1). Am 06.12.2011 wird die Fraktur mit Plattenosteosynthese versorgt. Die postopera-tiven Röntgenbilder zeigen eine in Restvalgusstellung fixierte Fraktur mit nicht vollständig gefasstem, nach dorsal-proximal disloziertem Tuberculum majus (◘ Abb. 5.2). Die CT-Bilder bestätigen diese Befunde (◘ Abb. 5.3). Trotz post-operativ sofort einsetzender Physiotherapie zeichnet sich bei der mechanisch ungünstigen ossären Konstellation rasch eine massive Bewegungseinschrän-kung ab. Der Patientin wird vom Operateur 3½ Monate nach dem Eingriff eine arthroskopische Akromioplastik vorgeschlagen. Die Patientin wünscht vor einem solchen Eingriff eine Zweitmeinung durch uns.

- **Second Opinion**

Am 10.04.2012, d. h. 4 Monate nach der Intervention, untersuchen wir die Pa-tientin in unserer Klinik. Die Schultergelenkbeweglichkeit ist rechts massiv eingeschränkt. Die Bewegungsamplitude beträgt in Abduktion 65°, beim Vor-wärts-/Rückwärtsheben 80/0/40°, bei Außen-/Innenrotation in Neutralstellung 50/0/45°, in Abduktion 30/0/20°. Soweit dies bei der teilsteifen Schulter beur-teilbar ist, finden sich klinisch keine pathologischen Rotatorenmanschetten-zeichen. Die Röntgenkontrolle zeigt den Status bei Plattenosteosynthese mit in leichter Valgusimpaktion konsolidierter Fraktur und nach dorsal-proximal disloziertem Anteil des Tuberculum majus (◘ Abb. 5.4). Die Ultraschallunter-suchung bestätigt eine intakte Rotatorenmanschette bei geringer Flüssigkeits-kollektion in der langen Bizepssehnenscheide.

- **Analyse**

Wir teilen die Ansicht des Erstoperateurs, dass hier chirurgischer Handlungsbe-darf besteht. Zwei Überlegungen stehen im Vordergrund: Zum Ersten muss die ossär ungünstige Impingementkonstellation arthroskopisch korrigiert werden, zum Zweiten ist der Zeitpunkt der Reintervention ausgesprochen wichtig. Die massive Bewegungseinschränkung mit den nächtlichen Ruheschmerzen ist nun nicht mehr bloß ein rein mechanisches Problem. Durch das lange Abwarten hat sich zusätzlich ein metabolisches Problem, nämlich das einer retraktilen Kapsulitis, hinzugesellt. Entscheidend ist nun, dass nicht in eine floride Frozen Shoulder „hineinoperiert" wird. Sowohl der Chirurg wie auch die Patientin müssen sich trotz konsolidierter Fraktur noch einige Wochen gedulden bis zum

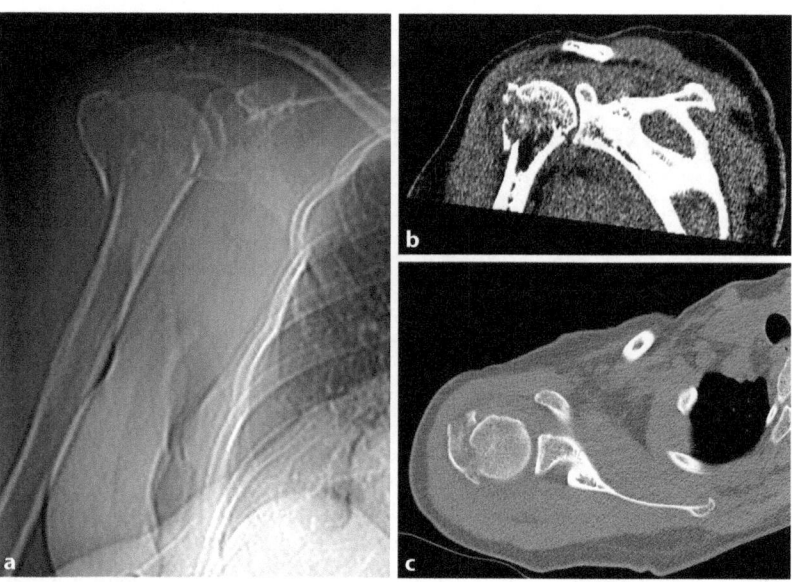

◘ Abb. 5.1

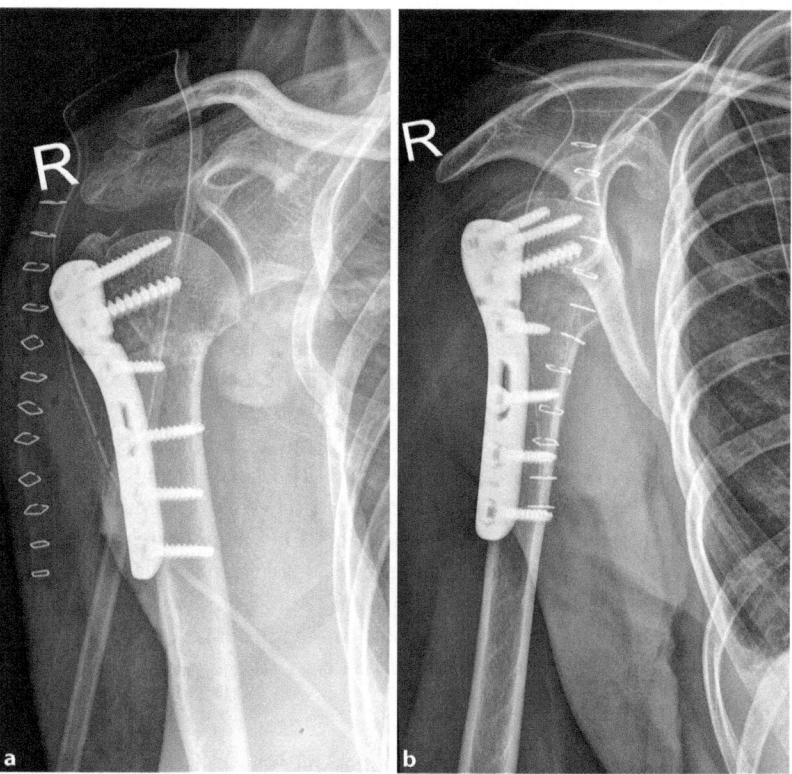

◘ Abb. 5.2

Abklingen der Frozen-Shoulder-Komponente. Auf die in diesen Fällen meist günstige Instillation von Kortison in den Glenohumeralraum verzichten wir bewusst, um nicht einen zusätzlichen Risikofaktor zur möglichen Entwicklung einer Humeruskopfnekrose einzubringen. Dieser Frakturtyp birgt per se schon die Gefahr einer sekundären Humeruskopfnekrose. Durch die arthroskopisch durchgeführte Zweitoperation mit Plattenentfernung über eine Mini-open-

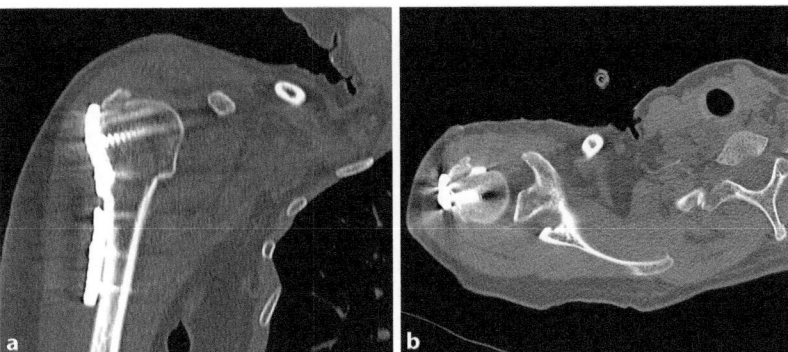

◘ Abb. 5.3

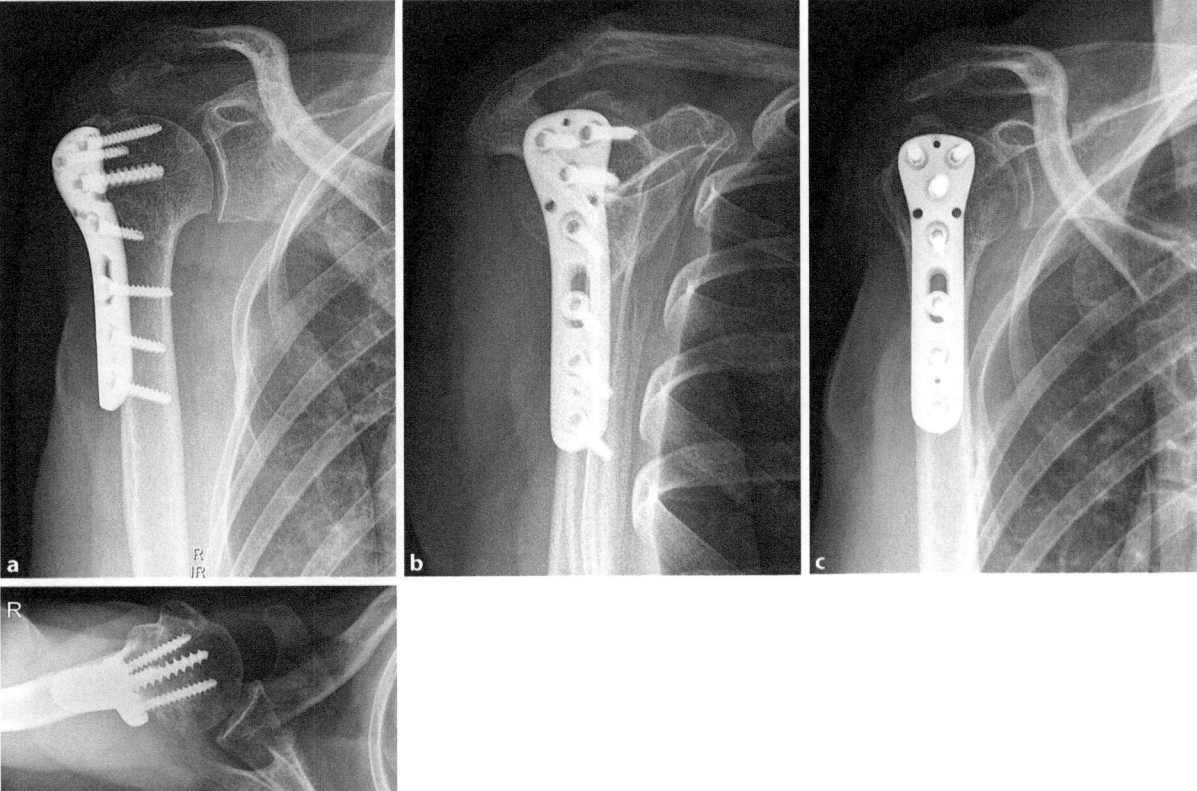

◘ Abb. 5.4

Inzision wird das Risiko einer eventuellen Durchblutungsstörung aus unserer Sicht nicht wesentlich erhöht. Die Patientin wird jedoch auf diese mögliche Komplikation hingewiesen. Wir planen die arthroskopische Arthrolyse mit Akromioplastik und Tuberoplastik bei gleichzeitig durchgeführter Metallentfernung. Den Eingriff sehen wir für Mitte Mai 2012, d. h. ein halbes Jahr nach dem Unfallereignis, vor. Die Patientin weiß, dass sie postoperativ erneut mehrere Monate Physiotherapie bis zur Restitutio benötigen wird.

In der Retrospektive wäre hier in Anbetracht der postoperativ mit CT am 09.12.2011 bestätigten ungünstigen ossären Konstellation möglichst rasch entweder die offene oder arthroskopische Revision sinnvoll gewesen.

Second Opinion bei posttraumatischer, neurogen induzierter retraktiler Kapsulitis

B.R. Simmen, R.P. Meyer

R. Meyer et al. (Hrsg.), *Die Zweitmeinung in der Schulterchirurgie – ein Muss*,
DOI 10.1007/978-3-642-37094-6_6, © Springer-Verlag Berlin Heidelberg 2013

▪ Der Fall

Eine 43-jährige Frau zieht sich bei einem Sturz am 07.06.2012 eine vordere, untere Schulterluxation links zu. Die Schulter reponiert sich beim Transport ins Krankenhaus spontan. Die Röntgenkontrolle zeigt ein glenohumeral korrekt zentriertes Schultergelenk bei nicht dislozierter Tuberculum-majus-Avulsionsfraktur (◘ Abb. 6.1). Die Schulter wird für 2 Wochen im Gilchrist-Verband immobilisiert. Anschließend erfolgt die Remobilisation unter physiotherapeutischer Aufsicht. Die in regelmäßigen Abständen durchgeführten Röntgenkontrollen zeigen eine nur geringfügige zusätzliche Dislokation des Tuberculum majus (◘ Abb. 6.2). Trotz Physiotherapie tritt eine zunehmende Bewegungseinschränkung der linken Schulter ein. Die Beschwerden sind gering. Eine am 21.09.2012 veranlasste Arthro-MRI-Untersuchung zeigt eine intakte Rotatorenmanschette bei diskreten gelenkseitigen Partialläsionen im Supra- und Infraspinatussehnenbereich. Die Tuberculum-majus-Abrissfraktur ist mit einer kleinen Höckerbildung konsolidiert. Die seichte Hill-Sachs-Impression dokumentiert die aufgetretene vordere, untere Schulterluxation (◘ Abb. 6.3). Die Bewegungseinschränkung ist progredient. Die nächtlichen Ruheschmerzen sind gering. Die Patientin arbeitet in einem physisch wenig fordernden Beruf weiterhin zu 50 %. Wegen des Therapiestillstands wird eine Zweitmeinung durch uns gewünscht.

▪ Second Opinion

Wir beurteilen die Patientin am 23.10.2012, d. h. 3½ Monate nach dem Unfallereignis. Die Schmerzen sind nach Angaben der Patientin – auch nachts – gering. Störend im Alltag sei jedoch die deutliche Bewegungseinschränkung. Die Bewegungsamplitude der linken Schulter beträgt in Abduktion 50°, beim Vorwärts-/Rückwärtsheben 80/0/20°, bei Außen-/Innenrotation in Neutralstellung 25/0/50°, in Abduktion 15/0/0°. Die Rotatorenmanschette ist wegen der schmerzhaften Bewegungseinschränkung klinisch nicht beurteilbar. Es besteht eine merkliche Atrophie der Deltoidmuskulatur links bei aktiver Innervation des Muskels. Am proximalen Oberarm findet sich lateral die für eine Nervus-axillaris-Neuropraxie typische hyposensible Zone. Radiologisch zeigt sich eine in etwa altersentsprechende AC-Gelenkarthrose, ein Status bei kaum disloziertem, konsolidierter Avulsionsfraktur des Tuberculum majus sowie ein blandes Glenohumeralgelenk (◘ Abb. 6.4). Im Vordergrund steht hier heute die posttraumatische retraktile Kapsulitis. Durch die Neuropraxie des Nervus axillaris kann die Patientin trotz begleitender Physiotherapie ihre verletzte Schulter aktiv nicht mehr genügend bewegen. Es entwickelt sich dadurch eine Teilsteife des linken Schultergelenks. Wir instillieren Kortison in den Subakromialraum

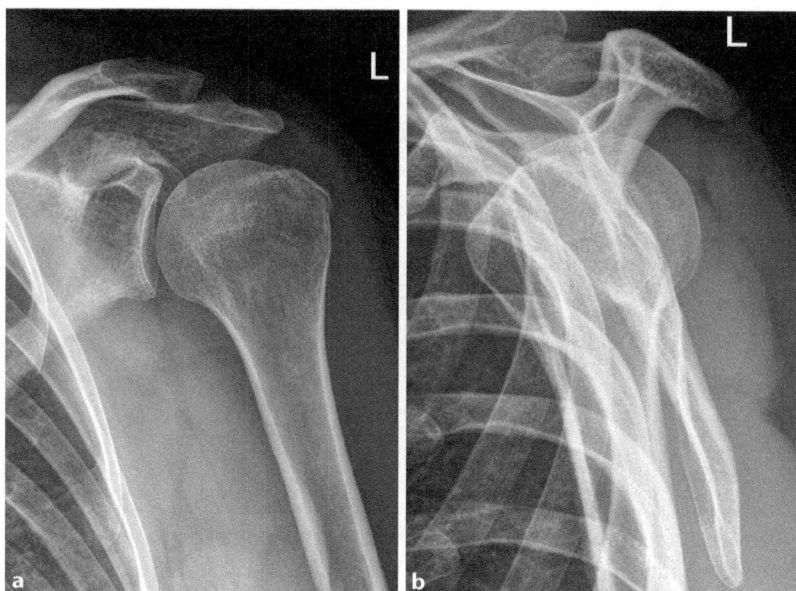

○ Abb. 6.1

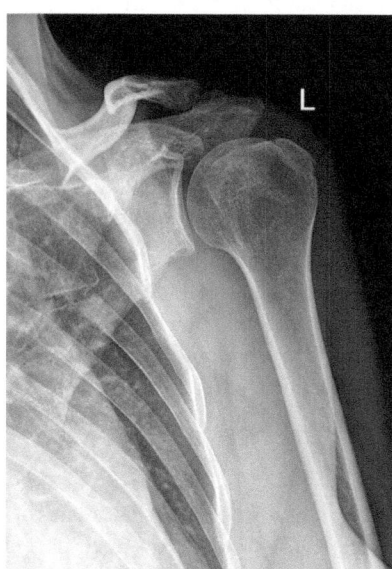

○ Abb. 6.2

sowie ins Glenohumeralgelenk und verordnen eine milde Physiotherapie. Bei Kontrollen nach 6 resp. 12 Wochen beurteilen wir den Bewegungsgewinn. Eine nochmalige Kortisoninstillation kann nach 12 Wochen erfolgen. Bei Persistieren der Bewegungseinschränkung müsste nach ca. 4 Monaten die arthroskopische Arthrolyse diskutiert werden. Zusätzlich sehen wir eine neurologische Untersuchung zur genauen Beurteilung der neurologischen Schädigung sowie deren Prognose vor.

■ **Analyse**

Essenzielle Fehler werden hier von ärztlicher Seite nicht gemacht. Die Immobilisation ist kurz, die Physiotherapie setzt zeitgerecht ein, die zusätzliche Abklärung mit Arthro-MRI erfolgt ebenfalls rasch. Was klinisch nicht realisiert wird, ist die Neuropraxie des Nervus axillaris. Die Tuberculum-majus-

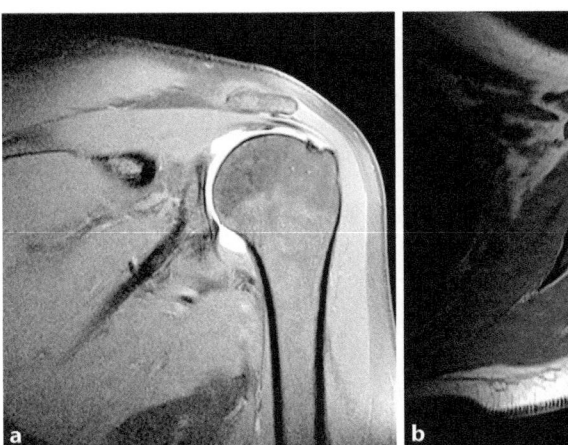

◘ Abb. 6.3

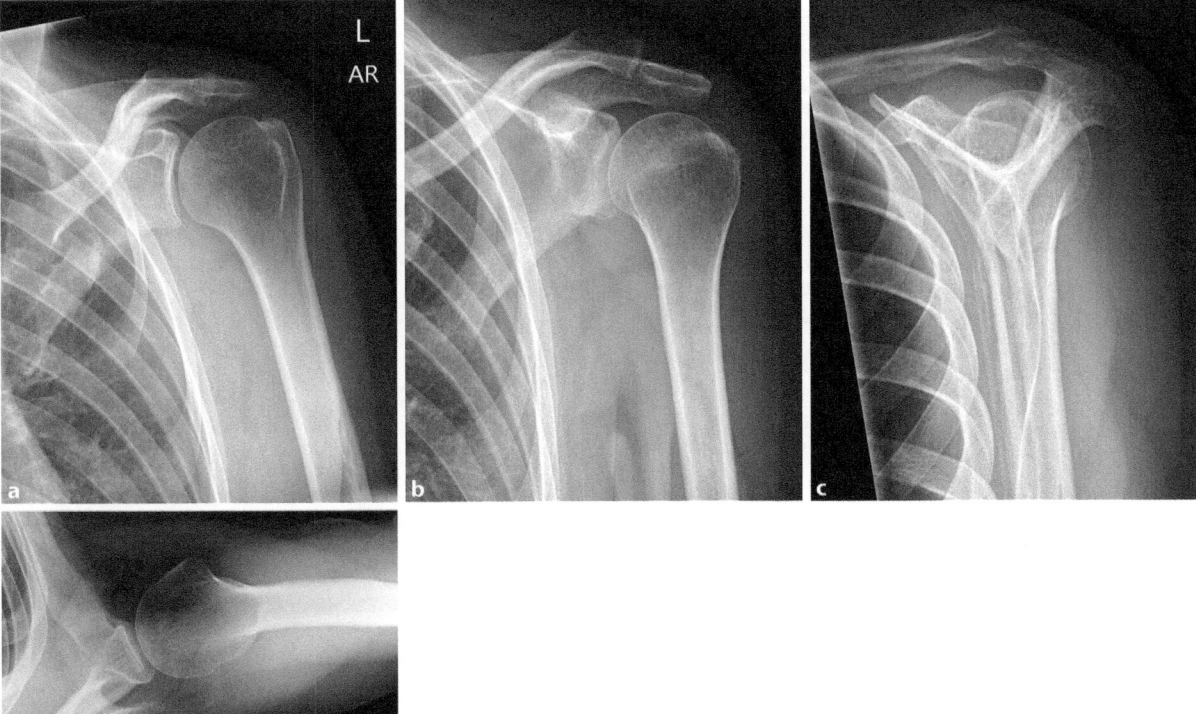

◘ Abb. 6.4

Avulsionsfraktur bei vorderen, unteren Schulterluxationen weist meist auf eine erhebliche Traumatisierung des ganzen Schultergürtels hin. Bei Schulterluxationen mit Tuberculum-majus-Abriss finden sich auch häufiger neurologische Schäden als bei den Luxationen ohne ossäre Beteiligung. Wird der Nervenschaden früh diagnostiziert, kann auch die Behandlung entsprechend angepasst werden. Die sich hier entwickelnde posttraumatische Einsteifung zeigt nicht das klassische Bild der entzündlichen, schmerzhaften retraktilen Kapsulitis, sondern ist mehr eine Bewegungseinschränkung durch Verklebungen. Die Therapie mit Kortisoninstillation und milder Bewegungstherapie ist bei beiden Formen gleich wirksam.

Second Opinion bei neurogen induzierter Frozen Shoulder nach axillärer Lipomentfernung

H.K. Schwyzer, R.P. Meyer

R. Meyer et al. (Hrsg.), *Die Zweitmeinung in der Schulterchirurgie – ein Muss,*
DOI 10.1007/978-3-642-37094-6_7, © Springer-Verlag Berlin Heidelberg 2013

▪ Der Fall

Bei einer heute 64-jährigen Frau besteht seit Jahren ein gut palpierbarer, in der Größe konstant bleibender Tumor in der linken Axilla. Eine im Mai 2008 durchgeführte Feinnadelbiopsie dokumentiert die Benignität des Gewebes. Wegen eines subjektiv zunehmenden Druckgefühls im linken Arm wird der Tumor auf Wunsch der Patientin im Februar 2010 chirurgisch entfernt. Die histologische Untersuchung bestätigt die Verdachtsdiagnose eines gutartigen Lipoms. Bei ihrer Entlassung aus dem Krankenhaus werden im Austrittsbericht keine Besonderheiten erwähnt. Postoperativ verzögert sich die Remobilisation. Es tritt eine zunehmende Bewegungseinschränkung der linken Schulter ein. Auch fällt eine deutliche Atrophie der linken Deltoidmuskulatur auf. Die neurologische Untersuchung Anfang Juli 2010, d. h. knapp ein halbes Jahr nach Lipomentfernung, zeigt eine elektroneuromyographisch dokumentierte, ausgeprägte inkomplette axonale Nervus-axillaris-Läsion. Eine Arthro-MRI-Untersuchung vom 05.07.2010 ergibt keine Hinweise für eine Nervus-axillaris-Diskontinuität. Die Rotatorenmanschette ist intakt. Eine intensive Physiotherapie verbessert die Bewegungsamplitude in der Folge kaum. Eine weitere neurologische Verlaufskontrolle vom Oktober 2010 ergibt unveränderte Befunde. Der konsiliarisch hinzugezogene Schulterchirurg instilliert Kortison glenohumeral, allerdings ohne Effekt. Eine arthroskopische Arthrolyse wird diskutiert, es wird jedoch empfohlen, vorerst eine eventuelle Besserung der neurologischen Affektion abzuwarten. Wegen persistierender Schmerzen vor allem nachts und Teilsteife der linken Schulter wird die Patientin auf Drängen ihrer Hausärztin zu einer konsiliarischen Beurteilung an unsere Klinik überwiesen. Inzwischen ist auch die Haftpflichtversicherung des erstbehandelnden Krankenhauses involviert.

▪ Second Opinion

Am 03.11.2011, d. h. 1 Jahr und 9 Monate nach Lipomentfernung, untersuchen wir die Patientin klinisch, mit Ultraschall und konventionell radiologisch an ihrer linken Schulter. Die Patientin klagt nach wie vor über Schmerzen im ganzen linken Schultergürtel vor allem nachts sowie über eine massive, im Alltag störende Bewegungseinschränkung. Die Bewegungsamplitude der linken Schulter beträgt in Abduktion knapp 45°, beim Vorwärts-/Rückwärtsheben 75/0/30°, bei Außen-/Innenrotation in Neutralstellung 40/0/65°, in Abduktion 65/0/0°. Bei der vorliegenden Teilsteife ist eine konklusive Beurteilung der Rotatorenmanschette links klinisch nicht möglich. Es besteht eine deutliche Atrophie der Deltoidmuskulatur links mit typischem hyposensiblem Areal lateral-proximal am Oberarm. Die konventionellen Röntgenbilder der linken Schulter zeigen eine diskrete AC-Gelenkarthrose sowie ein Akromion Typ II (▪ Abb. 7.1). Die Ultra-

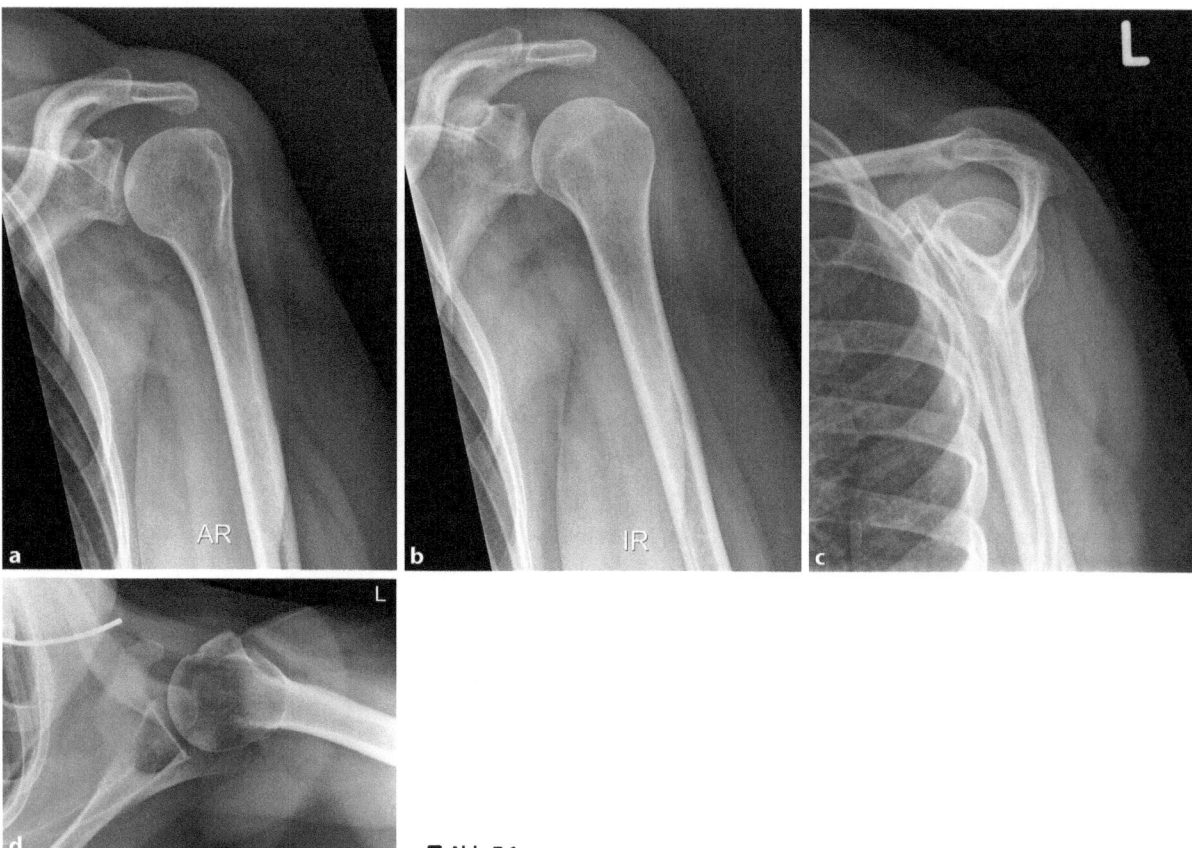

◘ Abb. 7.1

schalluntersuchung ergibt intakte Rotatorenmanschettenverhältnisse beidseits. Die von uns veranlasste Wiederholung der Nativ-MRI-Untersuchung dokumentiert eine intakte Rotatorenmanschette bei leichter Bursitis subacromialis und Veränderungen im Sinne einer adhäsiven Kapsulitis (◘ Abb. 7.2). Wir empfehlen die arthroskopische Arthrolyse mit gleichzeitiger Akromioplastik und sind überzeugt, dass wir mit dieser Intervention unabhängig vom neurologischen Erholungspotenzial der Patientin auch zum jetzigen Zeitpunkt wesentlich helfen können. Die Patientin, die in der Zwischenzeit im privaten Bereich mit dem Tod ihrer Mutter zusätzlich belastet wurde, lehnt wegen der psychischen Belastung die vorgeschlagene Arthroskopie ab. 3 Monate nach Erstuntersuchung sehen wir die Patientin erneut rein klinisch und empfehlen wiederum die arthroskopische Arthrolyse. Die Patientin lehnt diesen Eingriff erneut ab, erklärt sich jedoch zu einer neurologischen Standortbestimmung bereit. Diese erfolgt am 23.04.2012, 2 Jahre und 3 Monate nach der chirurgischen Intervention. Die quantitative Elektromyogrammuntersuchung am Musculus deltoideus links zeigt nach postoperativ subtotaler axonaler Parese nun einen weitgehend normalen Befund mit lediglich diskret erhöhten Potenzialamplituden. Die Patientin erlebt so erstmals einen positiven Aspekt in diesem postoperativ protrahierten und schmerzhaften Verlauf. Sie erklärt sich jetzt auch zur arthroskopischen Arthrolyse bereit, die wir für den Wunschtermin im Juni 2012 vorsehen.

▪ Analyse

So erstaunlich dieses Statement auch klingen mag, rein technisch liegen hier keine grob ins Gewicht fallenden Fehler vor. Bei einer Lipomentfernung in der

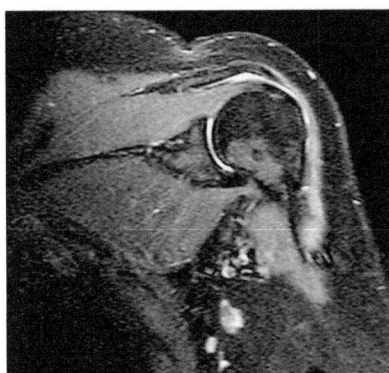

☐ Abb. 7.2

Axilla können neurogene Alterationen auftreten. Bei der menschlichen Betreuung in der postoperativen Nachsorge liegen jedoch Defizite vor.

Die 64-jährige, liebenswürdige, alleinstehende Frau ist von ihrem Naturell her scheu. Zusätzlich wird sie durch ihre schwerkranke Mutter einer starken psychischen Belastung ausgesetzt. Die Patientin ergibt sich in ihr Schicksal und kann schon gar keine Kraft zur Auslösung eines berechtigten Haftpflichtverfahrens mehr aufbringen. Dieses Haftpflichtbegehren wird dann auch erst auf Drängen von Außenstehenden durch die Krankenhausadministration akzeptiert. Gerade in solchen Komplexsituationen ist einfühlsames ärztliches Denken und Handeln gefordert. Das Beruhigende an dieser Situation ist die weitgehende Spontanerholung des neurogenen Schadens. Mit der arthroskopischen Arthrolyse sollte die Patientin auch wieder eine passable Schulterfunktion zurückgewinnen. Den Preis, den diese 64-jährige Frau allerdings zu zahlen hatte, besteht in einer wohl über 4-jährigen Teilinvalidität mit entsprechend schlechter Lebensqualität physisch und psychisch.

Tendinitis calcarea

Gut zu wissen …

Das Krankheitsbild der Tendinitis calcarea leidet daran, dass es entweder überwertet oder aber völlig bagatellisiert wird, wobei Letzteres für den Patienten günstiger ist. Bei Vorliegen von konventionellen Röntgenbildern und einem Kalkherd von einer gewissen Größe ist die Diagnose einfach. Dass auch mit hocheffizienten bildgebenden Verfahren die Diagnose verpasst werden kann, erfahren wir im ► Teil XI, „Radiologische Fehlinterpretationen". Nicht unterschätzt werden sollte die Spontanheilung dieser Affektion. Es ist eine ephemere Erkrankung mit oft unklarer Ätiologie. Nicht zuletzt deswegen haben sich bei der Tendinitis calcarea dutzende von verschiedenen Behandlungsmethoden, auch alternative bis sehr alternative, etabliert. Für uns ist bei genügend langer Krankheitsdauer und entsprechendem Leidensdruck die arthroskopische Kalkausräumung der „Goldstandard".

Second Opinion nach arthroskopischer Intervention bei Tendinitis calcarea

H.K. Schwyzer, R.P. Meyer

R. Meyer et al. (Hrsg.), *Die Zweitmeinung in der Schulterchirurgie – ein Muss*,
DOI 10.1007/978-3-642-37094-6_8, © Springer-Verlag Berlin Heidelberg 2013

■ Der Fall

Eine 56-jährige Frau hat seit Jahren Schmerzen an ihrer adominanten linken Schulter. Unfallereignisse werden keine erwähnt. Die am 30.11.2010 durchgeführte Arthro-MRI-Untersuchung der linken Schulter zeigt einen Tendinitis-calcarea-Herd in der Subskapularissehne. Zusätzlich liegen geringfügige, in etwa altersentsprechende Alterationen an der Unterfläche der Supraspinatus- und Infraspinatussehne sowie eine diskrete AC-Gelenkarthrose vor (◻ Abb. 8.1). Da die Schulterschmerzen persistieren, wird am 24.10.2011, 1 Jahr nach der MRI-Untersuchung, die arthroskopische Kalkentfernung im Subskapularissehnenbereich durchgeführt. In der Folge verbleiben an der linken Schulter weitgehend identische Beschwerden wie vor dem Eingriff. Eine Arthro-MRI-Untersuchung vom 23.02.2012 dokumentiert nur noch eine lineare Kalkscholle in der Subskapularissehne, jedoch ein gut 8 mm großes Kalkdepot ansatznah in der Infraspinatussehne (◻ Abb. 8.2). Da die Patientin durch die Schmerzen im Alltag sowie auch nachts gestört ist, wird die Rearthroskopie diskutiert. Die Patientin wünscht eine Zweitmeinung durch uns.

■ Second Opinion

Wir beurteilen die Patientin klinisch und konventionell radiologisch am 16.07.2012. Die Schultergelenkbeweglichkeit links beträgt in Abduktion 80°, beim Vorwärts-/Rückwärtsheben 130/0/40°, bei Außen-/Innenrotation in Neutralstellung 50/0/60°, in Abduktion 75/0/30°. Alle Bewegungen im linken Schultergürtel sind schmerzauslösend. Die Rotatorenmanschette ist klinisch intakt. Das linke AC-Gelenk ist leicht druckdolent. Die konventionellen Röntgenbilder zeigen einen Tendinitis-calcarea-Herd im Infraspinatussehnenbereich bei einem Acromion Typ II und diskreter AC-Gelenkarthrose (◻ Abb. 8.3). Auf eine neuerliche Arthro-MRI-Untersuchung verzichten wir in Anbetracht der mit den MRI-Bildern vom 23.02.2012 gut korrespondierenden Klinik. Auch wir schlagen die Rearthroskopie vor, insbesondere da sich bei weiterer Zunahme der Beschwerden als zusätzliches Problem eine retraktile Kapsulitis entwickeln könnte. Wir sehen bei der Rearthroskopie die Entfernung des Kalkdepots im Infraspinatussehnenbereich und die Restkalkentfernung an der Subskapularisinsertion vor. Die Patientin wünscht den Eingriff durch uns im Herbst 2012. Bei der Krankenhausaufnahme werden die konventionellen Röntgenbilder an der linken Schulter wiederholt.

■ Analyse

Bei schmerzhafter Tendinitis calcarea ist die arthroskopische Kalkentfernung heute sicher die Therapie der Wahl. Gehäuft findet sich das Kalkdepot in der

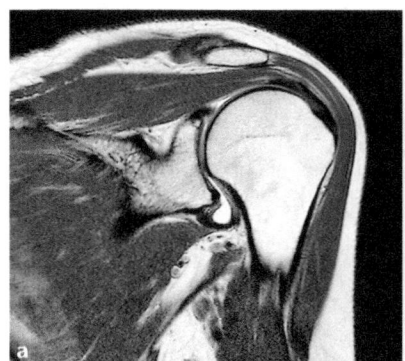 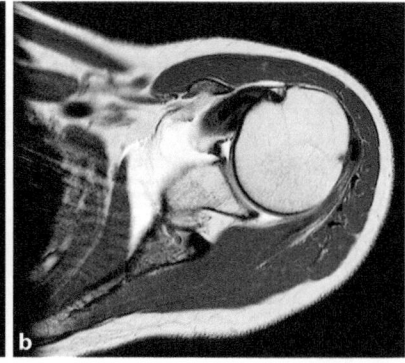

◘ Abb. 8.1

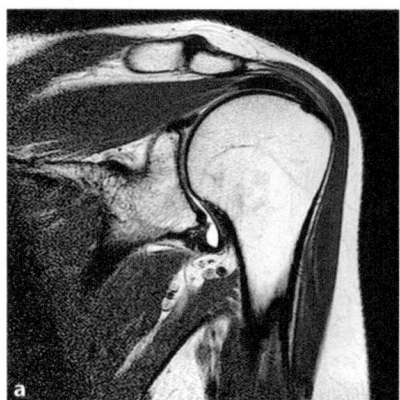 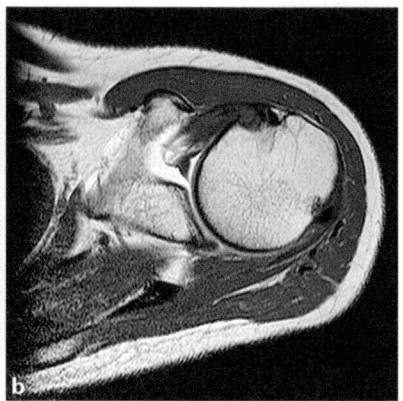

◘ Abb. 8.2

Supraspinatussehneninsertion. An dieser Stelle liegt der Kalk für die arthroskopische Entfernung günstig. Meist wird gleichzeitig eine „milde" Akromioplastik durchgeführt. Die Erfolgsquote bei diesem Eingriff ist bei korrekter technischer Durchführung hoch. Im vorliegenden Fall wurde die Arthroskopie – aus welchen Gründen auch immer – erst 1 Jahr nach der Diagnosestellung mit MRI vorgenommen. Es ist anzunehmen, dass die pathologische Situation am 24.10.2011, d. h. zum Zeitpunkt der Intervention, nicht mehr der Situation anlässlich der MRI-Untersuchung vom 30.11.2010 entsprach. Zusätzlich liegt das Kalkdepot nicht an klassischer Stelle in der Supraspinatussehne, sondern mehrheitlich im Subskapularissehnenbereich, wo die arthroskopische Entfernung des Kalkherds technisch etwas anspruchsvoller ist. Auch hat sich zwischen der MRI-Untersuchung vom November 2010 und der Arthroskopie vom Oktober 2011 ein zusätzlicher Kalkherd in der Infraspinatussehne formiert. Dieser Kalk existierte im MRI vom 30.11.2010 noch nicht. Heute liegt eine schmerzhafte Gelenksituation mit synovitischer Reizung an der linken Schulter vor. Es besteht die Gefahr der zusätzlichen Entwicklung einer retraktilen Kapsulitis. Die Rearthroskopie mit Akromioplastik, Teilresektion des AC-Gelenks, Kalkentfernung im Infra- und Subskapularissehnenbereich mit Teilsynovektomie und Arthrolyse ist hier sicher die Therapie der Wahl und sollte möglichst bald vorgenommen werden.

Analyse

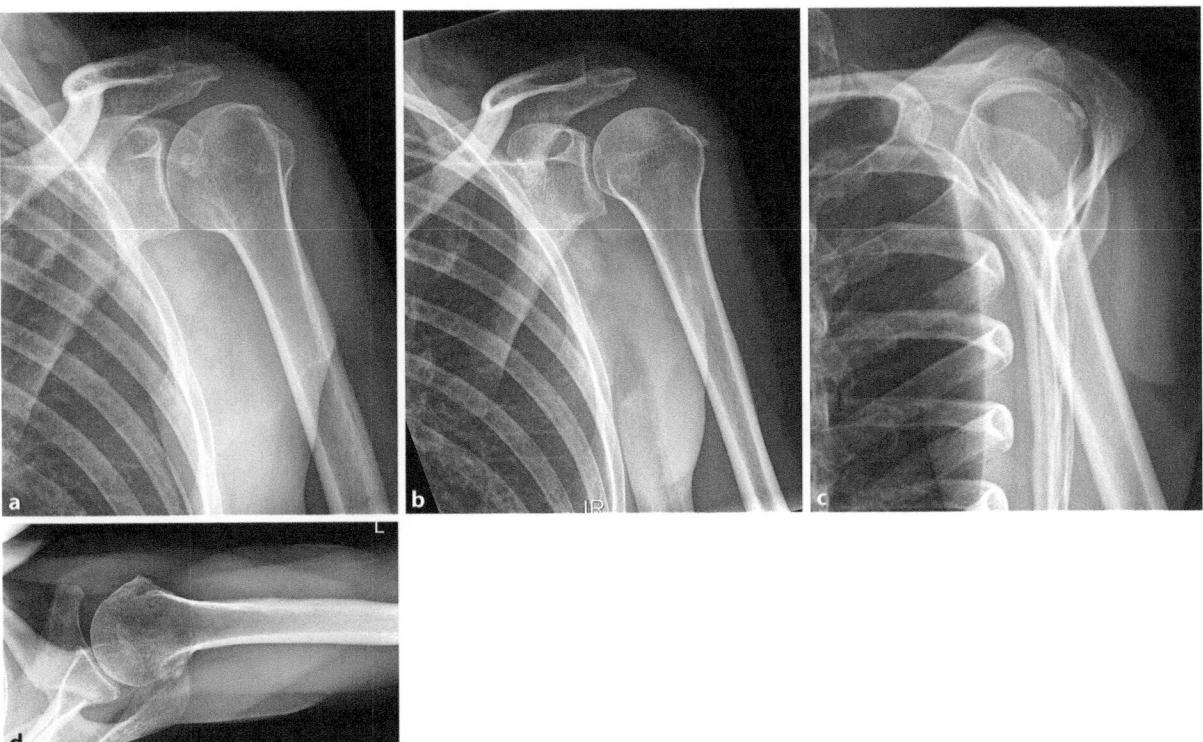

◻ Abb. 8.3

Second Opinion nach 3-maliger Intervention bei Tendinitis calcarea

H.K. Schwyzer, R.P. Meyer

R. Meyer et al. (Hrsg.), *Die Zweitmeinung in der Schulterchirurgie – ein Muss*,
DOI 10.1007/978-3-642-37094-6_9, © Springer-Verlag Berlin Heidelberg 2013

▪ Der Fall

Eine heute 59-jährige Frau verspürte erstmals vor 4 Jahren Schmerzen in ihrem rechten Schultergelenk bei Rechtshändigkeit. Die Patientin erklärt sich die Beschwerden durch einen Ausrutscher mit Schulterkontusion. Da zunehmend nächtliche Ruheschmerzen auftreten, konsultiert die Patientin einen Orthopäden. Die Abklärung inklusive Arthro-MRI ergibt einen Tendinitis-calcarea-Herd von ca. 7 mm ansatznah in der Infraspinatussehne. Die Rotatorenmanschette ist intakt, die Muskulatur unauffällig (◘ Abb. 9.1). Die operative Sanierung der Tendinitis calcarea erfolgt am 18.06.2009. Nach vorheriger explorativer Arthroskopie wird die Kalkentfernung an der Infraspinatussehne offen vorgenommen. Dabei wird, gemäß Operationsbericht, ein Teil der Infraspinatussehne mit dem intratendinös liegenden Kalk entfernt. Eine Sicherungsnaht mit Fixationsanker wird gesetzt. Die postoperative Nachsorge erfolgt funktionell.

Trotz intensiver Physiotherapie persistieren die Beschwerden postoperativ unverändert. Die Patientin wendet sich an einen weiteren Orthopäden, der anhand einer neuen Arthro-MRI-Untersuchung eine Partialläsion der Supra- und Infraspinatussehne sowie eine AC-Gelenkarthrose diagnostiziert (◘ Abb. 9.2). Es wird vorerst eine abwartende Haltung mit Weiterführung der Physiotherapie empfohlen. Wegen progredienter Schmerzen wird eine weitere Arthro-MRI-Untersuchung der rechten Schulter durchgeführt. Diese zeigt im Wesentlichen eine unveränderte Situation mit Partialrupturen der Supra- und Infraspinatussehne bei noch erhaltener Kontinuität (◘ Abb. 9.3). Wegen progredienter Beschwerden erfolgt dann am 03.08.2010 die Rearthroskopie mit Rotatorenmanschettenrevision an der rechten Schulter. Nach einem Bagatelltrauma ca. 4 Wochen nach dem Eingriff treten erneut Schmerzen in der rechten Schulter auf. Die Patientin sorgt sich wegen einer Reruptur. Der Operateur plädiert dafür, abzuwarten. Wegen anhaltender Schmerzen wird 3 Monate nach dem Zweiteingriff eine Arthro-MRI-Untersuchung veranlasst. Diese dokumentiert nun eine totale transmurale Ruptur der Supraspinatussehne mit Defektbildung auch am Infraspinatus. Es besteht eine proximale Humeruskopfmigration mit deutlichem Knorpelabbau. Die Supra- und Infraspinatusmuskulatur ist atroph (◘ Abb. 9.4). Da die Beschwerden progredient sind, wird am 03.02.2011 durch denselben Operateur eine erneute arthroskopische Rotatorenmanschettenrevision vorgenommen. Dem Operationsbericht ist zu entnehmen, dass es technisch nicht gelingt, die stark retrahierten Sehnen zu mobilisieren und zu refixieren. Bei dünner Sehnenplatte wird eine Adaptationsnaht durchgeführt. Der postoperative Verlauf ist unbefriedigend. Die Patientin klagt über Schmerzen auch nachts mit zunehmender Bewegungseinschränkung in der rechten Schulter und Schwäche im Arm. Sie ist nicht mehr arbeitsfähig.

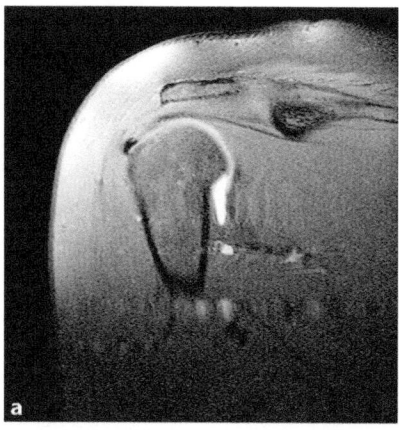
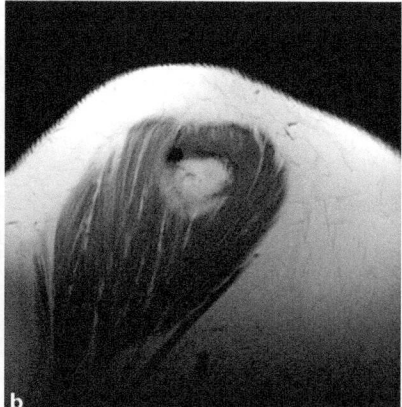
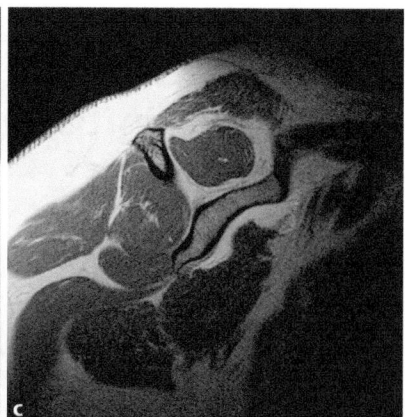

◻ Abb. 9.1

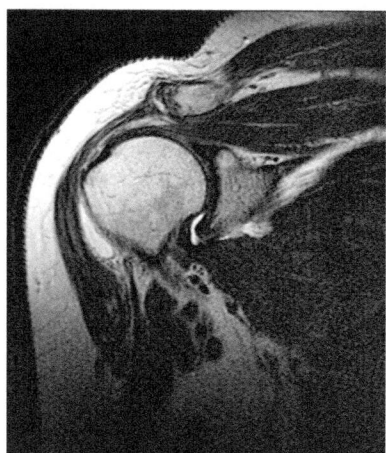

◻ Abb. 9.2

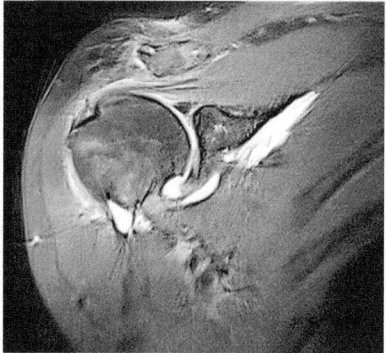

◻ Abb. 9.3

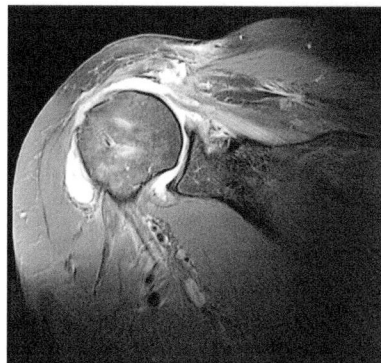

◻ Abb. 9.4

Ein vom Operateur nun hinzugezogener Schulterchirurg empfiehlt die sofortige Implantation einer inversen Schulterprothese. Die 59-jährige Frau wünscht nach den unerfreulichen operativen Erfahrungen Bedenkzeit und meldet sich zur Einholung einer Zweitmeinung bei uns.

■ **Second Opinion**

Wir untersuchen die 59-jährige Frau klinisch und konventionell radiologisch am 17.09.2012, d. h. gute 3 Jahre nach der Erstintervention. Es finden sich reizlose Operationsschnitte und Arthroskopieportale an der rechten Schulter. Die Schultergelenkbeweglichkeit ist links frei. Rechts beträgt die Bewegungsamplitude in Abduktion 80°, beim Vorwärts-/Rückwärtsheben 120/0/40°, bei Außen-/Innenrotation in Neutralstellung 25/0/55°, in Abduktion 45/0/20°. Es besteht eine Pseudoparalyse des rechten Arms. Nacken- und Schürzengriff sind nicht mehr durchführbar. Der Nervus axillaris ist klinisch intakt. Die mitgebrachten 3½ Monate alten Arthro-MRI-Bilder zeigen eine Cuffarthropathie mit ausgedehnter Ruptur der Supra- und Infraspinatussehne und entsprechender Muskelatrophie. Die Omarthrose ist im Vergleich zu den letzten MRI-Bildern deutlich progredient (◻ Abb. 9.5). Die von uns veranlassten konventionellen Röntgenbilder dokumentieren einen ausgeprägten Humeruskopfhochstand mit weit fortgeschrittener Omarthrose (◻ Abb. 9.6). Auch wir empfehlen der Patientin die Implantation einer inversen Schulterprothese. Wir möchten ihr jedoch etwas Zeit lassen, damit sie sich mit diesem Gedanken anfreunden kann, und vereinbaren eine Kontrolle in einem halben Jahr.

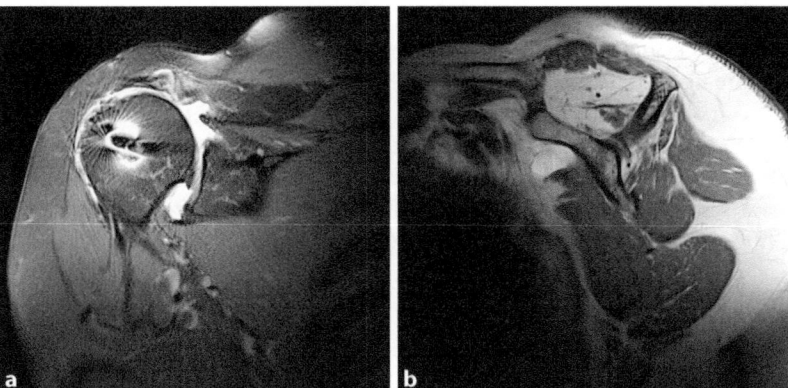

◘ Abb. 9.5

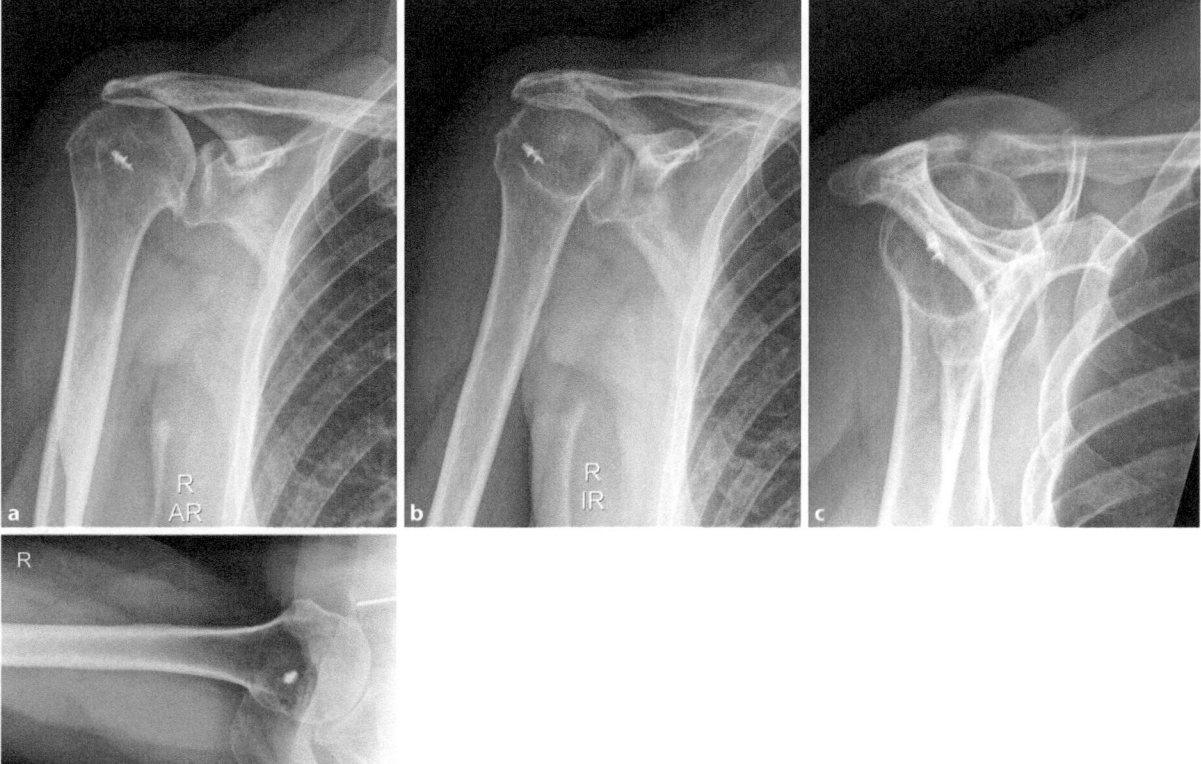

◘ Abb. 9.6

■ **Analyse**

Die Indikation zur operativen Sanierung einer Tendinitis calcarea an der Schulter ist generell eine relative. Nicht umsonst existieren unzählige konservative Alternativtherapien. Falls die Tendinitis calcarea jedoch operativ angegangen wird, erfolgt dies heute arthroskopisch. Im vorliegenden Fall wurde chirurgisch primär teils arthroskopisch, teils offen vorgegangen. Auch vermischen sich bereits bei der Erstintervention Kalkentfernung und Rotatorenmanschettenchirurgie. Die nachfolgenden 2 arthroskopischen Interventionen sind dann vorwiegend Schadensbegrenzung, wobei bei der dritten arthroskopischen Rotatorenmanschettenrevision bei atropher Cuffmuskulatur die Möglichkeiten des Eingriffs offenbar überschätzt wurden. Zu diesem Zeitpunkt nämlich ist die Schulter mit gelenkerhaltender Technik nicht mehr zu retten. Die Rotatorenmanschettenmuskulatur ist atroph, die Arthrose zu weit fortgeschritten.

Gut 4 Jahre nach dem erstmaligen Auftreten von Tendinitis-calcarea-Symptomen an der rechten Schulter liegt heute eine weit fortgeschrittene Cuffarthropathie vor, die lediglich durch Implantation einer inversen Schultertotalprothese saniert werden kann. Inwieweit die 3 chirurgischen Interventionen diese Entwicklung beeinflusst haben, bleibt Spekulation.

Instabilitäten

Gut zu wissen …

Der Grenzbereich zwischen operativer und konservativer Therapie ist bei den Instabilitäten eher eng, auch wenn sich durch die arthroskopischen Stabilisierungsmöglichkeiten der „Spielraum" merklich vergrößert hat. „Goldstandard" ist heute bei der Instabilität – ob anteroinferior, posterior oder multidirektional – primär die arthroskopische Stabilisierung. Sie setzt hohes arthroskopisches Können voraus, führt aber bei technischem Gelingen zu exzellenten Resultaten ohne die bei offener Stabilisierung unvermeidbaren „Umweltschäden". Bei Rezidiven können dann je nach Zustand des glenoidalen Knochensockels Interventionen vom Typ Latarjet und ähnliche Techniken diskutiert werden. Als Faustregel gilt: Je öfter eine Schulterinstabilität operativ angegangen wird, desto vernichtender ist das Langzeitresultat. Die schwersten arthrotischen Veränderungen bei Schulterinstabilitäten sehen wir nach chirurgischen Interventionen und nicht nach konservativer resp. Nichttherapie. Wie hilflos wir bei ausgeprägten multidirektionalen Schulterinstabilitäten jedoch auch heute noch sind, zeigt die Implantation einer inversen Schultertotalprothese bei einer 29-jährigen Frau mit dieser Affektion.

Second Opinion nach 2-maliger vorderer Schulterluxation

H.K. Schwyzer, R.P. Meyer

R. Meyer et al. (Hrsg.), *Die Zweitmeinung in der Schulterchirurgie – ein Muss*,
DOI 10.1007/978-3-642-37094-6_10, © Springer-Verlag Berlin Heidelberg 2013

■ **Der Fall**

Ein heute 66-jähriger Mann hatte 2006 erstmals Probleme mit seiner rechten Schulter. Es entwickelte sich damals ohne Trauma eine Frozen Shoulder rechts, die am 14.11.2006 mit arthroskopischer Arthrolyse erfolgreich therapiert werden konnte. In der Folge hatte der Patient keinerlei Probleme mit seiner rechten Schulter. Im Sommer 2009 erleidet der Mann bei adäquatem Trauma eine vordere, untere Schulterluxation rechts. Nach Reposition in Kurznarkose und entsprechender Nachsorge ist die rechte Schulter wieder voll funktionstüchtig ohne persistierende Instabilität. Am 24.01.2012 zieht sich der Patient in seinen Ferien auf Kuba erneut eine vordere, untere Schulterluxation rechts zu. Die Reposition gelingt ohne Narkose. Auch diesmal liegt ein adäquates Trauma vor. Nach Rückkehr in die Schweiz meldet sich der Patient bei Beschwerdefreiheit sicherheitshalber zu einer Kontrolle bei einem Facharzt für orthopädische Chirurgie. Eine subjektiv empfundene Instabilität liegt nicht vor. Eine Arthro-MRI-Untersuchung, durch den konsultierten Arzt veranlasst, zeigt eine seichte Hill-Sachs-Läsion dorsolateral ohne weitere pathologische Befunde. Die offene chirurgische Stabilisierung, vermutlich nach der Technik von Eden-Hybinette, wird vorgeschlagen. Der Patient wünscht eine Zweitmeinung betreffend dieser Operationsindikation.

■ **Second Opinion**

Am 29.03.2012 findet die klinische und radiologische Untersuchung in unserer Klinik statt. Die Schultergelenkbeweglichkeit ist symmetrisch mit leichter Schmerzauslösung bei Außen-/Innenrotation in Endstellung. Klinisch lassen sich keine pathologischen Rotatorenmanschettenzeichen fassen. Es liegt ein angedeutet positives Sulcuszeichen beidseits vor. Der Apprehensionstest ist beidseits negativ. Auf den konventionellen Röntgenbildern zeigen sich diskrete, in etwa altersentsprechende arthrotische Veränderungen glenohumeral sowie am AC-Gelenk (◨ Abb. 10.1). Die Arthro-MRI-Untersuchung dokumentiert die Hill-Sachs-Läsion dorsolateral am Humeruskopf als Zeichen der erfolgten vorderen, unteren Schulterluxation. Andere pathologische Befunde liegen nicht vor (◨ Abb. 10.2).

■ **Analyse**

Aus unserer Sicht liegt bei diesem 66-jährigen Mann bei fehlender funktioneller Instabilität nach 2-maliger vorderer, unterer Schulterluxation und fehlenden größeren Läsionen im Arthro-MRI keine Indikation für eine Stabilisierungsoperation an der rechten Schulter vor. Es gilt auch hier: Je älter ein Patient ist, desto geringer ist die Reluxationsgefahr. Wir veranlassen einen Physiocheck bei

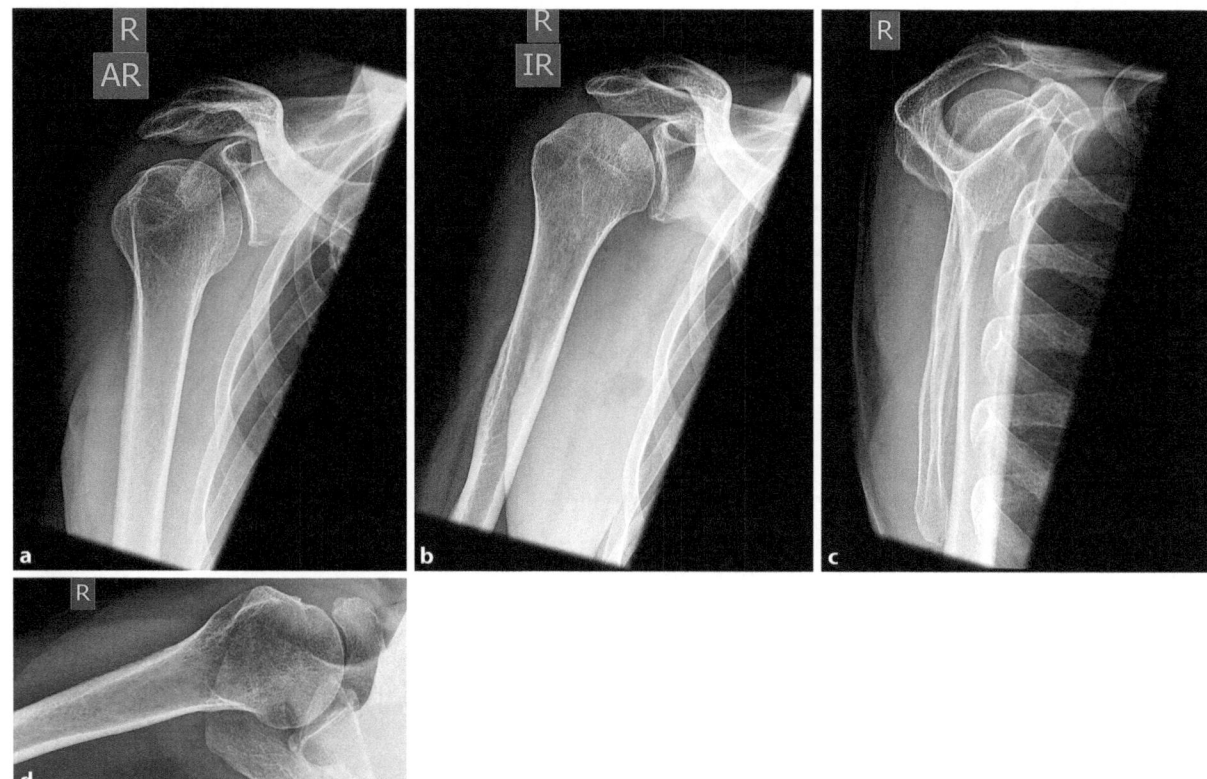

Abb. 10.1

einer versierten Schulterphysiotherapeutin zur Instruktion einiger Übungen im Sinne der Prophylaxe. Bei einer erneuten Luxation kann die arthroskopische Stabilisierung nach nochmaliger Arthro-MRI-Kontrolle diskutiert werden. Eine Stabilisierungsoperation mit Spananlagerung, sei es nach der Technik von Eden-Hybinette oder von Latarjet, wie vom erstkonsultierten Orthopäden empfohlen, ist hier kontraproduktiv. Beide Operationsverfahren können auch bei technisch korrekter Ausführung zu einer Progredienz der bereits vorhandenen glenohumeralen Arthrose führen.

Analyse

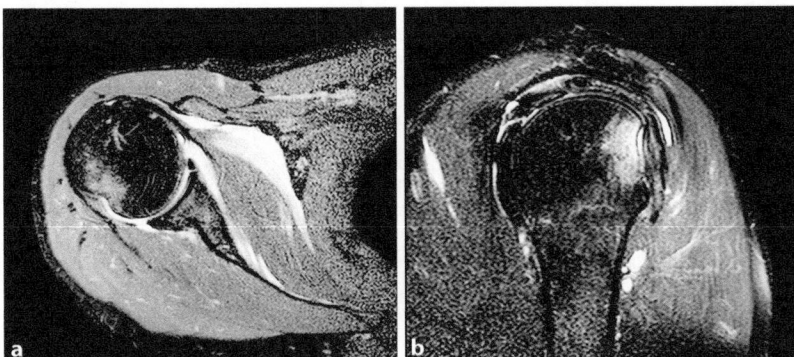

◨ Abb. 10.2

Second Opinion bei invalidisierender ventrokaudaler Schulterinstabilität nach 5-maliger Schulterstabilisierung

H.K. Schwyzer, R.P. Meyer

R. Meyer et al. (Hrsg.), *Die Zweitmeinung in der Schulterchirurgie – ein Muss,*
DOI 10.1007/978-3-642-37094-6_11, © Springer-Verlag Berlin Heidelberg 2013

■ Der Fall

Eine heute 35-jährige Frau wird bereits mit 14 Jahren wegen einer Instabilität an ihrer rechten Schulter operiert. Welche Operationstechnik damals angewandt wurde, ist nicht mehr eruierbar. Die Instabilität persistiert postoperativ. Im Alter von 17 Jahren wird bei ihr erneut eine offene Stabilisierungsoperation durchgeführt. Nach diesem Eingriff ist die rechte Schulter mehr oder weniger stabil mit gewissen Subluxationsphänomenen. Bis zum 34. Lebensjahr bleibt die Situation einigermaßen tolerierbar.

Am 07.03.2009 stürzt die Patientin auf der Treppe und zieht sich erneut eine vordere, untere Schulterluxation rechts zu. Nach Reposition präsentiert sich die rechte Schulter radiologisch mit mehreren, früher gesetzten Fixationsankern (◘ Abb. 11.1). Im Arthro-MRI wird eine ALPSA-Läsion (ALPSA: „anterior labral periosteal sleeve avulsion") festgehalten (◘ Abb. 11.2). Nun wird die Patientin innerhalb von 10 Monaten 3-mal an ihrer rechten Schulter operiert. Am 17.06.2009 wird die ALPSA-Läsion arthroskopisch saniert. Zusätzliche Fixationsanker werden gesetzt (◘ Abb. 11.3). Postoperativ reluxiert die Schulter erneut. Am 02.12.2009 wird eine weitere arthroskopische Restabilisierung mit 3 zusätzlichen Fixationsankern durchgeführt (◘ Abb. 11.4). Auch nach diesem Eingriff persistieren die Luxationen. Am 21.04.2010 wird eine fünfte Stabilisierungsoperation an der rechten Schulter, diesmal offen, vorgenommen. Es muss sich dabei um eine Intervention nach Latarjet handeln, wobei die Fixation des Korakoidknochenblocks mit einer isolierten, ganz proximal gelegenen Schraube erfolgt. Postoperativ finden sich insgesamt 10 Anker im ventrokaudalen Glenoid (◘ Abb. 11.5). Es verbleiben auch nach dieser Intervention Subluxationsphänomene mit hartem, ventralem Anschlag. Eigentliche Luxationen werden jedoch nicht mehr erwähnt. 5 Monate nach diesem letzten Eingriff meldet sich die Patientin bei uns. Sie leidet an Schmerzen in ihrem rechten Schultergürtel sowie an ebenfalls schmerzhaften Subluxationsphänomenen. Die zierliche Frau arbeitet in einem Altersheim physisch hart und ist zu 100 % arbeitsunfähig.

■ Second Opinion

Wir untersuchen die 35-jährige Frau am 30.09.2010. Im Sulcus deltopectoralis rechts finden sich keloidartig veränderte Operationsnarben. Die Schultergelenkbeweglichkeit beträgt in Abduktion rechts 110°, links 120°; beim Vorwärts-/Rückwärtsheben rechts 170/0/50°, links dito; bei Außen-/Innenrotation in Neutralstellung rechts 45/0/70°, links 65/0/85°. Der Lift-off-Test rechts ist positiv bei im Übrigen klinisch unauffälliger Rotatorenmanschette. Es findet sich ein

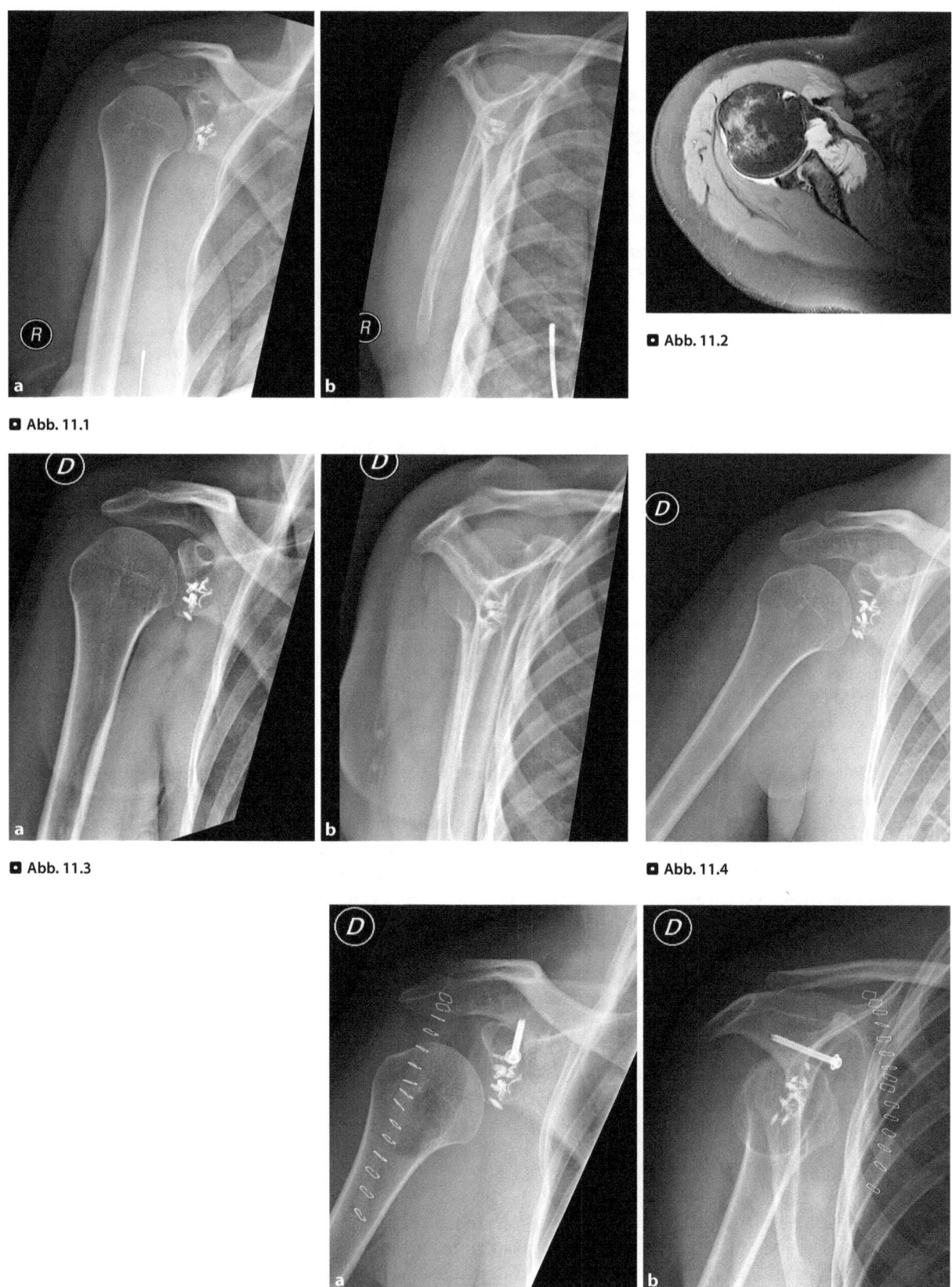

◘ Abb. 11.1

◘ Abb. 11.2

◘ Abb. 11.3

◘ Abb. 11.4

◘ Abb. 11.5

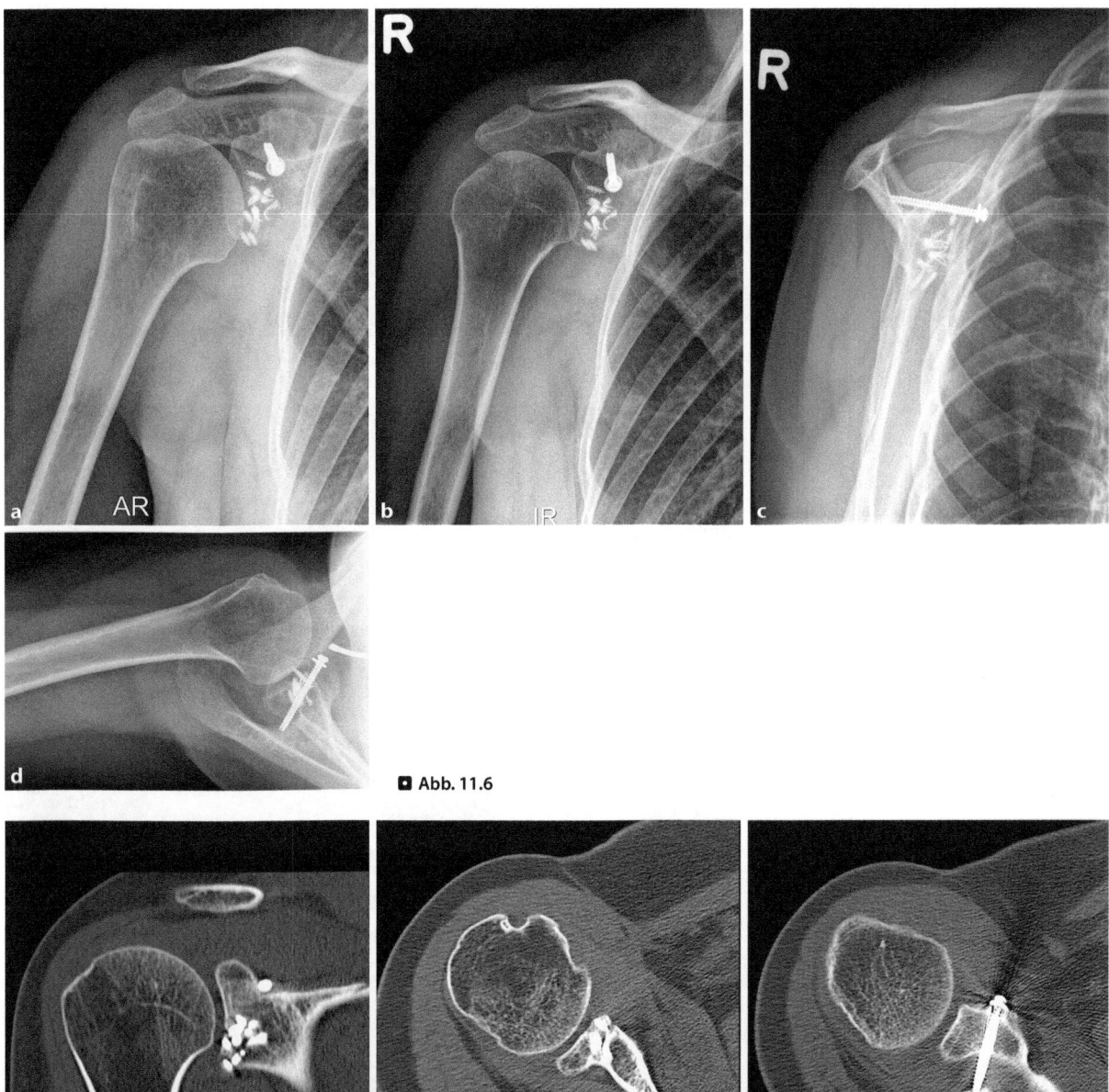

◘ Abb. 11.6

◘ Abb. 11.7

positives Sulcuszeichen rechts sowie ein vermehrtes horizontales Shifting glenohumeral rechts mit Knackgeräuschen. Der Apprehensionstest ist rechts angedeutet positiv. Es besteht eine leichte Hyposensibilität im Nervus-axillaris-Bereich
rechts. Die konventionellen Röntgenbilder zeigen einen Status nach Latarjet-
Intervention mit multiplen, am vorderen Glenoidrand liegenden Fixationsankern
(◘ Abb. 11.6). Die Sonographie ergibt eine intakte Rotatorenmanschette beidseits
mit unauffälliger langer Bizepssehne. Wir veranlassen zusätzlich eine kombinierte
Arthro-CT- und Arthro-MRI-Untersuchung. Im CT finden sich zum Teil bis in
den glenohumeralen Gelenkspalt hineinreichende Fixationsanker. Der Knochenblock ist eingeheilt. Die Fixationsschraube reicht weit in die Fossa supraspinata.
Das Glenoid ist hypoplastisch mit einer Anteversion von 9° (◘ Abb. 11.7). Das

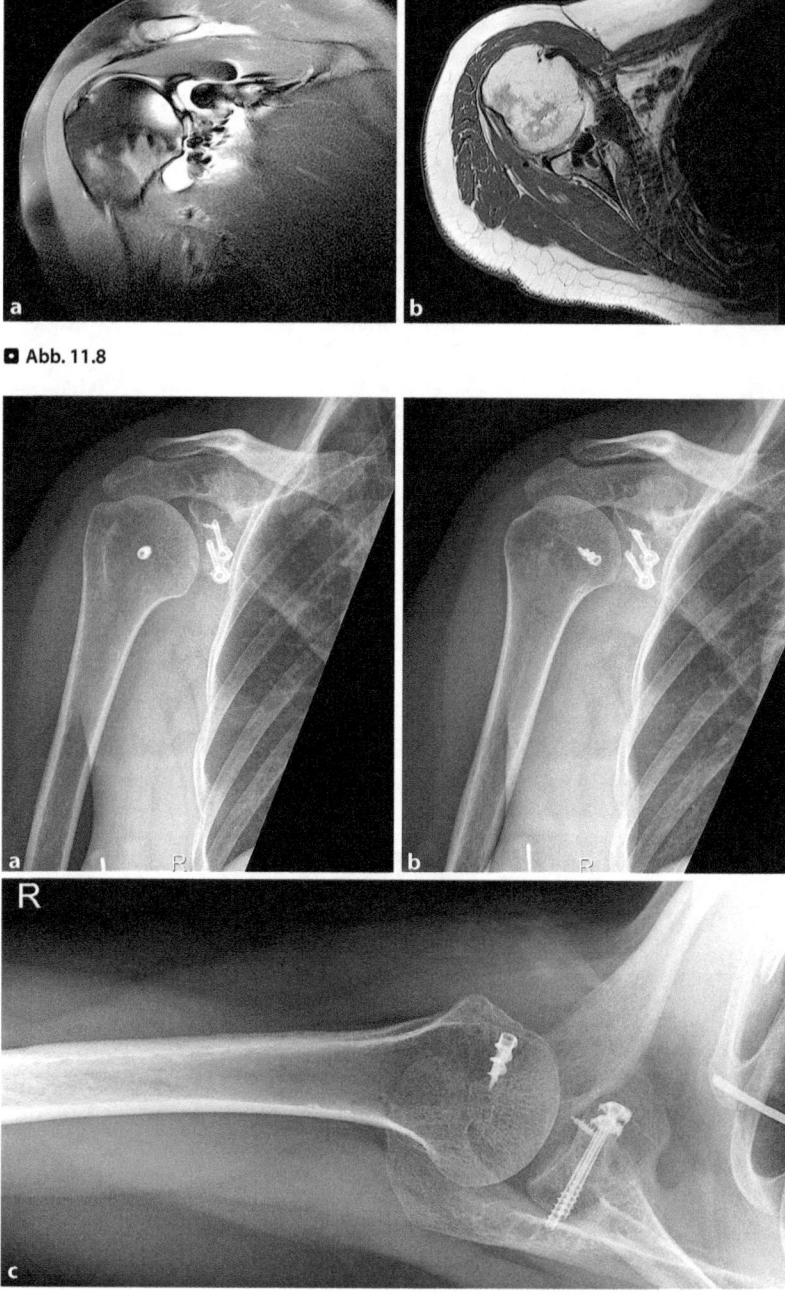

◻ Abb. 11.8

◻ Abb. 11.9

MRI dokumentiert eine intakte Rotatorenmanschette mit leichter Tendinopathie der Subskapularissehne. Das ventrale und superiore Labrum sind wegen der Metallartefakte nicht beurteilbar. Es finden sich keine größeren Knorpelschäden (◻ Abb. 11.8). Die zusätzlich veranlasste neurologische Untersuchung ergibt eine diskrete, EMG-dokumentierte Neurapraxie des Nervus axillaris rechts. Wir schlagen die offene Stabilisierung glenohumeral rechts nach vorheriger explorativer Arthroskopie vor.

Der Eingriff wird am 02.02.2011 vorgenommen. Nach Schrauben- und Ankerentfernung wird die vordere Schulterstabilisierung mit Glenoidaufbau durch

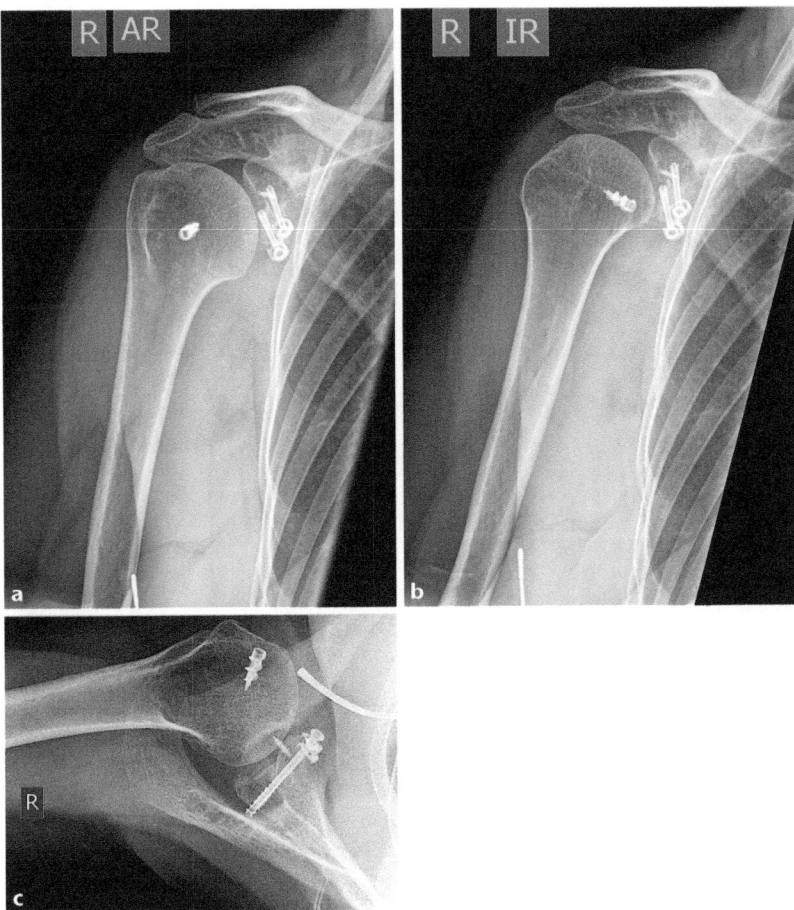

◘ Abb. 11.10

trikortikalen Beckenspan durchgeführt. Die postoperativen Röntgenbilder zeigen einen korrekten Sitz des trikortikalen Spans am unteren Glenoid. Auch die Schrauben und das kleine Plättchen sind korrekt platziert. Die glenohumerale Zentrierung ist gut (◘ Abb. 11.9). Der postoperative Verlauf ist subjektiv und objektiv erfreulich. Ein halbes Jahr nach dem Eingriff besteht eine subjektiv und objektiv gute Stabilität bei noch leichten muskulären Schmerzen. Die aktive Flexion/Elevation/Abduktion beträgt 145° bei sicher durchführbarem Nacken- und Schürzengriff. Radiologisch ist der Beckenspan im Glenoid integriert. Die Implantatlage ist korrekt, ebenso die glenohumerale Zentrierung (◘ Abb. 11.10). Anlässlich der Jahreskontrolle klagt die Patientin noch über eine gewisse Schwäche im rechten Arm sowie über belastungsabhängige Restschmerzen im rechten Schultergürtel. Radiologisch präsentiert sich die Situation unverändert gut (◘ Abb. 11.11). Um keine Lange-Bizepssehnen-Problematik zu verpassen und den Musculus subscapularis genau zu beurteilen, veranlassen wir eine Arthro-MRI-Kontrolle. Diese dokumentiert eine korrekte glenohumerale Zentrierung. Der humerale Knorpel ist gut, ohne subchondrales Ödem. Der Beckenspan ist am Glenoid eingeheilt. Die Rotatorenmanschette ist intakt, allerdings mit deutlichen Vernarbungen und auch muskulärer Atrophie des Subskapularis (◘ Abb. 11.12). Die Schwäche und die wechselnden Schmerzen erklären sich durch den MRI-Befund. Aufgrund der vorliegenden Befunde kann die Situation operativ aktuell nicht verbessert werden. Die Patientin wird weiterhin Physiotherapie zur Muskelkräftigung durchführen. Weitere Kontrollen finden bei Bedarf statt.

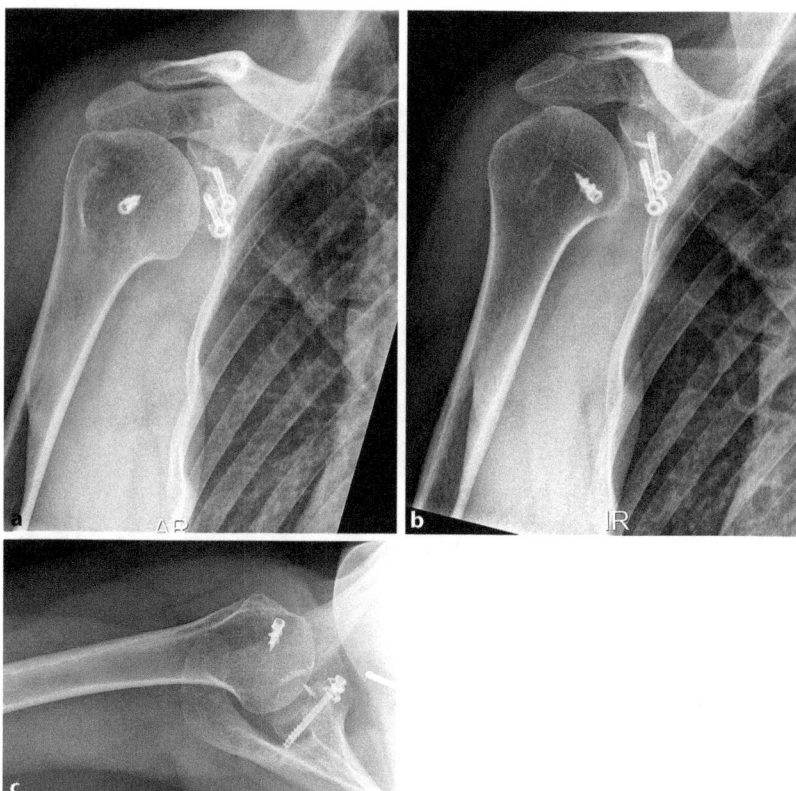

◘ Abb. 11.11

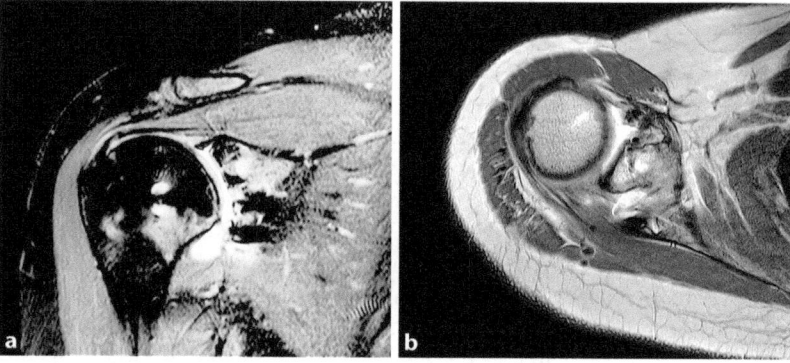

◘ Abb. 11.12

▪ Analyse

Eine schulterstabilisierende Operation bei einem 14-jährigen Mädchen ist selten und doch eher die Ausnahme. Auch bei einer 17-jährigen Frau sind Restabilisierungsoperationen an der Schulter delikat und im Stabilisierungseffekt schwer dosierbar. Die Kaskade dann von 3 Operationen innerhalb von 10 Monaten mit 34 Jahren wäre aber auch für jedes andere Schultergelenk „etwas viel" gewesen, zumal hier die Situation auch nach der fünften Intervention subjektiv und objektiv unbefriedigend bleibt.

Die Sanierung dieser glenohumeralen Instabilität gelingt dann mit der sechsten Operation. Allerdings verbleibt eine Restschwäche mit Belastungsschmerzen, was durch die diffuse Ausdünnung und Vernarbung des Subskapularis mit Volumenatrophie und Teilverfettung der Muskulatur vollauf erklärbar ist. 6 Interventionen, 4 davon offene, können nicht ohne negative Auswirkungen auf diesen Schlüsselmuskel bleiben.

Was immer auch die verschiedenen Operateure angetrieben haben mag, spätestens vor der Sequenz der 3 sich in 3 Monatsabständen folgenden Operationen, wäre bei objektiver Einschätzung dieser schwierigen Situation eine Zweitmeinung bei einem erfahrenen Schulterchirurgen angezeigt gewesen.

Second Opinion bei Instabilitätsomarthrose

H.K. Schwyzer, R.P. Meyer

R. Meyer et al. (Hrsg.), *Die Zweitmeinung in der Schulterchirurgie – ein Muss*,
DOI 10.1007/978-3-642-37094-6_12, © Springer-Verlag Berlin Heidelberg 2013

■ Der Fall

Bereits als Jugendliche litt eine heute 45-jährige Frau an Instabilitätsproblemen an ihrer linken Schulter bei Rechtshändigkeit. In der Retrospektive lag damals mit hoher Wahrscheinlichkeit eine multidirektionale Schulterinstabilität links vor. Am 11.12.1989, d. h. mit 22 Jahren, wird die Frau nach dorsaler Schulterluxation in einem Kreiskrankenhaus operiert. Es wird eine Spananlagerung glenohumeral-dorsal vorgenommen. Dorsale, rezidivierende Luxationen machen bereits 3 Monate nach Erstintervention eine Reoperation mit nochmaliger dorsaler Spanapposition durch denselben Operateur notwendig. Auch nach dem Zweiteingriff verbleibt eine dorsale Schulterluxationstendenz, sodass die Patientin am 06.05.1991 in unserer Klinik reoperiert wird. Es wird eine Revision des linken Schultergelenks mit dorsalem „capsular shift" sowie eine Osteotomie des Glenoids durchgeführt. In der Folge bleibt die Schulter für einige Jahre stabil, bis sich 1997 ohne Traumatisierung zunehmend eine globale Instabilität an der linken Schulter entwickelt. In einer spezialisierten Klinik wird am 10.09.1997 von einem versierten Schulterchirurgen die vordere und hintere Stabilisierung durchgeführt. Nach diesem Eingriff geht es der Patientin gut. Sie ist sportfähig und kann auch wieder Skilaufen und Golfspielen. Am 15.01.2011 stürzt die inzwischen 44-jährige Frau auf Eis und traumatisiert sich dabei ihre linke Schulter. Intensive Physiotherapie sowie 3 Kortisoninstillationen bringen keine nennenswerte Schmerzreduktion. Die Patientin wendet sich zur Neueinschätzung erneut an uns.

■ Second Opinion

Wir beurteilen die Patientin am 16.12.2011, d. h. ein knappes Jahr nach dem Unfallereignis, in unserer Klinik. Die 44-jährige sportliche Frau erwähnt 3 störende Faktoren an ihrer linken Schulter: 1) Dauerschmerzen, auch nachts, 2) ein schmerzhaftes Knarren glenohumeral, 3) ein Instabilitätsgefühl mit Kraftverlust.

Die Schultergelenkbeweglichkeit ist rechts frei. Links beträgt die Bewegungsamplitude in Abduktion knapp 70°, beim Vorwärts-/Rückwärtsheben 165/0/45°, bei Außen-/Innenrotation in Neutralstellung 55/0/75°, in Abduktion 20/0/30°. Alle Bewegungen im linken Schultergelenk sind deutlich schmerzauslösend mit subjektivem Instabilitätsgefühl. Die Rotatorenmanschette ist klinisch schmerzbedingt nicht beurteilbar. Das Sulcuszeichen ist beidseits positiv. Die lange Bizepssehne links ist im Sulcus druckdolent. Es fällt eine merkliche Atrophie des Musculus infraspinatus auf. Der Nervus axillaris ist klinisch intakt. Die Röntgenkontrolle zeigt einen Humeruskopfhochstand mit Omarthrose bei Fixationsankern am ventralen Glenoidrand sowie eine Agraffe nach Osteotomie dorsal (◧ Abb. 12.1). Die Sonographie dokumentiert eine fragliche Supraspinatussehnenalteration und eine verdickte, subluxierende lange Bizepssehne. Wir veranlassen eine Arthro-CT- und MRI-Untersuchung. Im CT findet sich eine merkliche Omarthrose mit Dezentrierungstendenz nach dorsal (◧ Abb. 12.2).

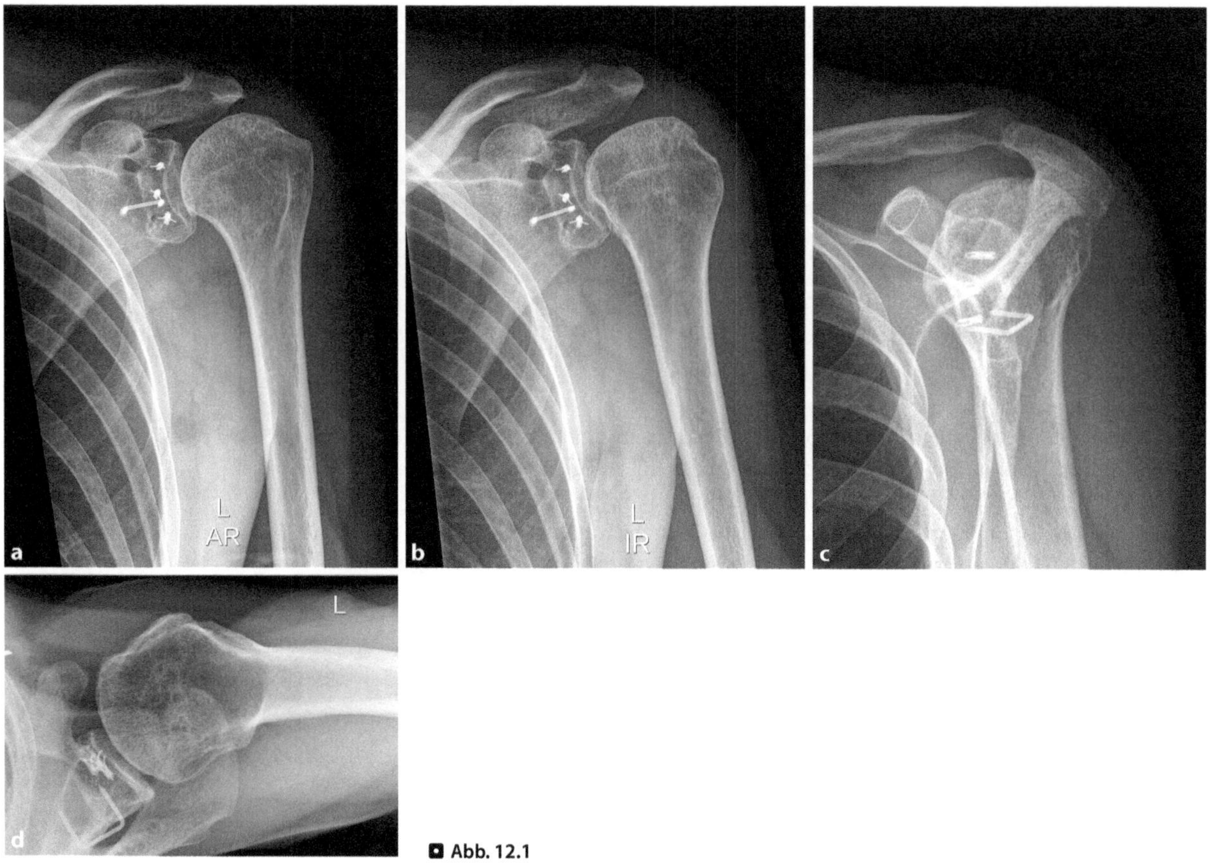

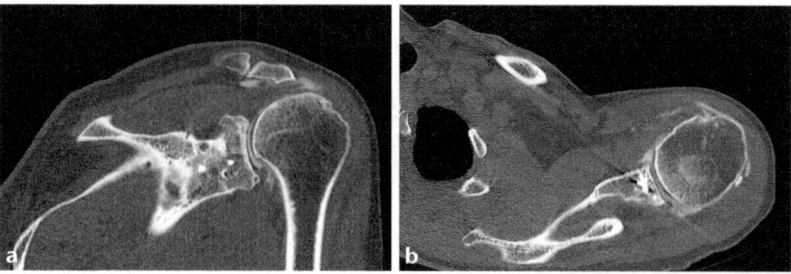

Abb. 12.1

Abb. 12.2

Im MRI zeigt sich eine transmurale Supraspinatussehnenruptur von ca. 2×2 cm und eine massive Atrophie der Infraspinatusmuskulatur bei noch intakter Sehne (**Abb. 12.3**). Die neurologische Untersuchung ergibt eine Läsion des Nervus suprascapularis mit entsprechender Infraspinatusmuskelatrophie. Mit differenziertem Blutbild und Skelettszintigraphie können entzündliche Veränderungen ausgeschlossen werden.

Unter Berücksichtigung der Gesamtsituation sowie insbesondere des Alters der Patientin schlagen wir eine explorative Arthroskopie mit Akromioplastik, Arthrolyse und Tenodese der langen Bizepssehne vor in der Hoffnung, dadurch die Beschwerden etwas zu reduzieren. Wir führen den Eingriff am 10.04.2012 durch. Intraoperativ bestätigt sich die fortgeschrittene Arthrose. Massive Narbenpakete ventral und dorsal werden debridiert. Die lange Bizepssehne ist medial subluxiert und im Sulcus verklebt, sodass eine einfache Teno-

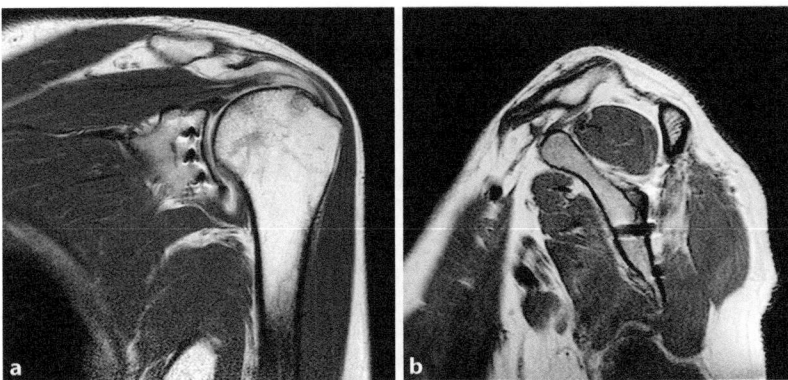

◘ Abb. 12.3

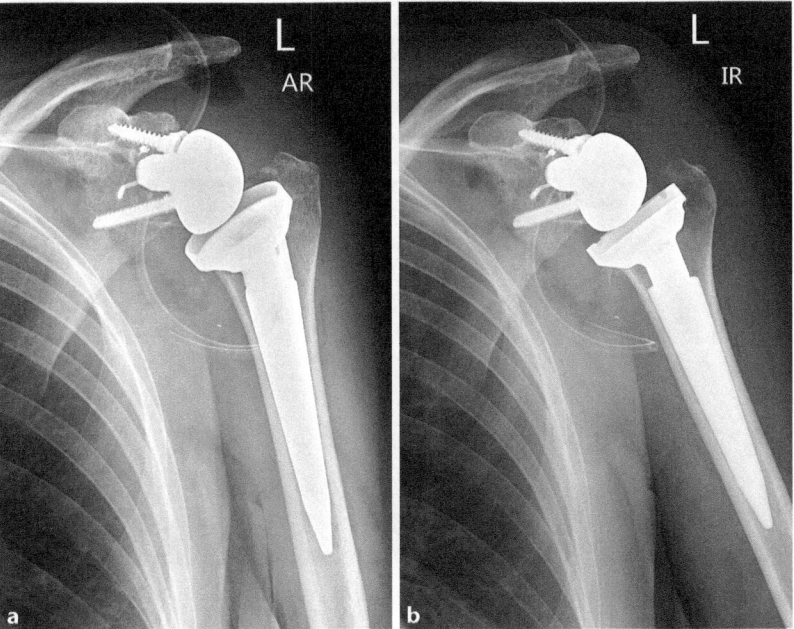

◘ Abb. 12.4

tomie durchgeführt wird. Der Einriss der Supraspinatussehne wird saniert. Die klinische Kontrolle 8 Wochen nach dem Eingriff ergibt eine unbefriedigende Situation. Der subjektive Zustand hat sich im Vergleich zur präoperativen Situation nicht verbessert. Durch die größere Bewegungsamplitude haben sich die schmerzhaften Krepitationen verstärkt. Die Arthrose ist zu weit fortgeschritten, als dass eine rekonstruktive Chirurgie noch etwas verbessern könnte. Wir schlagen der Patientin trotz des jugendlichen Alters die Implantation einer inversen Schulterprothese vor. Eine Schulterarthrodese ist für die 45-jährige Frau keine Option.

Am 06.07.2012 implantieren wir die inverse Schultertotalprothese (**◘** Abb. 12.4). Die Kontrollen 2 resp. 6 Wochen nach Implantation zeigen klinisch und radiologisch eine optimale Situation. Die Patientin ist beschwerdefrei und weist eine aktive Abduktion von 80° und eine Elevation von 110° auf bei gut durchführbarem Nacken- und Schürzengriff. Radiologisch besteht ein korrekter Sitz der Prothesenkomponenten (**◘** Abb. 12.5). Die Patientin wird im Rahmen unseres Prothesennachkontrollschemas weiter betreut.

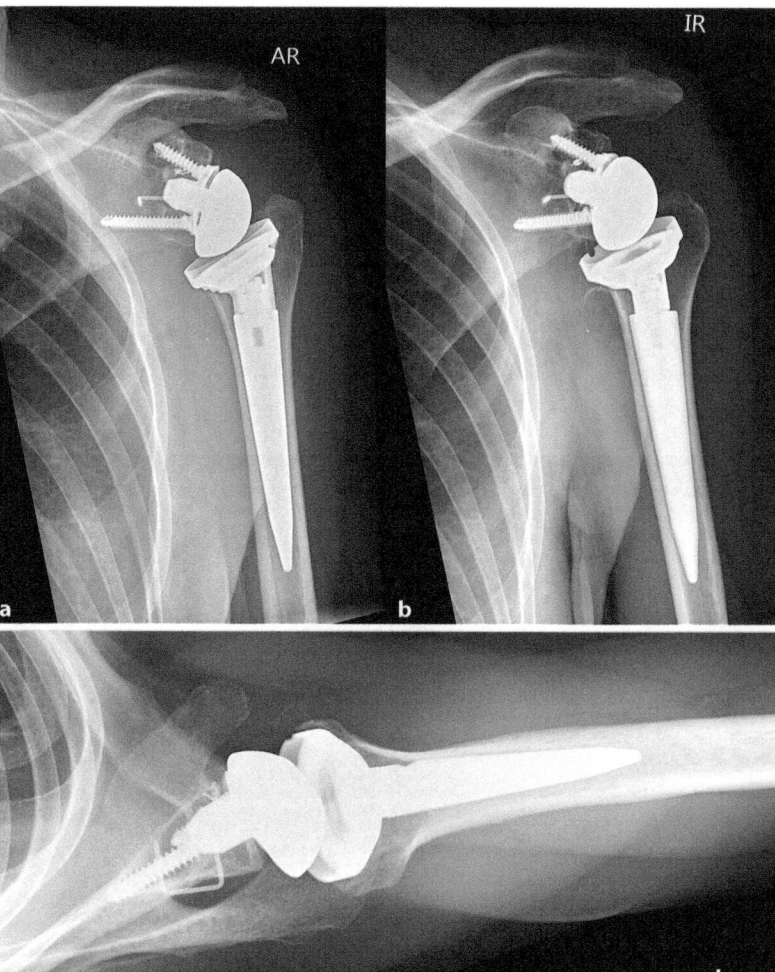

◘ Abb. 12.5

■ **Analyse**

Primär wurde hier sicher die Instabilitätskomponente an dieser linken Schulter unterschätzt. Es handelte sich nicht um eine rein dorsale Instabilität, sondern um die wesentlich komplexere Problematik einer multidirektionalen Schulterinstabilität. Wäre die korrekte Einschätzung bereits vor dem ersten Eingriff erfolgt, hätte die Patientin an eine mit dieser Entität vertrauten Spezialklinik überwiesen werden müssen. Nach dem Ersteingriff nimmt die Sache den zu erwartenden, schicksalhaften Verlauf. Je mehr Eingriffe diesem Schultergelenk zugemutet werden, desto unwahrscheinlicher wird ein zufriedenstellendes Resultat, desto größer wird auch die Gefahr einer Arthroseentwicklung. Der iatrogene Nervenschaden erschwert die Situation zusätzlich und führt unter anderem schlussendlich dazu, dass keine klassische, sondern eine inverse Schulterprothese implantiert werden muss.

Auch heute noch ist die Behandlung der multidirektionalen Schulterinstabilität selbst für den versierten Schulterchirurgen ein echter „Challenge". Es gilt hier die Devise „Je erfahrener, desto defensiver". Oder: „Weniger wäre mehr."

Second Opinion bei multidirektionaler Instabilität und 2-facher Voroperation

H. Durchholz, H.K. Schwyzer

R. Meyer et al. (Hrsg.), *Die Zweitmeinung in der Schulterchirurgie – ein Muss*,
DOI 10.1007/978-3-642-37094-6_13, © Springer-Verlag Berlin Heidelberg 2013

■ **Der Fall**

Eine jetzt 29-jährige Patientin arbeitet bis Juni 2009 als Floristin. Sie ist Rechtshänderin. Bei schmerzhafter multidirektionaler Schulterinstabilität rechts kann die Patientin ihren Beruf als Floristin nur noch bedingt ausüben. Am 11.06.2009 erfolgt eine arthroskopische Stabilisierung der anteroinferioren Komponente in einem auswärtigen Krankenhaus. In der Folge persistieren Schmerzen sowie eine gewisse Bewegungseinschränkung. Es erfolgt eine Rearthroskopie im gleichen Krankenhaus am 26.11.2009 mit SLAP-Repair (SLAP: „superior labrum anterior to posterior") und erneuter Stabilisation anteroinferior. Auch nach diesem Eingriff persistiert die multidirektionale Instabilität, nun jedoch vermehrt nach dorsal. Die Patientin ist nun zu 100 % arbeitsunfähig. Eine Anmeldung bei der Invaliditätsversicherung wurde bereits veranlasst, jedoch abgelehnt. Es stellt sich die Frage einer eventuellen erneuten Stabilisierung bei dieser multidirektionalen Instabilität an der rechten Schulter.

■ **Second Opinion**

Die Erstuntersuchung bei uns erfolgt am 08.11.2010, gut 1 Jahr nach der zweiten Operation. Auffallend sind vor allem eine Subluxation des rechten Humeruskopfs nach dorsal beim Vorwärts-/Rückwärtsheben sowie ein ausgeprägtes Sulcuszeichen. Bei Bewegung treten schmerzhafte Knackgeräusche auf. Auch auf der Gegenseite zeigt sich ein leichtes horizontales Shifting. Beidseits findet sich eine skapulothorakale Dyskinesie. Radiologisch stellt sich ein insgesamt unauffälliger Befund dar (◘ Abb. 13.1). Es erfolgt eine weiterführende Abklärung mittels Arthro-CT und Arthro-MRI zur Beurteilung der Binnenstrukturen sowie der Glenoidversion. Es bestätigt sich der Verdacht einer Re-SLAP-Läsion (◘ Abb. 13.2) unter Einbeziehung des Bizepsankers sowie eine Tendinopathie der langen Bizepssehne im Rotatorenintervall. Die Ankerplatzierung ist, soweit beurteilbar, korrekt (◘ Abb. 13.3). Die glenoidale Retroversion beträgt 4°. Eine zusätzliche neurologische Untersuchung bleibt bis auf ein mildes Ulnarisreizsyndrom unauffällig.

Aufgrund der invalidisierenden Schmerzen und der Befunde stellen wir die Indikation zu einem erneuten operativen Vorgehen. Am 15.02.2011 erfolgt eine anteriore und posteriore arthroskopische Schulterstabilisierung – Ankerlage bei 9-, 7-, 5- und 3-Uhr-Position – mit begleitender Bizepssehnentenodese mittels Interferenzschraube im Sulcus. Nach der initialen Ruhigstellung in einer Neer-Schiene für 6 Wochen berichtet die Patientin über eine persistierende Schmerzsymptomatik im Bereich der Bizepssehnentenodese. Die Schulter ist klinisch stabil und radiologisch unauffällig. 6 Monate postoperativ führen wir bei anhaltender Schmerzsymptomatik ein Nativ-MRI der rechten Schulter

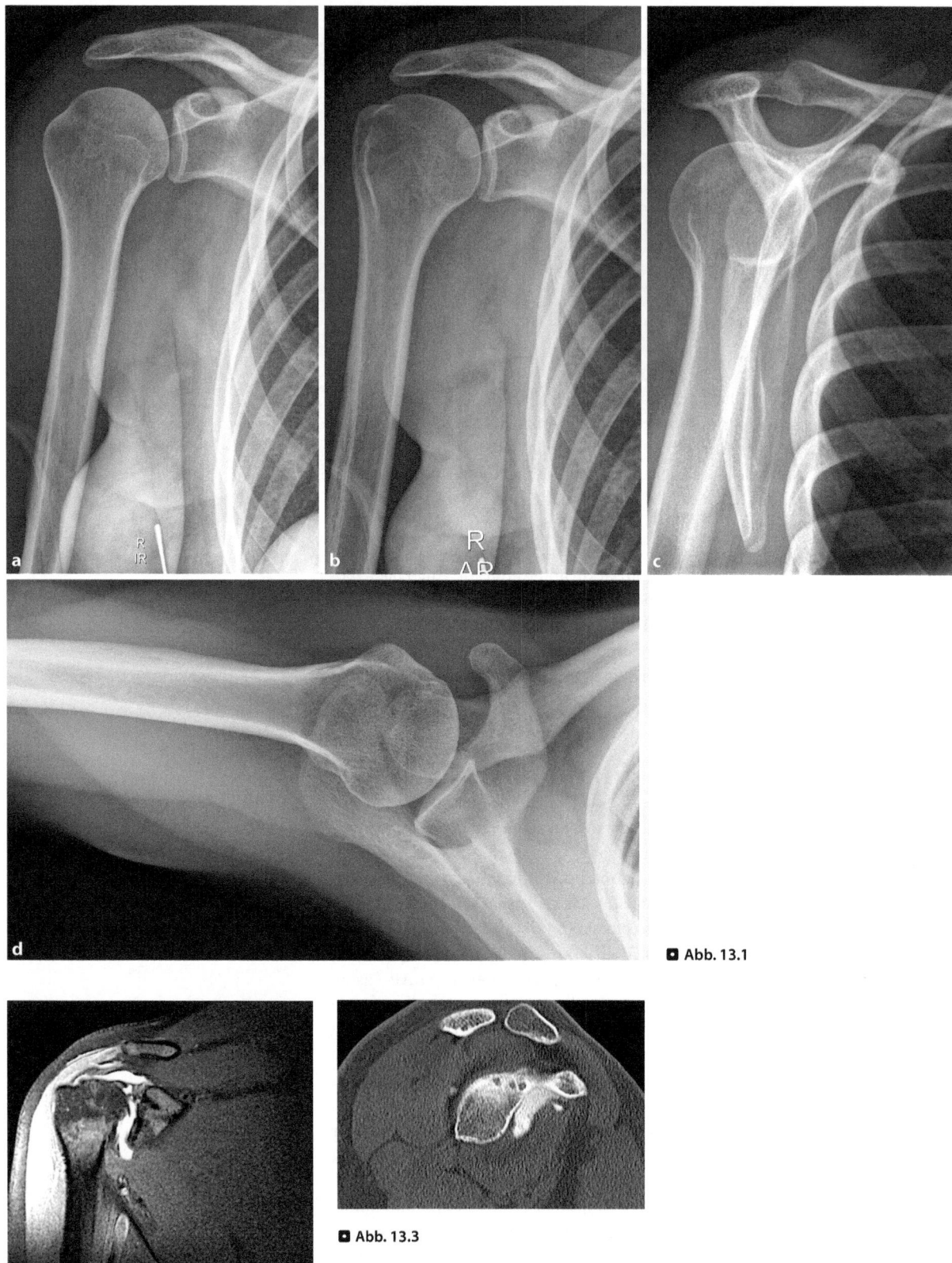

■ Abb. 13.1

■ Abb. 13.3

■ Abb. 13.2

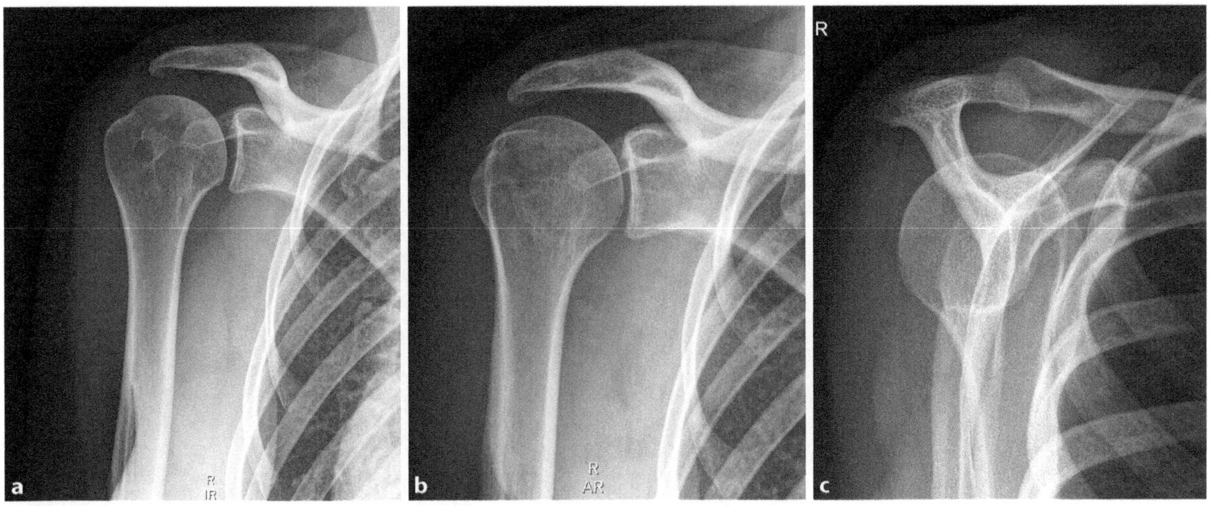

■ **Abb. 13.4**

durch mit insgesamt unauffälligem Befund, insbesondere ohne Hinweis auf eine Osteolyse bei korrekter Lage der Bizepssehnentenodeseschraube. Es ist auch keine angrenzende Weichteilreaktion im Bereich der Tenodese festzustellen. Die Knochenanker am Glenoid sind in situ, das Labrum erscheint, soweit beurteilbar, unauffällig (■ Abb. 13.4).

Gut 8 Monate postoperativ zeigt sich klinisch erneut eine Rezidivinstabilität nach ventral mit Subluxation des Humeruskopfs in Ruhestellung und positivem Sulcuszeichen. Beim Vorwärtsheben und bei der Abduktion des Arms kann eine Zentrierung des Humeruskopfs initial erreicht werden, bei der Rückführung jedoch besteht eine erneute Subluxation nach ventral mit massiven Schmerzen und deutlichem Krepitieren. Am 17.11.2011 zeigt sich klinisch auch eine posteriore Instabilität. Radiologisch ist nun ebenfalls eine geringe Subluxation nach inferior erkennbar (■ Abb. 13.5). Im Arthro-MRI vom 07.11.2011 zeigt sich lediglich eine Abflachung des Labrums (■ Abb. 13.6).

9 Monate nach vorderer und hinterer arthroskopischer Stabilisierung und Bizepssehnentenodese besteht ein Rezidiv der multidirektionalen Instabilität. Wir veranlassen eine Ausschöpfung der konservativen Therapie mit erneuter Ruhigstellung und isometrischen Übungen sowie begleitender Elektrostimulation mit einem Compex-Gerät, Biofeedback und Kinesiotape. Insgesamt verschlechtert sich die Situation jedoch im Verlauf. Die Schmerzsymptomatik ist deutlich progredient.

Nach über einem Jahr der konservativen Therapie ist die Situation für die Patientin aufgrund der Schmerzsymptomatik nicht mehr tragbar. Ein erneutes operatives Vorgehen drängt sich auf. Als Therapieoptionen bleiben für uns lediglich eine Schulterarthrodese oder eine inverse Schultertotalprothese. Ohne weiter auf die Vor- und Nachteile beider Verfahren eingehen zu wollen, hat sich die Patientin nach langen und intensiven Gesprächen für eine inverse Schultertotalprothese entschieden. Die Implantation erfolgt am 17.10.2012 (■ Abb. 13.7). Der postoperative Verlauf gestaltet sich unauffällig. Die Patientin ist 3 Monate nach der Operation schmerzfrei bei guter Beweglichkeit mit Einschränkung der Außenrotation.

◘ Abb. 13.5

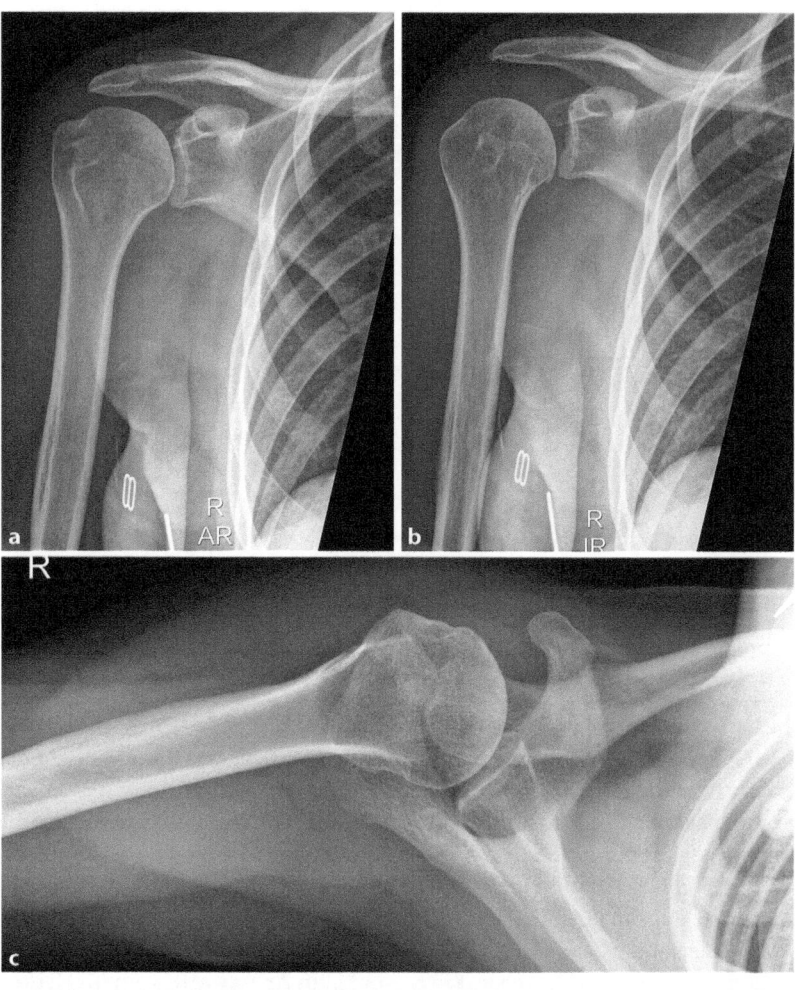

◘ Abb. 13.6

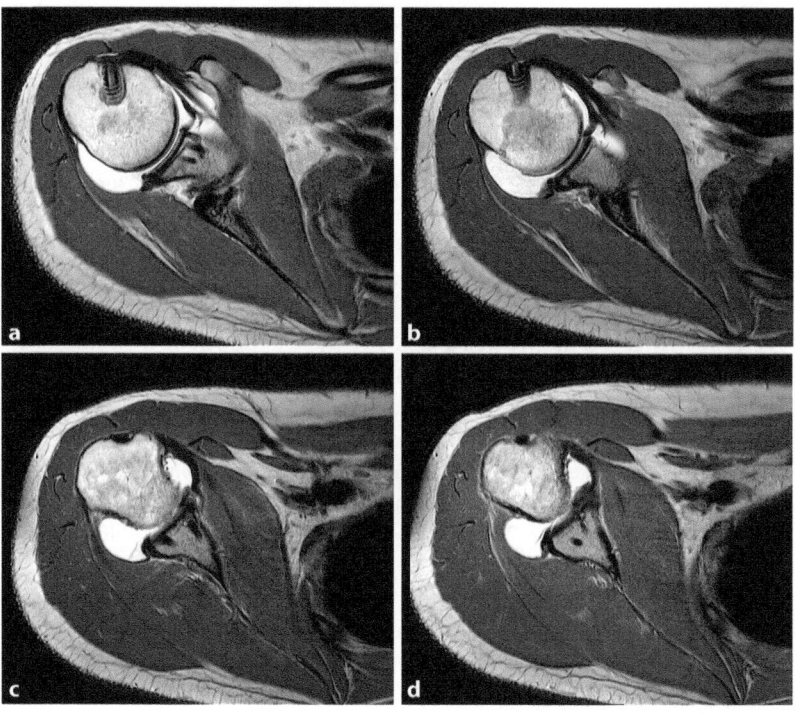

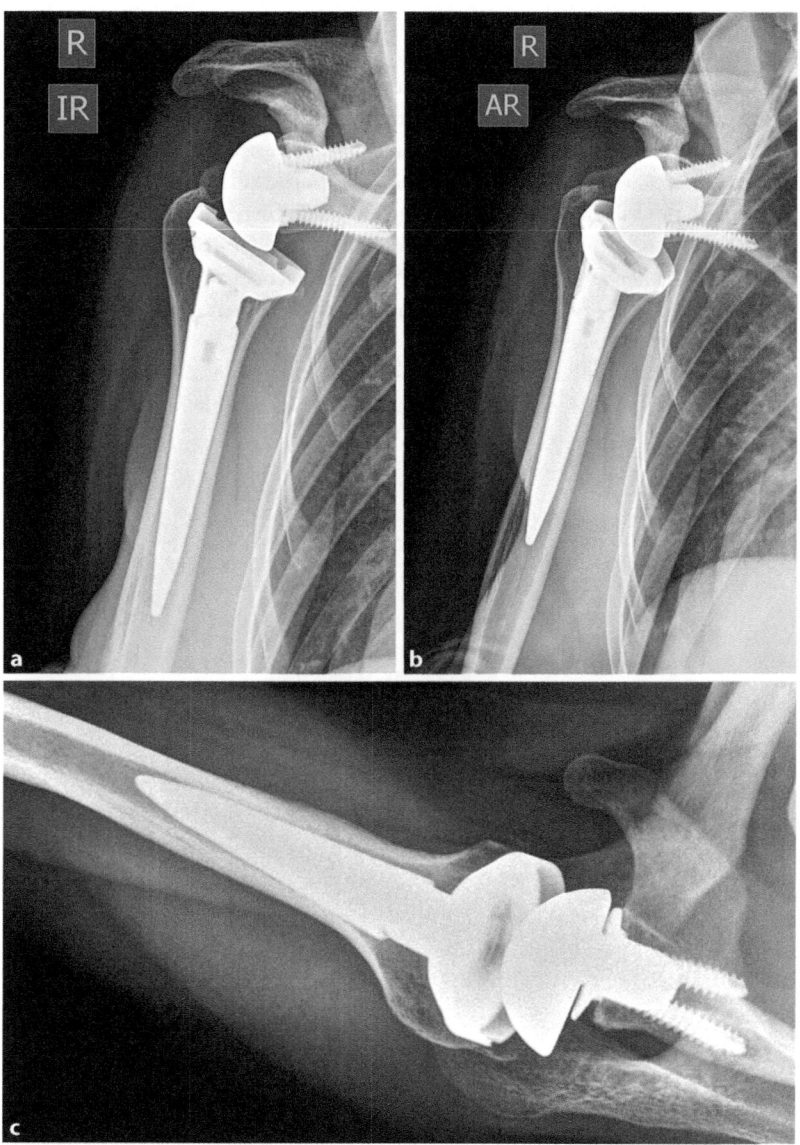

■ Abb. 13.7

■ **Analyse**

Die multidirektionale Instabilität bleibt weiterhin eine absolute Herausforderung für jeden Schulterchirurgen. Sie ist eine Affektion des jungen Patienten, nicht der alten Menschen. Ausgehend von einer multifaktoriellen Genese stehen eine konstitutionelle Schwäche des Bindegewebes und eine neuromuskuläre Fehlsteuerung im Vordergrund. Eine angeborene Bindegewebsschwäche, z. B. ein Ehlers-Danlos- oder ein Marfan-Syndrom, muss ausgeschlossen werden. Die neurogene Missregulation des gesamten Schultergürtels kann in der neurologischen Untersuchung oft nicht erfasst werden. Aufgrund der vorgegebenen Weichteilproblematik muss die Behandlung eine Domäne der konservativen Therapie bleiben. Hier darf nicht nur das Glenohumeralgelenk behandelt und stabilisiert werden, auch der skapulothorakale Rhythmus und die gesamte Rumpfstabilität gehören mit eingeschlossen. Der operative Eingriff hat häufig komplexe Folgen, die im Vorfeld nicht absehbar sind.

Exemplarisch möchten wir an diesem Beispiel unsere Überlegungen darstellen: Waren zum Zeitpunkt der ersten Operation die physiotherapeutischen und konservativen Möglichkeiten ausgeschöpft? Wurde das Ausmaß der zugrunde liegenden Erkrankung überhaupt in ihrer Gesamtheit erfasst? Die Problematik der multidirektionalen Instabilität blieb durch die ersten beiden Operationen unbehandelt. Ziel einer Operation bleibt die Verbesserung der Stabilität, um ein suffizientes Propriozeptionstraining zu ermöglichen. Eine Kapselelongation über die Zeit ist eine häufige Folge. Eine einseitige Stabilisierung führt erfahrungsgemäß eher zu einer vermehrten Destabilisierung. Sicherlich muss man sich aber auch die Frage stellen, ob eine Bizepssehnentenodese angebracht ist oder ob dadurch eine weitere Destabilisierung stattfindet.

Die inverse Schulterprothese stellt sicher auch nicht die Therapie der Wahl dar. Langzeitergebnisse fehlen uns hier, und der Verlauf bleibt abzuwarten.

Rotatorenmanschette

Gut zu wissen ...

Das Schlimmste, was der Rotatorenmanschettenchirurgie heute passieren kann, ist, dass sie das gleiche Schicksal erleidet wie in den 1950er Jahren die Meniskuschirurgie oder in den 1970er Jahren die Vordere-Kreuzband-Chirurgie. Wurde beim Meniskus die totale Meniskektomie geradezu zelebriert, wurde zu Beginn der 1970er Jahre jede vordere Kreuzbandruptur repariert. Entsprechend groß waren die Folgeschäden, von denen heute noch die Knieendoprothetik profitiert. – Gewarnt durch dieses wenig kritische Vorgehen in der Kniechirurgie sollte die Rotatorenmanschettenchirurgie heute höchst differenziert und gezielt praktiziert werden. Die Rotatorenmanschettenrekonstruktion erfolgt heute arthroskopisch. Auch hier wird ein hohes arthroskopisches Können vorausgesetzt. Der Revisionsversuch einer Rotatorenmanschette bei vorbestehender Muskelatrophie sollte der Vergangenheit angehören, tut es aber nicht. Die korrekte funktionelle Einschätzung eines Os acromiale darf vorausgesetzt werden. Akromionaufrichteosteotomien und Deltalappenplastiken haben sich nicht bewährt – im Gegenteil. Bei kritiklos angewandter Rotatorenmanschettenchirurgie werden wir dort landen, wo vor Jahrzehnten die Meniskus- und die Vordere-Kreuzband-Chirurgie hingeführt haben, nämlich in der Endoprothetik.

Second Opinion bei Rotatorenmanschettendefekt nach arthroskopischer Rotatorenmanschettennaht

H.K. Schwyzer, R.P. Meyer

R. Meyer et al. (Hrsg.), *Die Zweitmeinung in der Schulterchirurgie – ein Muss,*
DOI 10.1007/978-3-642-37094-6_14, © Springer-Verlag Berlin Heidelberg 2013

■ **Der Fall**

Am 26.02.2009 stürzt eine damals 42-jährige Frau vom Pferd und erleidet dabei eine massive Kontusionierung des rechten Schultergürtels. Die Patientin wird klinisch und radiologisch inklusive Magnetresonanzuntersuchung abgeklärt. Es finden sich keine ossären Läsionen, auch keine Anhaltspunkte für einen traumatischen Rotatorenmanschettendefekt. Eine konservativ defensive Haltung wird eingenommen. Die Patientin kann trotz verbleibender Restbeschwerden wieder reiten. Am 23.02.2011, d. h. 2 Jahre nach dem Unfall, wird wegen erneuter Schmerzexazerbation die Arthro-MRI-Untersuchung wiederholt. Es finden sich eine verdickte Supraspinatussehne mit entsprechender Tendinopathie sowie eine Partialruptur der Subskapularissehne proximal mit reaktiver Tendinitis der langen Bizepssehne. Die Patientin wird in der Folge von einem exzellenten Schulterchirurgen untersucht. Dieser sieht keine Indikation für ein operatives Vorgehen und erklärt der Patientin, er würde seine eigene Frau in dieser Situation nicht operieren lassen. Die Patientin wendet sich an einen weiteren, arthroskopisch versierten Schulterchirurgen, der die Patientin am 30.05.2011 dann auch operiert. Es wird die arthroskopische Subskapularissehnenreinsertion, die Tenodese der langen Bizepssehne sowie die Supra- und Infraspinatussehnenreinsertion in der Suture-Bridge-Technik durchgeführt. Insgesamt werden 5 Anker zur Rotatorenmanschettenrefixation eingebracht. Postoperativ klagt die Patientin über starke Schmerzen. Diese klingen nur allmählich ab und persistieren als Restbeschwerden noch 1 Jahr nach der Intervention. Die Schmerzen haben Impingementcharakter und werden durch Überkopfarbeiten provoziert. Sportliche Aktivitäten, insbesondere Reiten, sind nicht mehr möglich. Die Patientin wünscht eine Einschätzung durch uns.

■ **Second Opinion**

Wir untersuchen die Patientin 3½ Jahre nach dem Unfall resp. 1 Jahr nach der arthroskopischen Intervention. Es bestehen nach wie vor Bewegungsschmerzen im rechten Schultergürtel sowie ein gewisser Kraftverlust im rechten Arm. Die Schultergelenkbeweglichkeit beträgt rechts in Abduktion 80°, beim Vorwärts-/Rückwärtsheben 155/0/40°, bei Außen-/Innenrotation in Neutralstellung 60/0/60°, in Abduktion 70/0/25°. Der Jobe-Test ist rechts positiv. Die HWS-Beweglichkeit ist altersentsprechend. Neurologisch finden sich rein klinisch keine pathologischen Aspekte. Die konventionellen Röntgenbilder zeigen einen Status bei Rotatorenmanschettenrevision mit 5 liegenden Fixationsankern (◘ Abb. 14.1). Die von uns veranlasste Arthro-MRI-Untersuchung vom 02.07.2012 dokumentiert eine subtotale Ruptur der Supraspinatussehne mit einem Defektausmaß von 15×11 mm. Die Supraspinatusmuskulatur weist

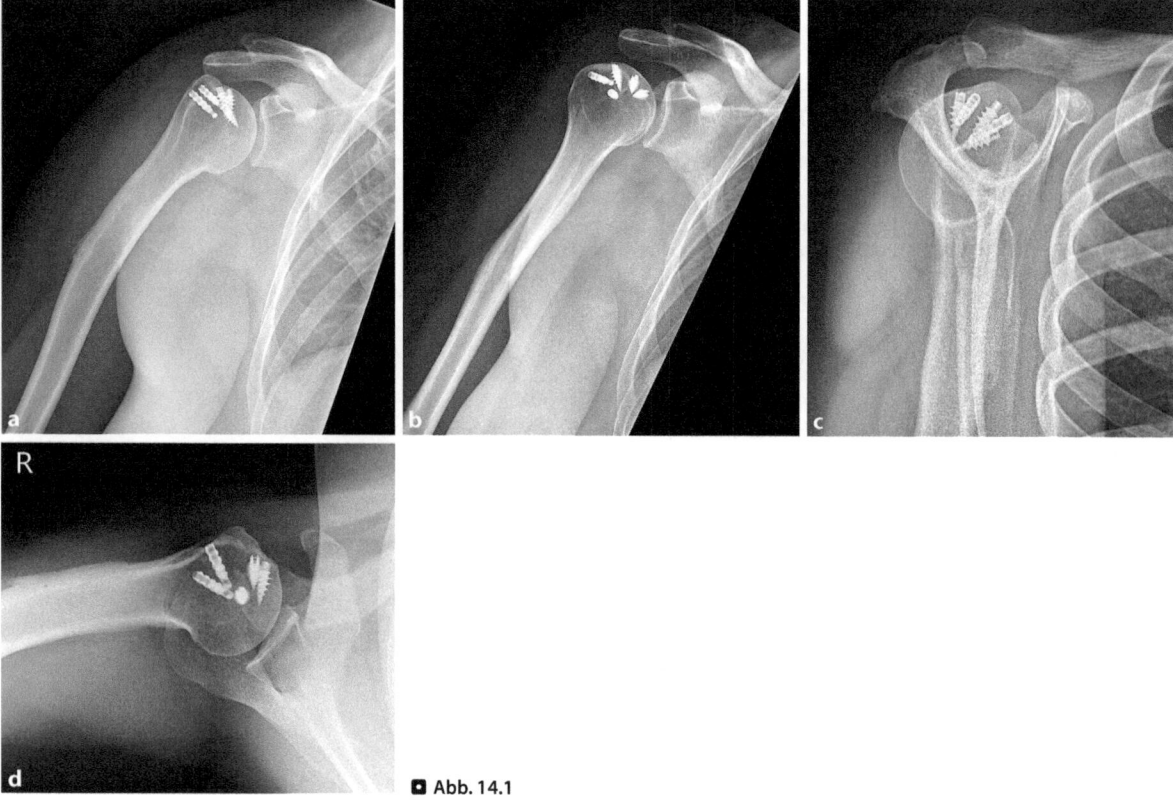

◻ Abb. 14.1

eine leichte Volumenatrophie auf. Der restliche Cuff ist intakt. Die lange Bizepssehne ist tenodesiert (◻ Abb. 14.2). Um einen eventuellen chronischen Infekt nicht zu verpassen, sehen wir noch eine 3-Phasen-Skelettszintigraphie vor. Diese ergibt keine Hinweise für eine Low-grade-Infektion an der rechten Schulter. Das differenzierte Blutbild ist unauffällig. Wir planen die Rearthroskopie mit subakromialem Débridement, Reakromioplastik und Refixation der Supraspinatussehne. Sollte wegen der vielen liegenden Fixationsanker die Refixation rein arthroskopisch nicht mehr möglich sein, müsste eine Miniopen-Inzision vorgesehen werden. Die Patientin wünscht den Eingriff möglichst bald.

▪ Analyse

Die sportliche Frau ist mit 42 Jahren zum Zeitpunkt des Reitunfalls recht jung für eine größere Rotatorenmanschettenläsion, was sich in der ersten Magnetresonanzuntersuchung kurz nach dem Unfall auch bestätigte. Es lag damals vermutlich kontusionsbedingt eine akromiohumerale Passagebehinderung vor. Die von kompetenter Seite vorgeschlagene defensive therapeutische Haltung war sicher korrekt. Ob dann bei anhaltenden Impingementbeschwerden nach probatorischer subakromialer Kortisoninstillation eine einfache arthroskopische Dekompression hätte vorgenommen werden sollen, bleibt in der Retrospektive Spekulation. Die dann jedoch durchgeführte, aufwendige arthroskopische Rotatorenmanschettenrevision mit multiplen Fixationsankern schoss wohl über das Ziel hinaus, wie der postoperative Verlauf auch zeigt. Die Revision der Rotatorenmanschette mit schlechter Verankerungsmöglichkeit im mit Ankern belegten Areal wird technisch nicht ganz einfach. Auch können gewisse Restschmerzen im subakromialen Narbenbereich verbleiben.

Analyse

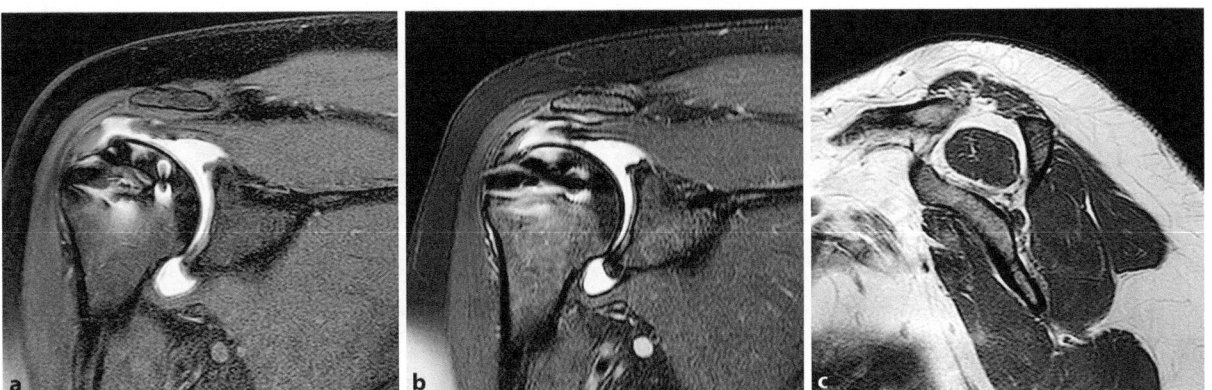

◨ Abb. 14.2

Second Opinion nach 2-maliger arthroskopischer Revision einer Rotatorenmanschettenmassenruptur

H.K. Schwyzer, R.P. Meyer

R. Meyer et al. (Hrsg.), *Die Zweitmeinung in der Schulterchirurgie – ein Muss*,
DOI 10.1007/978-3-642-37094-6_15, © Springer-Verlag Berlin Heidelberg 2013

■ **Der Fall**

Ein 55-jähriger Mann stürzt auf Glatteis am 03.01.2012 und zieht sich dabei eine vordere, untere Schulterluxation links zu (◘ Abb. 15.1). Diese wird nach wenigen Stunden in einem regionalen Krankenhaus in Kurznarkose problemlos reponiert. Ein Gilchrist-Verband wird 2 Wochen lang getragen. Begleitende Physiotherapie setzt wenige Tage nach der Luxation ein. Da der Patient bezüglich Bewegungsgewinn nur geringfügige Fortschritte erzielt, veranlasst der Hausarzt am 26.03.2012 eine Arthro-MRI-Untersuchung. Diese ergibt eine Rotatorenmanschettenmassenruptur mit Beteiligung der Supraspinatus-, Infraspinatus und Subskapularissehne sowie eine Luxation der langen Bizepssehne bei nur leichtgradiger fettiger Muskeldegeneration (◘ Abb. 15.2). Der Patient wird an einen auf minimal-invasive Chirurgie spezialisierten Chirurgen überwiesen. Dort erfolgt am 16.04.2012 auch die arthroskopische Revision der Rotatorenmanschette mit anschließender Lagerung auf einer Abduktionsschiene für 6 Wochen. Eine begleitende Physiotherapie erfolgt nach Angaben des Patienten nicht.

Eine erste postoperative Kontrolle beim Operateur findet 6 Wochen nach dem Eingriff statt. Die Situation präsentiert sich gut. Eine Physiotherapie wird weiterhin nicht veranlasst. Anlässlich der nächsten Kontrolle am 04.07.2012 stellt der Operateur eine Reruptur der Rotatorenmanschette fest. Diese wird mit Arthro-MRI vom 05.07.2012 bestätigt (◘ Abb. 15.3). Der Operateur sieht die Notwendigkeit der Reintervention und begründet diese in seinem Bericht an den Hausarzt wie folgt: „Da der Patient den Arm aber braucht, kann ich hier keinen Kompromiss machen." Die neuerliche arthroskopische Rotatorenmanschettenrevision erfolgt am 17.07.2012. Nach Angaben des beiliegenden Operationsberichts wird das folgende Vorgehen dokumentiert: AC-Gelenkresektion, Arthrolyse, Ankerentfernung, Rekonstruktion der Subskapularis- und Supraspinatussehne sowie Verstärkung mit Pitch-Patch. Postoperativ wird der linke Arm auf einer Ultraslingorthese gelagert.

Nach Angaben des Patienten stürzt er am 24.07.2012 bei getragenem Ultrasling. Es erfolgt daher am 26.07.2012 eine Kontrolle beim Operateur. Dieser stellt klinisch keine Re-Reruptur fest und plädiert dafür, abzuwarten. Beim Patienten verbleibt ein „ungutes Gefühl". Er wünscht eine Arthro-MRI-Kontrolle, die dann am 07.08.2012 erfolgt. Es bestätigt sich die komplette Re-Reruptur der rekonstruierten Rotatorenmanschette ohne Nachweis einer fettigen Muskelatrophie (◘ Abb. 15.4). Der Operateur erklärt dem Patienten nun, dass eine nochmalige Rekonstruktion der Sehnen technisch nicht mehr möglich sei und als einzige Therapie die Implantation einer inversen Schultertotalprothese bleibe. Dafür sei er mit seinen 55 Jahren jedoch zu jung. Er

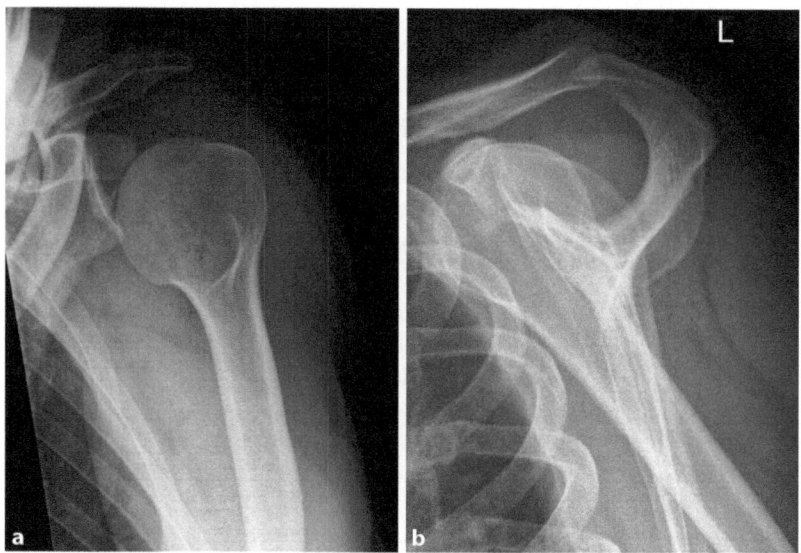

◻ Abb. 15.1

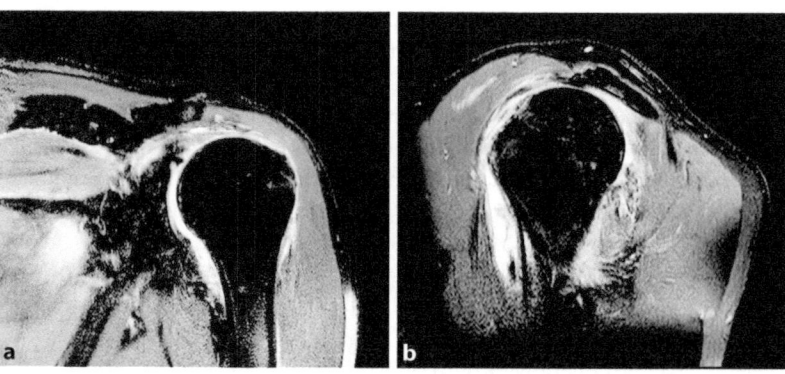

◻ Abb. 15.2

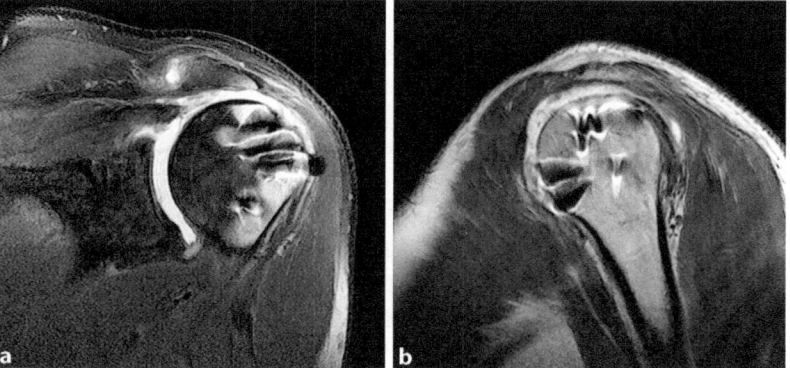

◻ Abb. 15.3

empfiehlt die Weiterführung der Physiotherapie. Es werden nun 3 Physiotherapiesitzungen wöchentlich durchgeführt. Der Erfolg ist mäßig. Der Patient weist eine massiv eingeschränkte Schulterfunktion links auf. Er kann lediglich mit Medikamenten schlafen und ist in seinem angestammten Beruf als selbstständiger Fotograf bloß zu knapp 50 % einsatzfähig. Er wünscht eine Zweitmeinung durch uns.

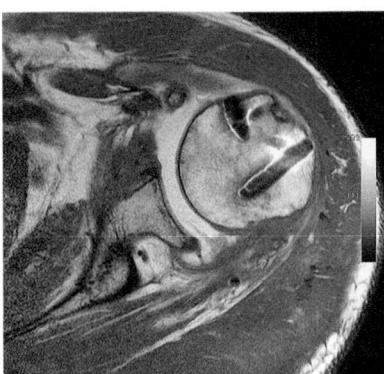

◼ Abb. 15.4

Second Opinion

Wir beurteilen den Patienten am 08.10.2012, d. h. 9 Monate nach dem Unfallereignis. Der 55-jährige Mann, Rechtshänder, weist an seiner linken Schulter 9 reizlose Arthroskopieportale auf. Die Schultergelenkbeweglichkeit links beträgt passiv in Abduktion 45°, beim Vorwärts-/Rückwärtsheben knapp 80/0/30°, bei Außen-/Innenrotation in Neutralstellung 60/0/60°, in Abduktion 50/0/20°. Alle Bewegungen im linken Schultergürtel sind schmerzauslösend. Die Rotatorenmanschette ist klinisch somit nicht beurteilbar. Es besteht praktisch eine Pseudoparalyse. Der Nervus axillaris links ist klinisch intakt. Die konventionellen Röntgenbilder der linken Schulter zeigen einen Status bei AC-Gelenkresektion. Glenohumeral besteht eine Subluxation nach ventral um halbe Humeruskopfbreite. Es liegen 12 Fixationsanker im Humeruskopf (◼ Abb. 15.5). Die dynamische Ultraschalluntersuchung vom 08.10.2012 dokumentiert eine Totalruptur der Supraspinatussehne, eine transmurale Ruptur der kranialen Infraspinatussehne sowie eine subtotale Ruptur der Subskapularissehne bei tenodesierter langer Bizepssehne. Auch wir befürworten in dieser Situation die Implantation einer inversen Schulterprothese als einzige wirksame Therapie. Der Verweis auf das Alter als Gegenargument kann dem seit über 10 Monaten arbeitsunfähigen 55-jährigen Berufsfotografen nicht zugemutet werden. Der Patient wünscht den Eingriff durch uns und wird möglichst rasch zur Operation angemeldet.

Analyse

Sicher liegt hier bereits primär eine anspruchsvolle, arthroskopisch jedoch lösbare Schulterläsion vor. Es handelt sich in diesem Alter bei diesem Unfallmechanismus um ein klassisches Verletzungsmuster, das an den versierten arthroskopischen Chirurgen hohe Ansprüche stellt. Durch die anteroinferiore Schulterluxation mit entsprechender Schädigung der stabilisierenden Strukturen ventral ist eine minutiöse Rekonstruktion der Rotatorenmanschette umso wichtiger. Gerade bei diesen anspruchsvollen Rekonstruktionen ist eine postoperativ enge und sorgfältige ärztliche und physiotherapeutische Führung vordringlich. Nach einer Reruptur mit entsprechend aufwendiger arthroskopischer Revision ist solch eine intensive Nachsorge durch den Operateur noch wichtiger. Erfolgt diese ärztliche und menschliche Betreuung ungenügend, verliert der Patient begreiflicherweise das Vertrauen zum Operateur. Es zerbricht die Basis für eine weitere Zusammenarbeit. Der Arthroskopiker wendet sich einem neuen Patienten zu, der Patient einem neuen Operateur.

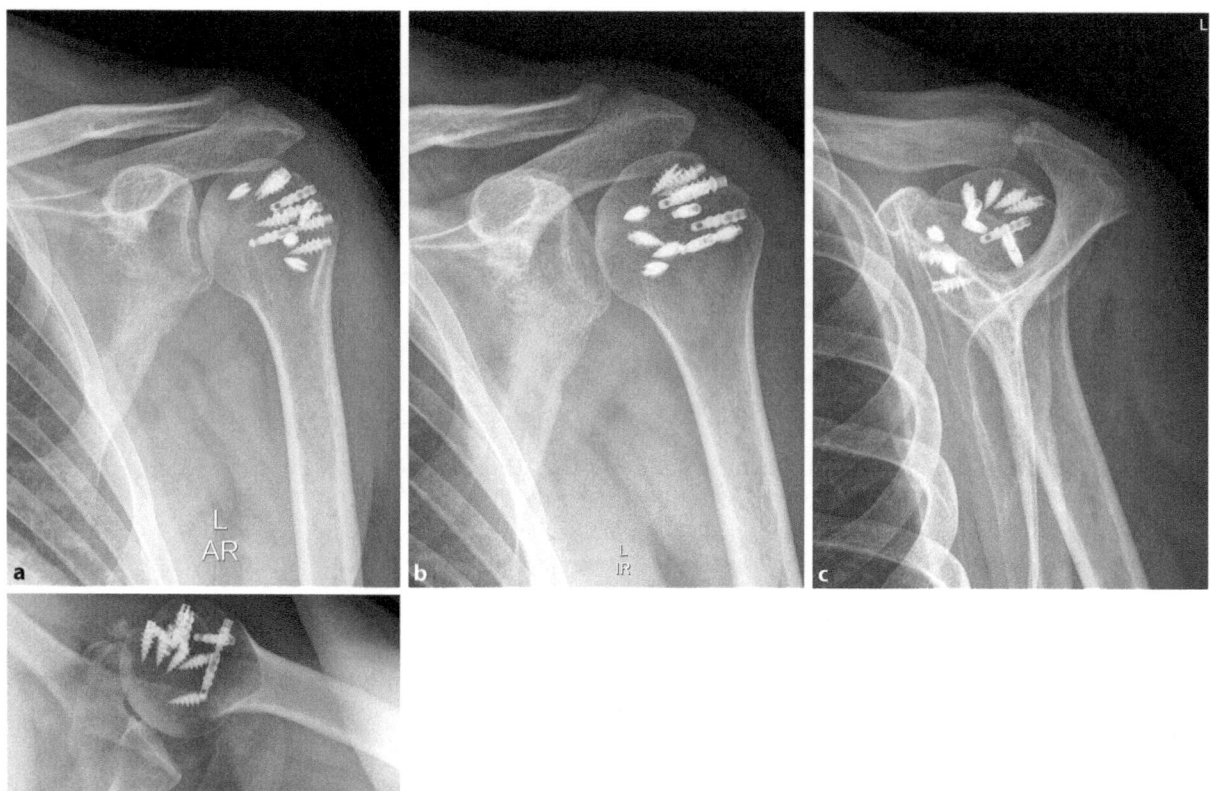

◘ Abb. 15.5

Second Opinion bei postoperativer retraktiler Kapsulitis nach offener Rotatorenmanschettenrevision

H.K. Schwyzer, R.P. Meyer

R. Meyer et al. (Hrsg.), *Die Zweitmeinung in der Schulterchirurgie – ein Muss*,
DOI 10.1007/978-3-642-37094-6_16, © Springer-Verlag Berlin Heidelberg 2013

- **Der Fall**

Eine 56-jährige, sportliche Frau hat bis zum 04.02.2012 keinerlei Probleme mit ihrer rechten Schulter bei Rechtshändigkeit. An diesem Tag gleitet sie auf Eis aus und stützt sich dabei brüsk mit dem rechten Arm ab. Sie verspürt sofort einen stechenden Schmerz in der rechten Schulter mit entsprechend schmerzbedingter Bewegungseinschränkung. Die indolente Frau wartet vorerst einmal ab. Da die Schmerzen vor allem nachts deutlich progredient sind, und die Patientin nicht mehr schlafen kann, wendet sie sich an einen Sportarzt mit Erfahrung bei Schulterverletzungen. Die Arthro-MRI-Abklärung zeigt eine Unterflächenläsion der Supraspinatussehne und zusätzlich eine fragliche Tendinitis der langen Bizepssehne rechts (■ Abb. 16.1). Die Patientin wird am 02.06.2012 operiert. Aus dem Operationsbericht geht hervor, dass nach arthroskopischer Exploration die offene Revision der Rotatorenmanschette durchgeführt wurde. Es wird dabei das tiefe, arrodierte Blatt der Supraspinatussehne mit Matratzennähten an das oberflächliche Blatt gesteppt. Zusätzlich erfolgt die Tenodese der langen Bizepssehne. Der Operateur erwähnt in seinem Bericht mehrmals eine starke synovitische Reizung mit zum Teil ins Gelenk reichenden Synovialzotten. Die Patientin trägt postoperativ für 6 Wochen ein Orthogilet bei begleitender Physiotherapie. Trotz 2-mal wöchentlich durchgeführter Krankengymnastik werden keine Fortschritte bezüglich Bewegungsgewinn gemacht. Es tritt eine Teilsteife der operierten Schulter ein. Wegen nächtlicher Ruheschmerzen müssen Analgetika eingenommen werden. Der Operateur schlägt die Mobilisation in Narkose vor. Die betreuende Physiotherapeutin rät zu einer Zweitmeinung durch uns.

- **Second Opinion**

Die Patientin weist eine reizlose Längsinzision an ihrer rechten Schulterkuppe auf. Die Bewegungsamplitude beträgt in Abduktion 70°, beim Vorwärts-/Rückwärtsheben 95/0/40°, bei Außen-/Innenrotation in Neutralstellung 30/0/50°, in Abduktion 25/0/10°. Alle Bewegungen im rechten Schultergürtel sind schmerzauslösend. Die Rotatorenmanschette ist wegen der Bewegungsschmerzen nicht beurteilbar. Die tenodesierte lange Bizepssehne ist klinisch unauffällig, das AC-Gelenk rechts druckdolent. Die Röntgenbilder zeigen einen Status bei Akromioplastik; das AC-Gelenk ist unauffällig. Im Sulcus bicipitalis findet sich auf der Innenrotationsaufnahme die resorbierbare Schraube bei Status nach langer Bizepssehnentenodese (■ Abb. 16.2). Zur genaueren Beurteilung der intraartikulären Situation veranlassen wir eine Arthro-MRI-Untersuchung. Diese bestätigt eindrücklich eine floride retraktile Kapsulitis mit Kapselschrumpfung,

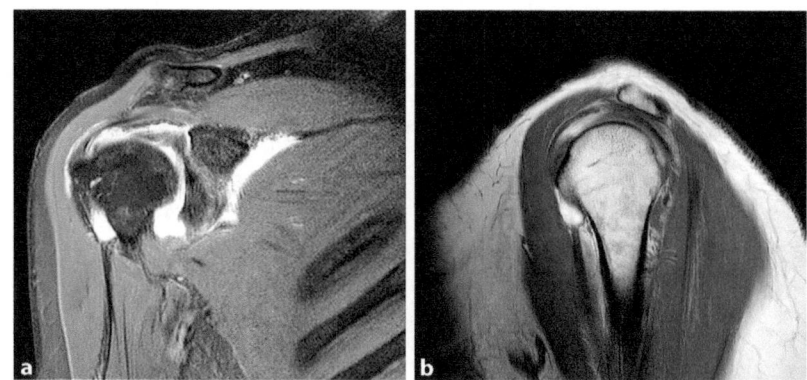

☐ Abb. 16.1

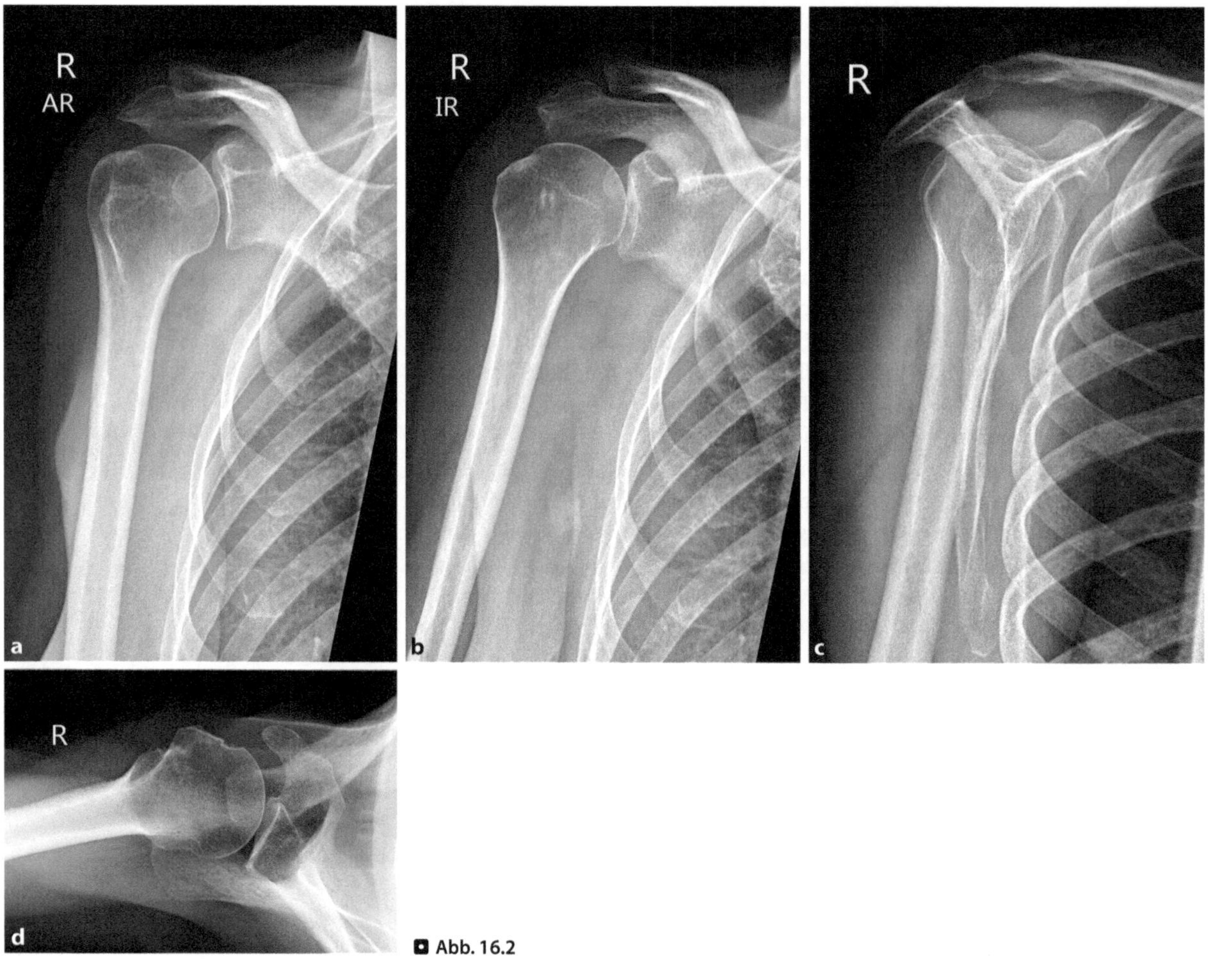

☐ Abb. 16.2

verstrichenem Recessus axillaris kaudal und deutlicher synovialer Verdickung hinter dem Korakoid. Es zeigt sich auch eine Ausdünnung der Supraspinatussehne ohne Diskontinuität. Die lange Bizepssehne ist tenodesiert (☐ Abb. 16.3). Wir sehen hier die konservative Therapie dieser Frozen Shoulder mit Steroidinstillation glenohumeral und begleitender milder Physiotherapie vor. Eine zweite Instillation wird je nach Effekt nach 8–10 Wochen geplant. Bei Nichtgenügen dieser Behandlung wird die Patientin sich wohl einer arthroskopischen Arthrolyse an der rechten Schulter unterziehen müssen.

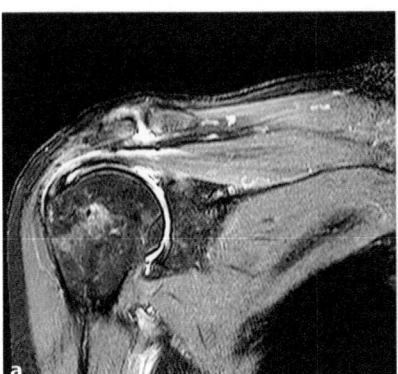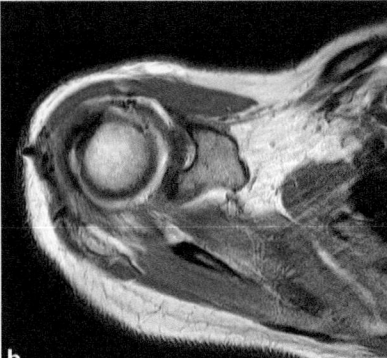

◨ Abb. 16.3

■ **Analyse**

Hier wurde primär nichts falsch gemacht. Die Patientin meldet sich verzögert,
d. h. erst ca. 2 Monate nach dem Unfallereignis, beim Arzt. Die dann veranlasste
Arthro-MRI-Untersuchung zeigt zwar eine Unterflächenläsion der Supraspinatussehne. Für die Erkennung einer anamnestisch diskret einsetzenden retraktilen Kapsulitis sind die Alterationen im MRI jedoch noch ungenügend. Bis
zur Intervention verstreichen nochmals einige Wochen, sodass der Operateur
dann mit hoher Wahrscheinlichkeit in eine floride Frozen Shoulder hineinoperiert. Darauf weisen auch die massive Synovitis intraoperativ sowie der stark
protrahierte postoperative Verlauf hin. Ob die Rotatorenmanschettenrevision
arthroskopisch oder offen durchgeführt wird, ändert an der sich entwickelnden
postoperativen Situation wohl nichts oder wenig. Oft ist es in solchen Situationen schwierig, den idealen Zeitpunkt für die Intervention zu treffen. Goldstandard wäre hier wohl die minimal-invasive Operation mit reiner Akromioplastik,
Bursektomie und eventuell Tenodese der langen Bizepssehne bei Belassen der
Unterflächenläsion an der Supraspinatussehne gewesen.

Die Mobilisation der rechten Schulter in Narkose – wie vom Operateur
vorgeschlagen – sollte heute nicht mehr angewandt werden. Mit der arthroskopischen Arthrolyse verfügen wir für diese Fälle über eine viel feinere und
effektivere therapeutische Möglichkeit.

Second Opinion bei Cuffarthropathie nach 2-maliger Rotatorenmanschettenrekonstruktion

H.K. Schwyzer, R.P. Meyer

R. Meyer et al. (Hrsg.), *Die Zweitmeinung in der Schulterchirurgie – ein Muss,*
DOI 10.1007/978-3-642-37094-6_17, © Springer-Verlag Berlin Heidelberg 2013

- **Der Fall**

Eine heute 53-jährige Frau leidet seit ihrem 30. Altersjahr an Schmerzen im rechten Schultergürtel bei Rechtshändigkeit. Die Pflegefachfrau ist eine passionierte Rock'n'Roll-Tänzerin und führt ihre Schulterbeschwerden auf diese athletische Tanzform zurück. Am 07.05.2003 meldet sich die Patientin erstmals bei einem Sporttraumatologen. Eine konservative Therapie wird eingeleitet mit vorerst gutem Effekt. Am 07.11.2004 erleidet die Patientin eine Zerrung am rechten Arm. Sie verspürt einen stechenden Schmerz am rechten Schultergürtel mit in der Folge deutlich eingeschränkter Schulterbeweglichkeit. Sie kontaktiert am 09.11.2004 erneut ihren Unfallchirurgen. Eine Arthro-MRI-Untersuchung wird veranlasst. Die Bilder vom 10.11.2004 zeigen eine vollständige Ruptur der Supra- und Infraspinatussehne mit massiver Retraktion sowie Atrophie und Verfettung der Muskulatur (Bilder nicht einsehbar). Der Radiologe schreibt in seinem Bericht: „Wegen dieser Atrophie und Verfettung müssen die Rupturen von Supra- und Infraspinatus sicher bereits länger bestehen."

Am 12.11.2004 wird vom betreuenden Chirurgen die offene Rotatorenmanschettenrekonstruktion rechts durchgeführt. Laut Operationsbericht lässt sich der Rotatorenmanschettendefekt vollständig verschließen. Zusätzlich erfolgt die AC-Gelenkresektion mit Tenodese der langen Bizepssehne. Der postoperative Verlauf gestaltet sich protrahiert. Trotz intensiver Physiotherapie verbleiben Restbeschwerden mit einer deutlichen Kraftlosigkeit im rechten Arm. Ein aktives Anheben des rechten Arms ist nicht möglich. Am 28.04.2005 wird die Arthro-MRI-Untersuchung der rechten Schulter wiederholt. Es zeigt sich eine Reruptur der Supraspinatussehne mit starker muskulärer Atrophie. Zusätzlich wird ein Os acromiale beschrieben (◘ Abb. 17.1). Die offene Rekonstruktion der Rotatorenmanschette durch den Primäroperateur findet am 19.05.2005, d. h. 6 Monate nach Erstintervention, statt. Zusätzlich zur Rotatorenmanschettennaht werden eine Deltalappenplastik, eine Akromionaufrichteosteotomie und eine Verstärkung der Rotatorenmanschettennaht mittels eines Restorelappens durchgeführt. Der postoperative Verlauf gestaltet sich erneut beschwerlich und zieht sich über Jahre hin. Es besteht eine exzellente Dokumentation dieses Verlaufs durch den Operateur. Wegen Restbeschwerden erfolgt am 10.05.2006 die Schraubenentfernung am Akromion. Nach wie vor klagt die Patientin jedoch über eine ausgeprägte Kraftlosigkeit. Am 09.07.2008 findet die letzte Kontrolle beim Operateur statt, anschließend verlieren sich die Spuren.

4 Jahre später, am 24.10.2012, meldet sich die Patientin erneut bei ihrem Unfallchirurgen. Die Schwäche im rechten Arm nimmt zu. Die Frau leidet an Schlafstörungen. Ein schmerzhaftes Knacken im operierten Schultergürtel wird erwähnt. Der Operateur empfiehlt erneut Physiotherapie. Die Patientin

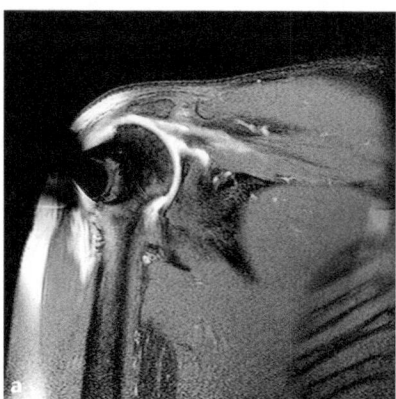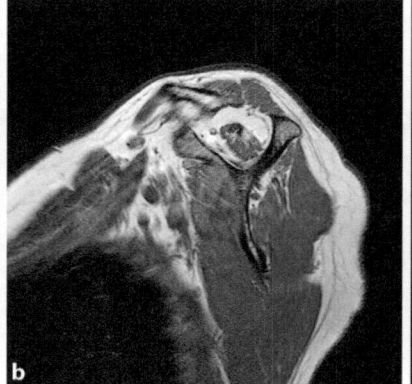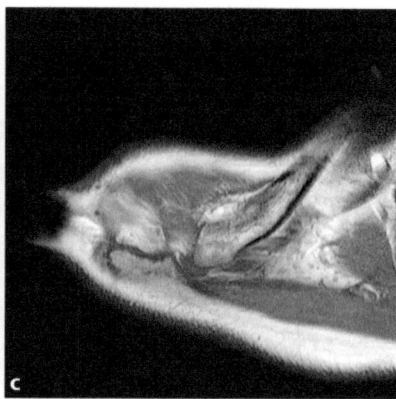

Abb. 17.1

wünscht jedoch eine radiologische Bilanzierung mittels Magnetresonanz. Das Arthro-MRI vom 26.10.2012 zeigt den Status nach Deltalappenplastik. Die Supraspinatussehne ist hochgradig verschmälert, der Muskelbauch fettig degeneriert. Es besteht ein Humeruskopfhochstand bei deutlicher Cuffarthropathie (**Abb. 17.2**). Die Patientin arbeitet seit Jahren nicht mehr als Pflegefachfrau. Sie kann nun aber auch ihren handwerklichen Hobbys nicht mehr nachgehen. Der Operateur überweist die Patientin an uns zur Weiterbehandlung.

■ Second Opinion

Wir beurteilen die inzwischen 53-jährige Frau am 29.11.2012 klinisch, konventionell-radiologisch sowie mit Ultraschall. Es findet sich eine reizlose Längsinzision über der rechten Schulterkuppe mit deutlicher Eindellung der Deltoidmuskulatur, insbesondere der Pars acromialis. Die Schultergürtelmuskulatur rechts ist generell hypotroph. Es besteht eine leichte Hyposensibilität im vom Nervus axillaris innervierten Hautbezirk. Die Bewegungsamplitude der rechten Schulter beträgt passiv in Abduktion 90°, beim Vorwärts-/Rückwärtsheben 70/0/45°, bei Außen-/Innenrotation in Neutralstellung 50/0/70°, in Abduktion 65/0/40°. Die Rotatorenmanschette ist bei angedeuteter Pseudoparalyse klinisch schwer fassbar. Im Ultraschall ist die Supraspinatussehne ausgedünnt, jedoch ohne Kontinuitätsunterbruch. Die Infraspinatussehne ist kranial ebenfalls ausgedünnt, die Subskapularissehne kranial rupturiert. Radiologisch zeigt sich ein Humeruskopfhochstand mit arrodiertem Tuberculum-majus-Massiv sowie eine fortgeschrittene Omarthrose (**Abb. 17.3**). Eine neuerliche Arthro-MRI-Untersuchung ist bei den vorliegenden Bildern vom 26.10.2012 nicht notwendig (vgl. **Abb. 17.2**). Wir empfehlen ein Vorgehen in kleinen Schritten: Wir veranlassen eine neurologische Untersuchung inklusive elektrophysiologischer Abklärung der Deltoidmuskulatur im Hinblick auf eine eventuelle prothetische Versorgung mit inverser Schulterprothese. Wir sehen einen Physiocheck durch eine spezialisierte Schulterphysiotherapeutin vor, um ein Maximum an Kraft aus der verbleibenden Schultergürtelmuskulatur herauszuholen. Auch wird wegen der erheblichen Schlafstörungen eine antirheumatische Medikation verordnet. Eine Kontrolle klinisch und sonographisch sehen wir in 6 Monaten vor. Die Patientin weiß, dass über kurz oder lang die Implantation einer inversen Schulterprothese notwendig wird.

■ Analyse

In der Retrospektive besteht bei der Patientin bereits mit 30 Jahren eine Impingementproblematik, die möglicherweise durch ein Os acromiale zusätzlich aufrechterhalten wird. Die Belastung durch das Rock'n'Roll-Tanzen verstärkt

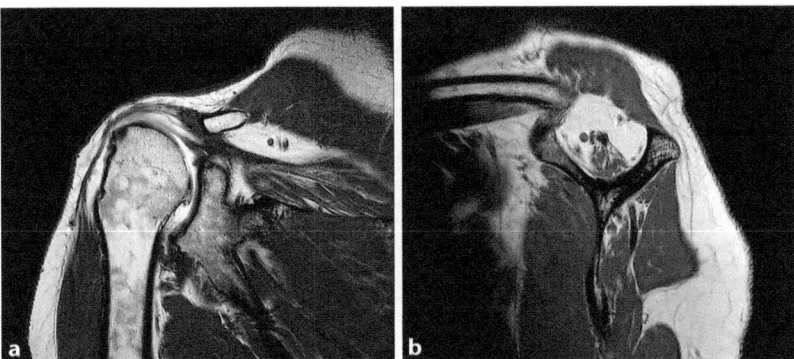

■ Abb. 17.2

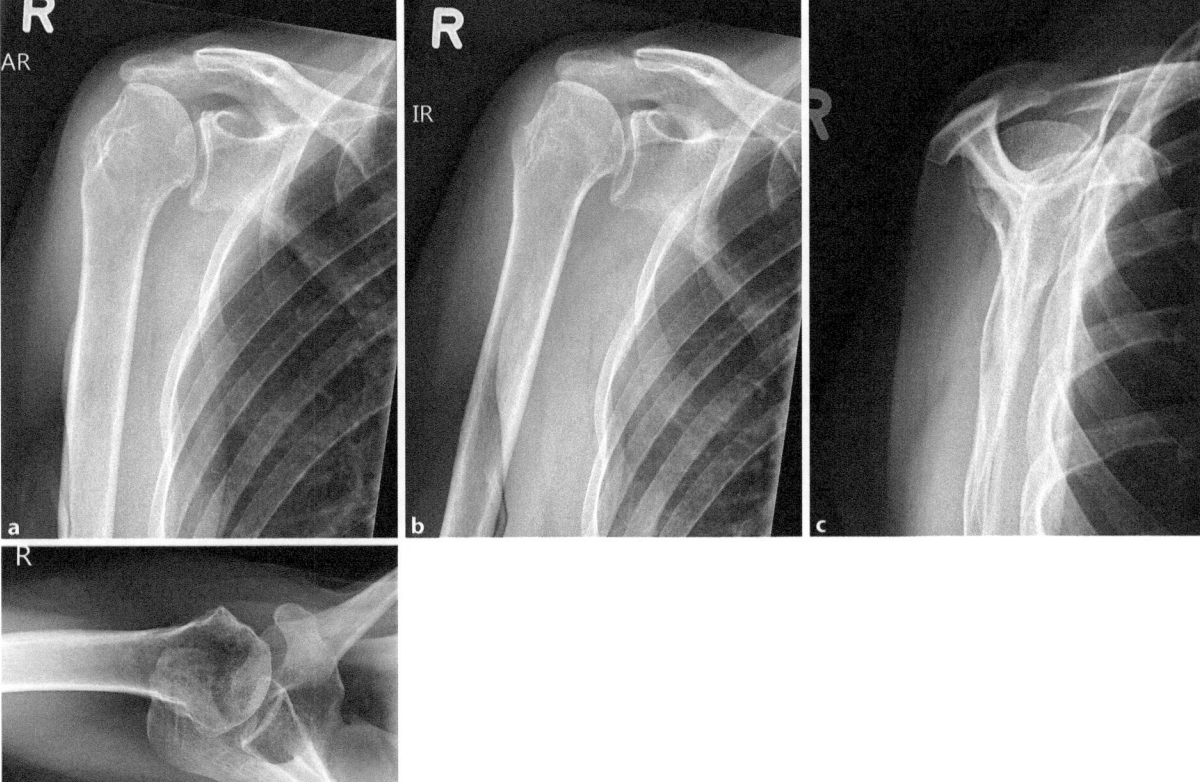

■ Abb. 17.3

die Symptomatik wohl auch. Vermutlich besteht bereits bei der ersten Konsultation am 07.05.2003 eine Rotatorenmanschettenalteration. Eine radiologisch-sonographische Dokumentation existiert nicht. Am 12.11.2004 führt der Chirurg dann bei eindeutig vorhandener und MRI-dokumentierter Teilatrophie der Rotatorenmanschettenmuskulatur eine Rekonstruktion der Rotatorenmanschette durch. Diese Rekonstruktion muss zwangsläufig scheitern. Der Zweiteingriff vom 19.05.2005 ist reine Schadensbegrenzung und führt zu einem langjährigen, mühsamen Verlauf mit Restbeschwerden und Kraftlosigkeit. – Eine minimalinvasive, arthroskopische Intervention mit Débridement, AC-Gelenkresektion und langer Bizepssehnentenodese bei Belassen des Rotatorenmanschettendefekts wäre am 12.11.2004 wohl die bessere Option gewesen. Durch die offene

Rotatorenmanschettenrekonstruktion bei vorbestehender Muskelatrophie dekompensiert in der Folge das ganze System. Beim Zweiteingriff 6 Monate später wird durch die Deltalappenplastik auch noch die Funktion der oberflächlichen Schultermuskulatur gestört. Es bleibt zu hoffen, dass die Deltoidmuskulatur neurologisch soweit intakt ist, dass die Implantation einer inversen Schulterprothese nicht kompromittiert wird.

17

Second Opinion bei Reruptur einer rekonstruierten Rotatorenmanschette

H.K. Schwyzer, R.P. Meyer

R. Meyer et al. (Hrsg.), *Die Zweitmeinung in der Schulterchirurgie – ein Muss*,
DOI 10.1007/978-3-642-37094-6_18, © Springer-Verlag Berlin Heidelberg 2013

- **Der Fall**

Eine 72-jährige Frau wird anlässlich eines Handtaschendiebstahls am 13.02.2012 an ihrem linken Schultergürtel massiv gezerrt. Seit diesem Zeitpunkt hat die Patientin Schmerzen in der linken Schulter, die sich im Anschluss an einen Stolpersturz wenige Wochen später noch verstärken. Auch tritt nun eine gewisse Kraftlosigkeit auf. Vor dem Ereignis hatte die Rechtshänderin keine Schmerzen an ihrer linken Schulter. Am 14.03.2012 wird eine Arthro-MRI-Untersuchung durchgeführt. Diese zeigt eine transmurale Ruptur der Supraspinatussehne mit Retraktion und Muskelatrophie. Zusätzlich ist der kraniale Anteil der Subskapularissehne eingerissen, ebenso die lange Bizepssehne, und es liegt auch ein großes Os acromiale vor (◘ Abb. 18.1). Die Patientin wird zur chirurgischen Sanierung an einen Sportchirurgen überwiesen. Am 03.04.2012 wird die offene Rotatorenmanschettenrekonstruktion durchgeführt. Die Nachsorge erfolgt mit Abduktionsschiene und begleitender Physiotherapie. Schon früh erklärt die Patientin dem Operateur, dass sie den linken Arm nicht anheben könne. Anlässlich der Kontrolle 6 Monate nach dem Eingriff wird ein Arthro-CT veranlasst. Es zeigt sich eine Reruptur der Supraspinatussehne mit deutlicher, fettiger Atrophie des Muskels. Auch die Subskapularissehne ist subtotal rerupturiert (◘ Abb. 18.2). Bei der Besprechung des weiteren Vorgehens erklärt der Operateur der Patientin, dass zurzeit die chirurgischen Optionen erschöpft seien und plädiert für eine intensive Physiotherapie. Die Patientin wünscht eine Zweitmeinung durch uns, da sie nach wie vor ihren linken Arm nicht mehr einsetzen kann.

- **Second Opinion**

Wir sehen die 72-jährige, sportliche Frau am 06.12.2012, 8 Monate nach dem Unfall. Es findet sich eine reizlose Längsinzision an der linken Schulterkuppe lateral. Die Deltoidmuskulatur ist kräftig. Der Nervus axillaris ist klinisch intakt. Die Schultergelenkbeweglichkeit links beträgt in Abduktion 75°, beim Vorwärts-/Rückwärtsheben 165/0/40°, bei Außen-/Innenrotation in Neutralstellung 65/0/70°, in Abduktion 75/0/30°. Die lange Bizepssehne links ist rupturiert mit klassischer Muskelsilhouette. Die Röntgenbilder zeigen einen angedeuteten Humeruskopfhochstand mit 2 liegenden Ankern im Humeruskopf sowie eine reaktive Osteophytenbildung subakromial bei Os acromiale (◘ Abb. 18.3). Die Ultraschalluntersuchung der linken Schulter bestätigt die Befunde des Arthro-CTs vom 17.10.2012. Wir empfehlen der 72-jährigen Patientin als wirklich erfolgversprechende Therapie die Implantation einer inversen Schulterprothese.

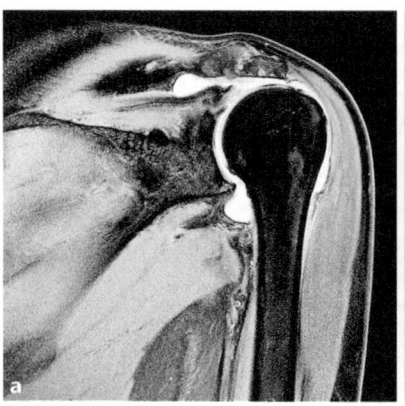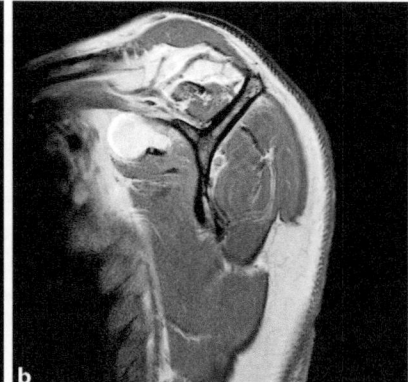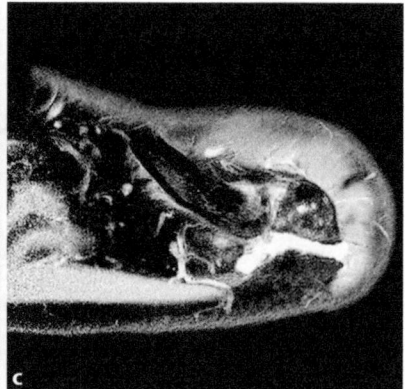

◘ Abb. 18.1

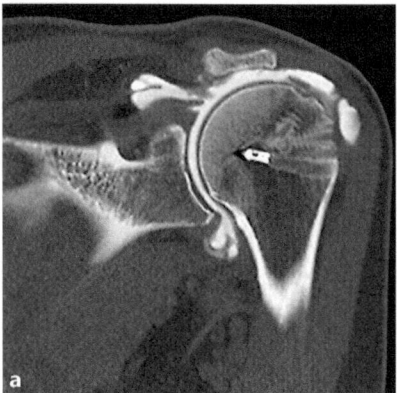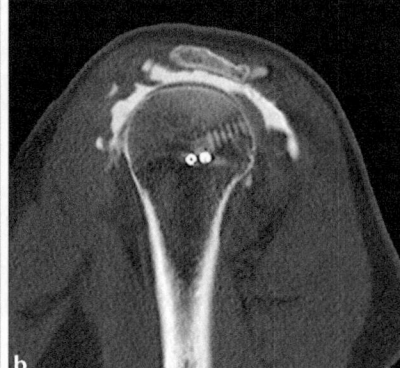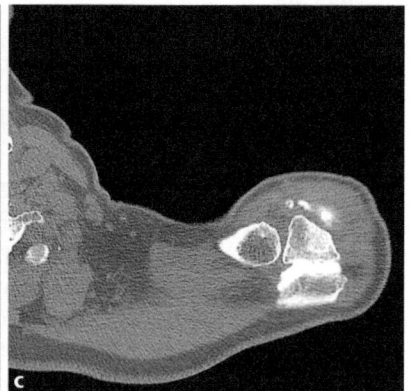

◘ Abb. 18.2

▪ Analyse

Die Patientin hatte bis zum Taschendiebstahl am 13.02.2012 zwar keine Probleme mit ihrer linken Schulter. Es muss jedoch angenommen werden, dass bereits vor der Schulterzerrung eine subjektiv nicht bemerkte Schwächung der Cuffstrukturen – möglicherweise durch das Mesoakromion gefördert – vorlag. Keine 4 Wochen nach der Traumatisierung findet sich im Arthro-MRI eine deutliche Muskelatrophie mit Verfettung im Supraspinatus, die sich in so kurzer Zeit nicht entwickeln kann. Zusätzlich ist die Mechanik durch das Os acromiale beeinträchtigt. Bei diesen ungünstigen Vorbedingungen – Alter, Os acromiale, vorbestehende Cuffalteration – wird bei der 72-jährigen Frau eine offene Rotatorenmanschettenrekonstruktion durchgeführt, die in der Folge scheitert. Die rekonstruierte Supraspinatussehne rerupturiert, da die Supraspinatusmuskulatur nicht mehr funktioniert. Durch die offene Rekonstruktion dekompensiert dann auch die gesamte Cufffunktion. Vielleicht hätte hier ein einfaches, arthroskopisches Débridement mit anschließender Physiotherapie der Patientin mehr gebracht als der aufwendige Weg der Rekonstruktion.

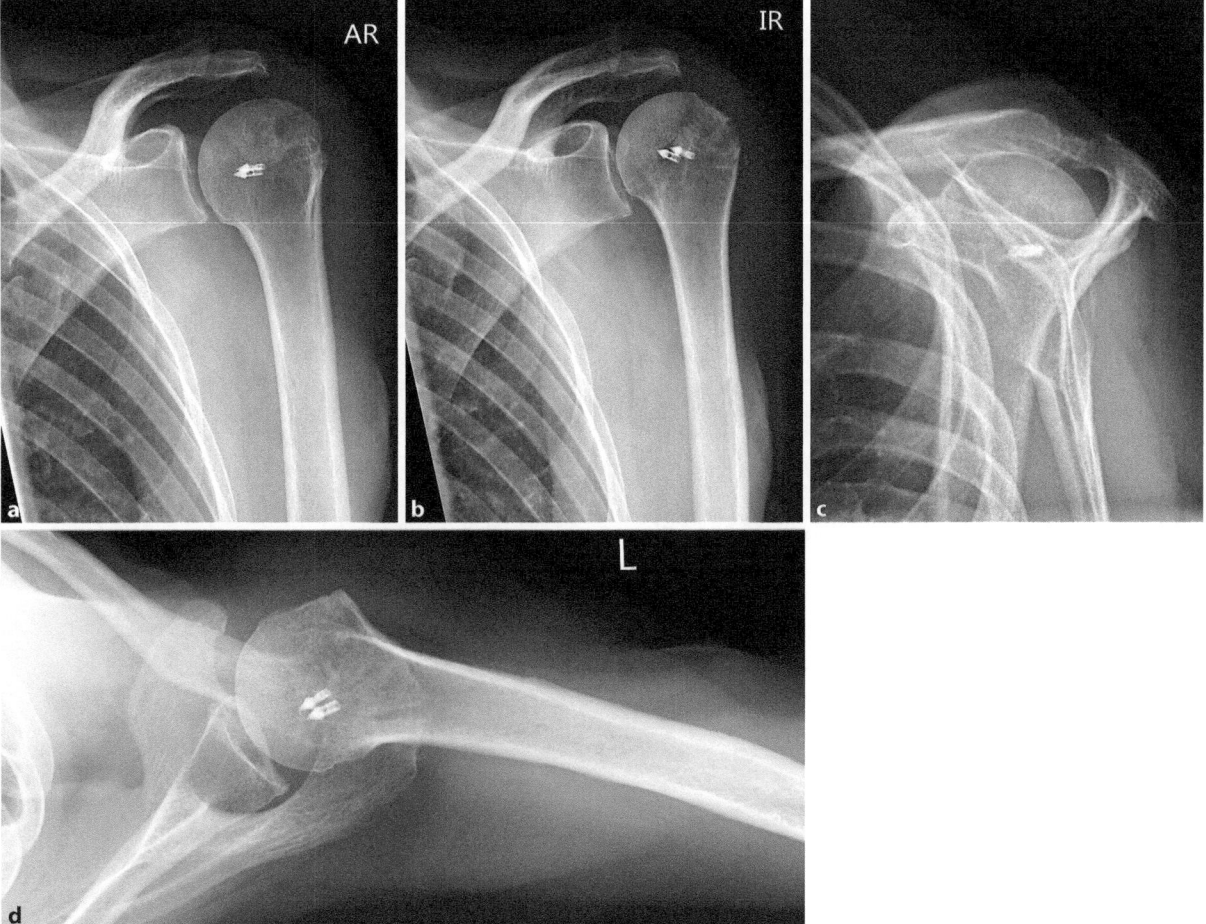

□ Abb. 18.3

Second Opinion bei als Cuffschmerzen interpretierten Präarthrosebeschwerden

H.K. Schwyzer, R.P. Meyer

R. Meyer et al. (Hrsg.), *Die Zweitmeinung in der Schulterchirurgie – ein Muss*,
DOI 10.1007/978-3-642-37094-6_19, © Springer-Verlag Berlin Heidelberg 2013

■ Der Fall

Ein 57-jähriger Mann mit einem sportlich bewegten Leben zieht sich über die Jahre vermutlich die eine oder andere inapperzept verlaufene Verletzung zu. Ende November 2011 stürzt er auf Eis und kontusioniert sich dabei seine linke Schulterpartie. Ob bei diesem Sturz eine kurzfristige vordere, untere Schulterluxation eintritt oder nicht, ist Spekulation. Wegen anhaltender Schmerzen wird am 27.12.2011 eine Arthro-MRI-Untersuchung der linken Schulter durchgeführt. Diese zeigt eine Knorpelimpression am Glenoid sowie einen kleinen Osteophyten am Humeruskopf als Präarthrosezeichen ohne „bone bruise". Das heißt, der Knorpel-/Knochenbefund muss älteren Datums sein. Zusätzlich findet sich ein ventraler Labrumschaden mit möglicher kleiner ossärer Komponente am vorderen Glenoidrand. Auch eine kleine Unterflächenveränderung an der Supraspinatussehne liegt vor (■ Abb. 19.1). Die Beschwerden sind jedoch nicht derart, dass chirurgische Konsequenzen gezogen werden müssen. Der passionierte Schwimmer und Surfer klagt im Verlauf weiterhin über persistierende Schmerzen, sodass nach 1 Jahr die Arthro-MRI-Untersuchung wiederholt wird (■ Abb. 19.2). Das MRI vom 26.12.2012 wird vom zuständigen Radiologen wie folgt interpretiert: „Gegenüber der Voruntersuchung vom 27.12.2011 zeigt sich jetzt an der Supraspinatussehne ein deutlicher, ca. 5×5 mm messender Sehnenriss im Sinne einer ausgedehnten Partialruptur mit zusätzlicher, sehr diskreter transmuraler Komponente. Die übrigen Befunde sind unauffällig." Dem Patienten wird die Rotatorenmanschettenrekonstruktion vorgeschlagen. Dieser wünscht jedoch vor dem Eingriff noch eine Zweitmeinung durch uns.

■ Second Opinion

Wir beurteilen den Patienten am 18.01.2013. Der 58½-jährige, sportliche Mann, Rechtshänder, klagt über belastungsabhängige Schmerzen im linken Schultergürtel insbesondere beim Schwimmen und Surfen. Ruheschmerzen werden nicht erwähnt. Die Schultergelenkbeweglichkeit ist rechts altersentsprechend. Links beträgt sie in Abduktion 90°, beim Vorwärts-/Rückwärtsheben 175/0/45°, bei Außen-/Innenrotation in Neutralstellung 70/0/70°, in Abduktion 80/0/60°. Klinisch finden sich keine pathologischen Rotatorenmanschettenzeichen links. Möglicherweise besteht ein angedeutet positiver Apprehensionstest links. Andere Instabilitätszeichen liegen klinisch nicht vor. Die konventionellen Röntgenbilder der linken Schulter zeigen eine mäßige ossäre Impingementkonstellation, eine alte glenoidale Impressionsfraktur sowie eine diskrete glenohumerale Präarthrose (■ Abb. 19.3). Bei Durchsicht der Arthro-MRI-Bilder vom 26.12.2012 können wir die Unterflächenläsion der Supraspinatussehne bestätigen. Zusätzlich liegt jedoch ein Knorpelabbau am Humeruskopf medial vor sowie eine alte

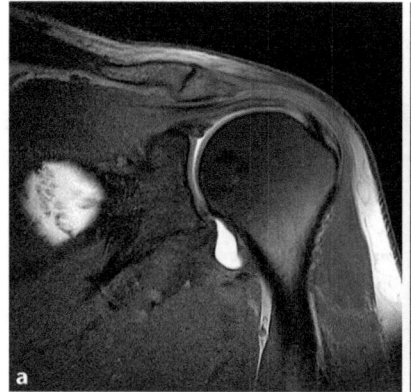
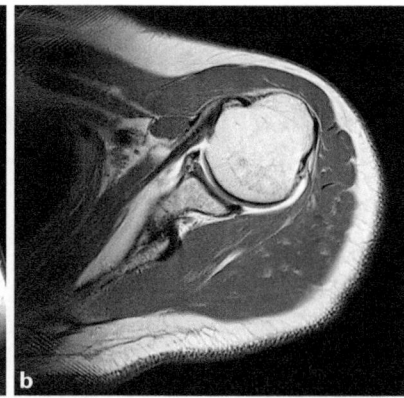

◻ **Abb. 19.1**

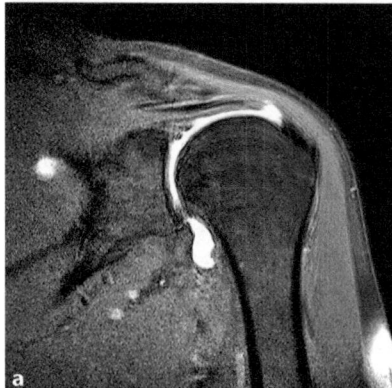
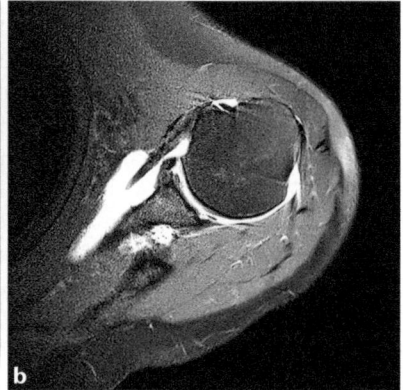

◻ **Abb. 19.2**

ossäre Impressionsfraktur des vordersten Pfannenrands (vgl. dazu ◻ Abb. 19.2). Aus unserer Sicht sind die vom Patienten geklagten Schmerzen durch die Präarthrose bedingt. Die Unterflächenläsion an der Supraspinatussehne interpretieren wir bei diesem 58½-jährigen Mann als Nebenbefund und nicht als operativ sanierungsbedürftig. Die therapeutischen Möglichkeiten sind hier äußerst beschränkt. Eine erfolgversprechende operative Therapie besteht nicht. Wir empfehlen neben den konservativen Maßnahmen zusätzlich eine Viskosupplementationstherapie. Eine Kontrolle mit einer Nativcomputertomographie zur genauen Standortbestimmung sehen wir in einem halben Jahr vor.

▪ Analyse

Es ist oft klinisch und auch mit den besten bildgebenden Verfahren schwierig, die einzelnen pathologischen Elemente korrekt zu gewichten und daraus eine adäquate, wirksame Therapie abzuleiten. Ist die Schmerzursache unklar, ist eine defensive chirurgische Haltung vordringlich. In unserem Fall bringt eine Rotatorenmanschettenrevision kaum Schmerzlinderung. Durch das Einholen einer Zweitmeinung wird hier ein operativer Eingriff verhindert.

19

Analyse

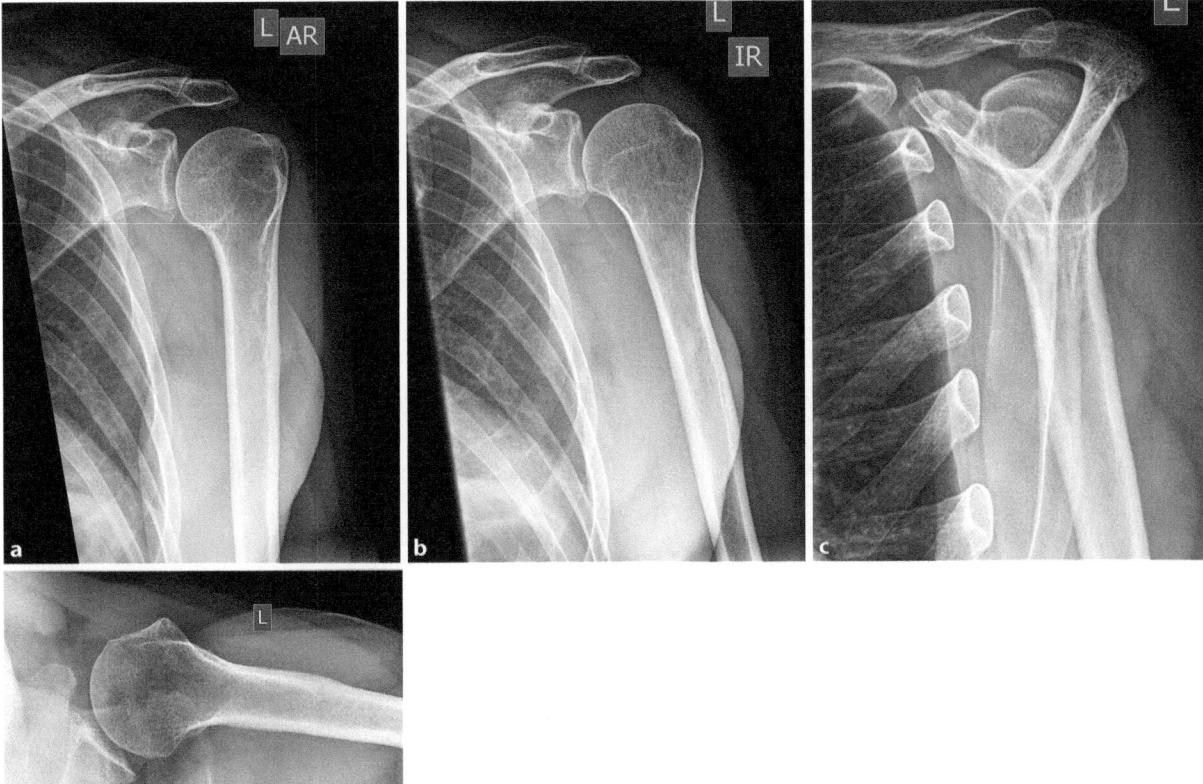

■ Abb. 19.3

Second Opinion bei Omarthrose mit intakter Rotatorenmanschette

H.K. Schwyzer, R.P. Meyer

R. Meyer et al. (Hrsg.), *Die Zweitmeinung in der Schulterchirurgie – ein Muss*,
DOI 10.1007/978-3-642-37094-6_20, © Springer-Verlag Berlin Heidelberg 2013

■ **Der Fall**

Wegen seit Jahren anhaltender, nun progredienter Schulterschmerzen an der dominanten rechten Seite wird eine 69-jährige Frau von ihrem Hausarzt einem Orthopäden vorgestellt. Dieser veranlasst mit der Verdachtsdiagnose einer adhäsiven Kapsulitis eine Arthro-MRI-Untersuchung. Die Untersuchung zeigt eine altersbedingt leicht alterierte Rotatorenmanschette ohne transmurale Defekte. Die Omarthrose wird durch den Radiologen als beginnende Omarthrose beurteilt. Der Orthopäde schlägt die Rotatorenmanschettenrevision mit gleichzeitiger Resektion des arthrotisch veränderten AC-Gelenks vor. Die Patientin wünscht die Einholung einer Zweitmeinung.

■ **Second Opinion**

Wir beurteilen die Patientin am 23.01.2012 in unserer Sprechstunde. Die 69-jährige Frau klagt seit Jahren über Schulterschmerzen rechts, die nun deutlich zunehmen. Ruheschmerzen nachts sowie eine progrediente Bewegungseinschränkung stören im Alltag merklich. Ein Unfallereignis wird nicht erwähnt. Bei freier Schultergelenkbeweglichkeit links beträgt die Bewegungsamplitude rechts in Abduktion 80°, beim Vorwärts-/Rückwärtsheben 115/0/35°, bei Außen-/Innenrotation 45/0/10°. Klinisch sind keine eindeutig pathologischen Rotatorenmanschettenzeichen rechts fassbar. Die lange Bizepssehne ist im Sulcus rechts druckdolent, ebenso das rechte AC-Gelenk. Die Röntgenaufnahmen der rechten Schulter dokumentieren eine deutliche Glenohumeralarthrose mit Subluxation des entrundeten Humeruskopfs nach distal. Es finden sich reaktive Osteophyten insbesondere im medial-distalen Segment. Auch am Glenoid bestehen osteophytäre Reaktionen (◘ Abb. 20.1). Die vor 3 Monaten durchgeführte Arthro-MRI-Untersuchung bestätigt die Omarthrose sowie eine deutliche AC-Arthrose. Die Rotatorenmanschette ist altersdegenerativ verändert, weist jedoch keine eigentliche Ruptur auf (◘ Abb. 20.2). Die Sonographie zeigt eine kleine gelenkseitige, nicht transmurale Partialruptur der Supraspinatussehne bei im Übrigen intaktem Cuff. Die lange Bizepssehne ist verdickt mit Erguss im Sulcus. Wir empfehlen der Patientin bei dieser Sachlage keine Rotatorenmanschettenrevision, sondern die Implantation einer Oberflächenprothese an der rechten Schulter. Die Patientin wünscht den von uns vorgeschlagenen Eingriff für Oktober 2012.

■ **Analyse**

Es ist oft nicht ganz einfach, die Schmerzcharakteristik zwischen einem Cuffschaden und einer beginnenden Omarthrose genauer zu differenzieren. Anamnestisch und klinisch, vor allem aber durch die bildgebenden Verfahren lassen

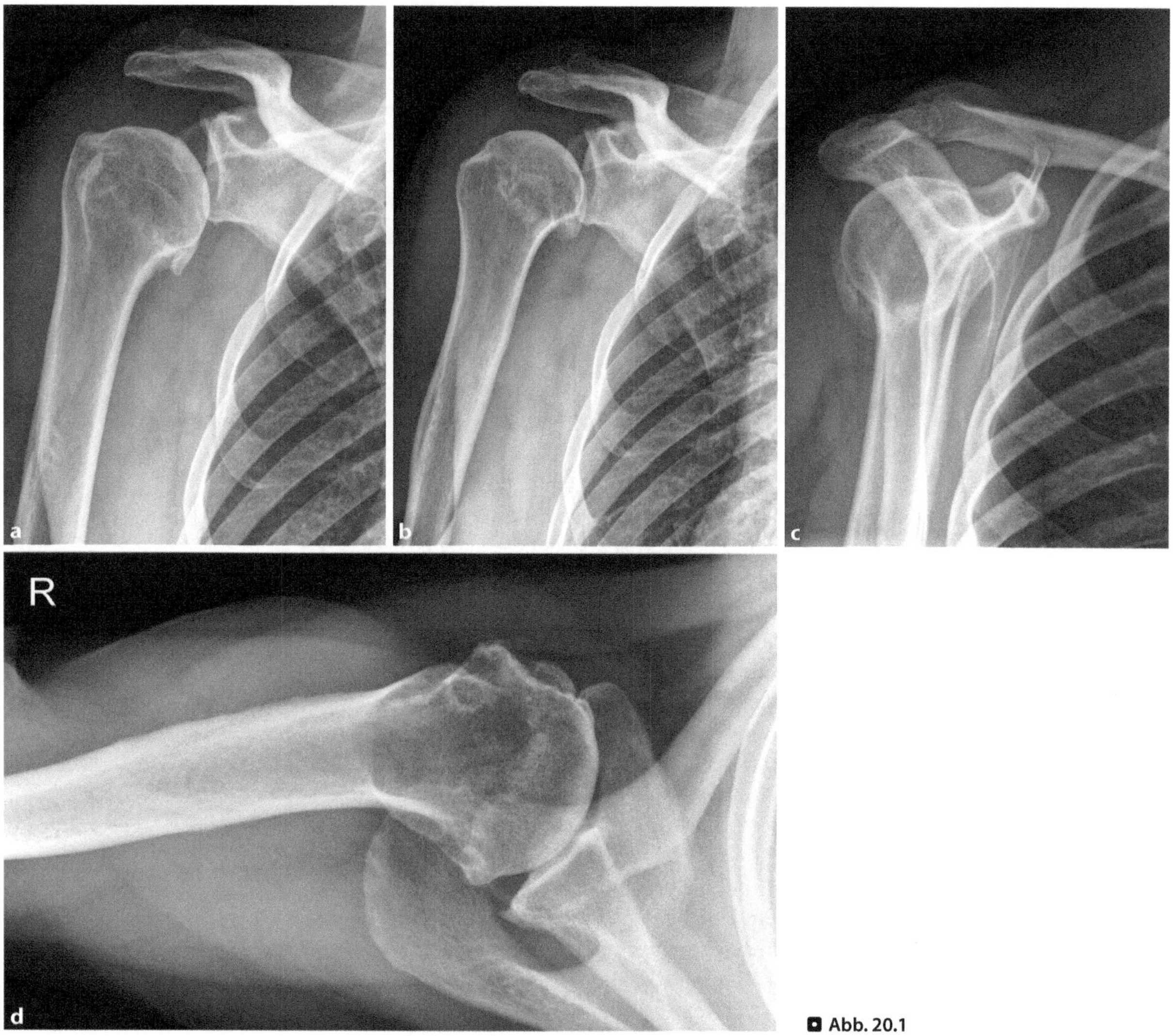

■ Abb. 20.1

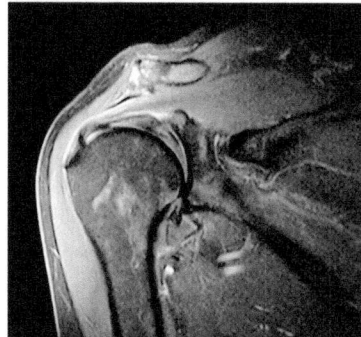

■ Abb. 20.2

sich in diesem Fall die Schmerzen gut zuordnen. Die Rotatorenmanschette ist hier funktionell intakt und ohne evidenten Schaden, weder in der Ultraschalluntersuchung noch im Arthro-MRI. Es handelt sich hier nicht um eine Cuffarthropathie, sondern um eine Omarthrose sui generis. Mit Implantation einer Oberflächenprothese kann der Patientin in einem ersten Schritt sicher für längere Zeit sowohl bezüglich Schmerzreduktion wie auch Bewegungsgewinn geholfen werden. Da es sich beim Oberflächenersatz um ein Modularsystem handelt, kann zu einem späteren Zeitpunkt, falls notwendig, mit relativ geringem operativen Aufwand auf eine klassische Prothese oder – bei konsumiertem Cuff – auf eine inverse Prothese gewechselt werden.

Akromioklavikulargelenk

Gut zu wissen …

Es ist das traurige Schicksal des AC-Gelenks, dass es sehr nah unter der Haut liegt und daher dem chirurgischen Zugriff hilflos ausgesetzt ist. Auch in dieser Serie finden sich einige Fälle, bei denen man die Läsion besser auf sich hätte beruhen lassen. Die arthroskopische AC-Gelenkstabilisierung bringt erhebliche Vorteile. Erneut zeigt sich hier aber das Problem, dass diese anspruchsvolle arthroskopische Technik noch lange nicht jedermanns Sache ist. 189 Minuten für einen solchen Eingriff ist schlicht zu lang und der Preis mit einer postoperativen Infektion auch schlicht zu hoch. Wenn dann bei einer 69-jährigen Frau eine veraltete AC-Gelenkluxation chirurgisch angegangen wird und nach 2-maliger Revision dabei eine funktionslose Schulter mit iatrogen induzierter Pseudarthrose der Spina scapulae resultiert, bleibt auch ein versierter Schulterchirurg sprachlos.

Second Opinion bei veralteter, 2-mal voroperierter AC-Gelenkluxation

H.K. Schwyzer, R.P. Meyer

R. Meyer et al. (Hrsg.), *Die Zweitmeinung in der Schulterchirurgie – ein Muss,*
DOI 10.1007/978-3-642-37094-6_21, © Springer-Verlag Berlin Heidelberg 2013

■ **Der Fall**

Ein 44-jähriger Mann stürzt am 28.10.2009 mit seinem Motorrad und zieht sich dabei eine AC-Gelenkluxation Tossy III rechts zu (◨ Abb. 21.1). Die blutige Reposition und offene Fixation mit der Tight-rope-Technik wird am 04.11.2009 durch den allgemeinchirurgischen Chefarzt des benachbarten Krankenhauses durchgeführt. Im Operationsbericht wird bei der Bildwandlerkontrolle eine korrekte Reposition festgehalten, die sich auch radiologisch postoperativ bestätigt (◨ Abb. 21.2). In den folgenden Wochen zeigt sich klinisch eine Reluxation mit Restbeschwerden. Der Erstoperateur reinterveniert am 22.12.2009 und refixiert erneut mit der Tight-rope-Technik, wobei der eine Zügel intraoperativ reißt und durch eine PDS-Kordel – um das Korakoid und die Klavikula geschlungen – ersetzt wird. Auch in diesem Operationsbericht wird in der perioperativen Bildwandlerkontrolle eine stabile Reposition in anatomischer Lage vermerkt. Der Verlauf mit Fixation in einer Armschlinge gestaltet sich erneut unbefriedigend. Es verbleiben zwar nur diskrete Restbeschwerden. Klinisch manifestiert sich jedoch eine erneute Buckelbildung mit Subluxation im rechten AC-Gelenk. Die Kontrolle 6 Tage nach Reintervention bestätigt die Subluxation (◨ Abb. 21.3). Dem Patienten wird vom Operateur eine 3. Intervention vorgeschlagen. Dieser wünscht nun jedoch eine Zweitmeinung durch uns.

■ **Second Opinion**

Wir untersuchen den Patienten am 04.01.2010, d. h. 2 Wochen nach der Reintervention. Der athletische Mann, Rechtshänder, zeigt eine reizlose Querinzision am rechten AC-Gelenk mit deutlicher Subluxation des Gelenks. Die Schultergelenkbeweglichkeit rechts ist so kurze Zeit nach dem letzten Eingriff nicht konklusiv beurteilbar. Die Abduktion gelingt jedoch problemlos bis 90°. Auf neue Röntgenbilder verzichten wir. Wir erklären dem Patienten, dass hier eine konservative Therapie zu rechtfertigen wäre und sich unter Umständen eine passable Situation entwickeln könne. Der Patient lehnt eine abwartende Haltung aber dezidiert ab und wünscht die operative Korrektur. Sicher ist eine Re-Reintervention 13 Tage nach dem letzten Eingriff wegen des frühen Zeitpunkts nicht ideal. Das Gewebe ist entsprechend traumatisiert, das Infektrisiko zu groß. Wir empfehlen daher ein Abwarten mit konsequenter Physiotherapie und schlagen eine klinische und radiologische Kontrolle in 12 Wochen vor. 3½ Monate nach der Zweitintervention bestehen Restbeschwerden. Die Abduktion ist endständig schmerzauslösend. Es besteht ein positives Klaviertastenphänomen mit ebenfalls positivem Cross-Body-Test. Radiologisch persistiert die Luxation im AC-Gelenk (◨ Abb. 21.4). Wir schlagen die Operation

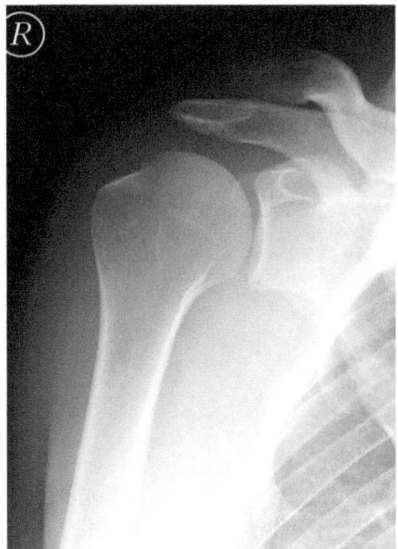

○ Abb. 21.1

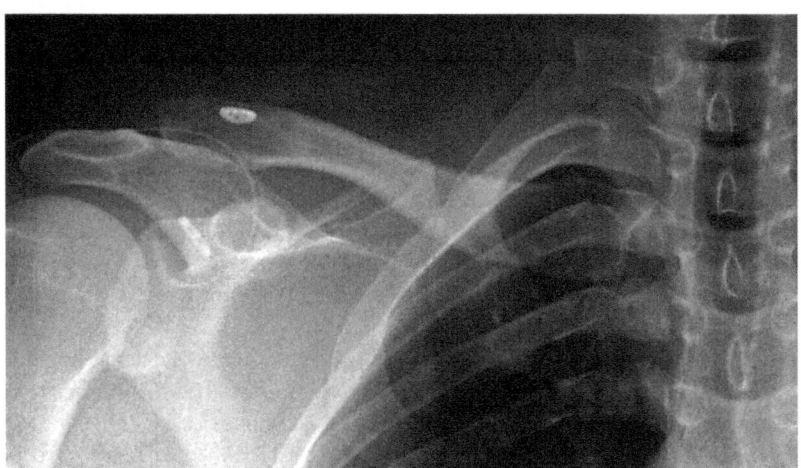

○ Abb. 21.2

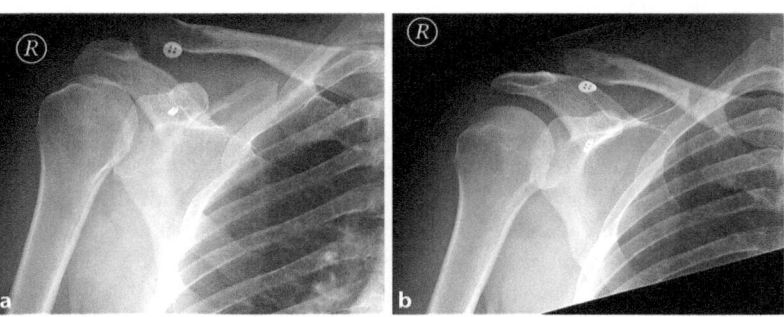

○ Abb. 21.3

vor, machen den Patienten aber darauf aufmerksam, dass auch bei technisch korrekt durchgeführter Refixation gewisse Restschmerzen im rechten AC-Gelenk persistieren können.

Am 27.04.2010, ein halbes Jahr nach der Erstintervention, erfolgt die offene Revision mit erneuter AC-Gelenkstabilisierung durch Allograftsehnenplastik.

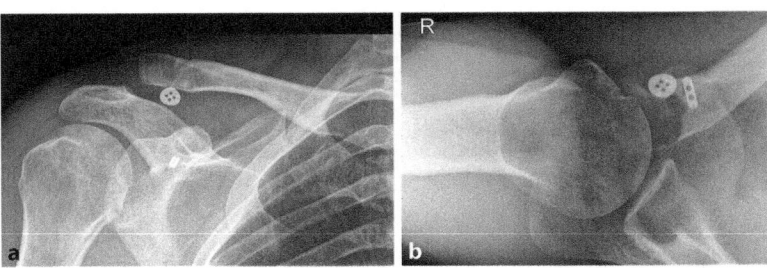

◘ Abb. 21.4

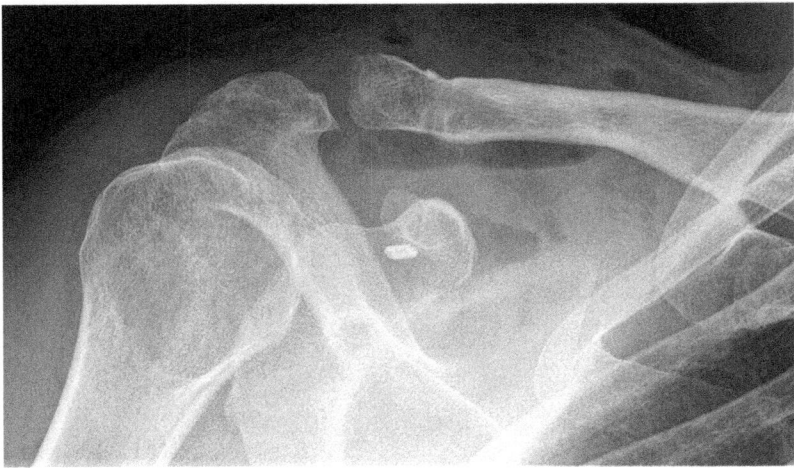

◘ Abb. 21.5

Der alte Endobutton lässt sich aus der Narbe nicht mehr herauslösen und wird belassen. Die postoperative Röntgenkontrolle zeigt eine in korrekter Position stabilisierte laterale Klavikula (◘ Abb. 21.5). Der postoperative Verlauf gestaltet sich in Anbetracht der Vorgeschichte etwas protrahiert. Insbesondere manifestiert sich nach 6 Wochen eine glenohumerale Teilsteife rechts. Radiologisch steht die laterale Klavikula mit einer knappen halben Schaftbreite etwas hoch (◘ Abb. 21.6). Eine Kortisoninstillation glenohumeral beeinflusst die postoperative Frozen Shoulder rechts nur geringfügig und vorübergehend. Wir entschließen uns daher zur arthroskopischen Arthrolyse rechts mit zirkulärer Kapsulotomie. Der Eingriff wird am 22.06.2010 durchgeführt. Der Verlauf ist nun sowohl objektiv wie auch subjektiv günstig. 15 Monate nach der Erstintervention mit 3 Folgeoperationen und 6 Monate nach der arthroskopischen Arthrolyse liegt ein gutes Endresultat vor. Es besteht noch eine diskrete lokale Druckdolenz über dem rechten AC-Gelenk bei freier, seitengleicher Schulterbeweglichkeit. Spezifische Maßnahmen sind nicht mehr notwendig. Der Patient überlegt sich die Begutachtung durch eine neutrale Instanz.

▪ Analyse

Die operative Indikation zur Reposition einer frischen AC-Gelenkluxation ist nach wie vor eine relative. Dem Patienten wurde auch hier durch den Erstoperateur die Wahl, ob konservative oder operative Therapie, freigestellt. Die Schwierigkeiten bei der operativen Refixation einer AC-Gelenkluxation werden in ihrer technischen Ausführung häufig unterschätzt. Gelingt primär die stabile Fixation nicht, ist der Leidensweg vorgezeichnet mit entsprechenden Folgeoperationen wie im dargelegten Fall. Im AC-Gelenk treffen sich erhebliche

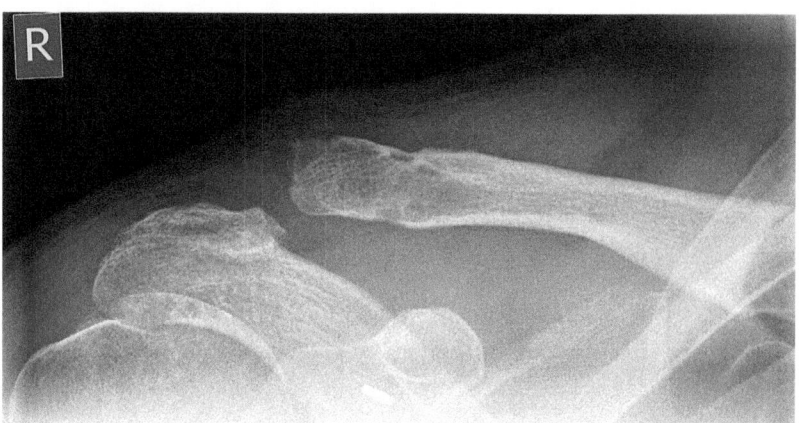

◘ Abb. 21.6

vertikale und horizontale Scher- sowie auch Rotationskräfte, die aufgefangen werden müssen. Der Verlauf nach missglückter operativer Stabilisierung ist dann meist ungünstiger als bei primär konservativer Therapie – und dies nicht bloß aus psychologischen Gründen.

Second Opinion bei arthroskopisch stabilisierter, frischer akromioklavikulärer Luxation Tossy III

H.K. Schwyzer, R.P. Meyer

R. Meyer et al. (Hrsg.), *Die Zweitmeinung in der Schulterchirurgie – ein Muss*,
DOI 10.1007/978-3-642-37094-6_22, © Springer-Verlag Berlin Heidelberg 2013

■ **Der Fall**

Ein 37-jähriger Mann verletzt sich am 15.03.2012 beim Judo an seiner rechten, dominanten Schulter. Beim Wurf durch einen Gegner missglückt die Abrollbewegung, wodurch die rechte Schulter massiv traumatisiert wird. Die klinische und radiologische Abklärung im nahen Krankenhaus ergibt eine frische akromioklavikuläre Luxation Tossy III rechts ohne ossäre Zusatzverletzungen (■ Abb. 22.1). Die erstbehandelnden Ärzte überlassen dem Patienten die Entscheidung, ob eine konservative oder operative Therapie durchgeführt werden soll. Einige Judokakollegen mit derselben Verletzung, konservativ behandelt, raten dem Patienten von einer Operation ab. Der verunsicherte Patient meldet sich in einer Sportklinik. Dort wird ihm die Operation empfohlen. Am 17.03.2012 führt ein Sportchirurg die arthroskopische Refixation der AC-Luxation durch. Aus dem Operationsbericht geht hervor, dass wegen ungünstiger anatomischer Winkelverhältnisse das Einziehen eines zweiten Tight-rope nicht gelang. Die intraoperative Kontrolle mit Bildverstärker zeigt nach Angaben des Operateurs eine gute Reposition des AC-Gelenks. Eine postoperative radiologische Dokumentation des reponierten AC-Gelenks existiert nicht. Die Nachsorge erfolgt im Schultergilet für 4 Wochen mit begleitender Bewegungstherapie, beschränkt auf die untere Winkelgruppe. Dem Patienten fällt bereits kurze Zeit nach dem Eingriff eine erneute Höckerbildung am operierten AC-Gelenk auf. Anlässlich der ersten postoperativen Kontrolle durch den Operateur 5 Wochen nach der Intervention zeigt sich klinisch und radiologisch eine neuerliche Luxation des rechten AC-Gelenks (■ Abb. 22.2). Beschwerden werden keine vorgebracht. Der Operateur reduziert die Physiotherapie. Eine weitere Kontrolle 6 Wochen nach der Operation bestätigt die Reluxation (■ Abb. 22.3). Da der Patient beschwerdefrei ist, spricht sich der Operateur gegen eine Reintervention aus, die diesmal mit offener Fixation und Verstärkung durch ein Sehnentransplantat ausgeführt würde. Der Patient ist verunsichert, sorgt sich wegen einer eventuellen späteren Arthrose und wünscht eine Zweitmeinung durch uns.

■ **Second Opinion**

Wir beurteilen den 37-jährigen, sportlichen Mann klinisch und radiologisch am 08.06.2012, d. h. knapp 3 Monate nach dem Unfall. Er ist nach wie vor an seinem rechten Schultergürtel beschwerdefrei und weist eine freie, praktisch symmetrische Schulterbeweglichkeit auf. Eine kleine Querinzision über der rechten Klavikula am Übergang mittleres/laterales Drittel ist reizlos. Das AC-Gelenk rechts ist luxiert mit positivem, leicht schmerzhaftem Klaviertastenphänomen. Der Cross-Body-Test ist rechts positiv. Auch die maximale Elevation des rechten Arms löst Schmerzen im AC-Gelenk aus. Klinisch bestehen keine

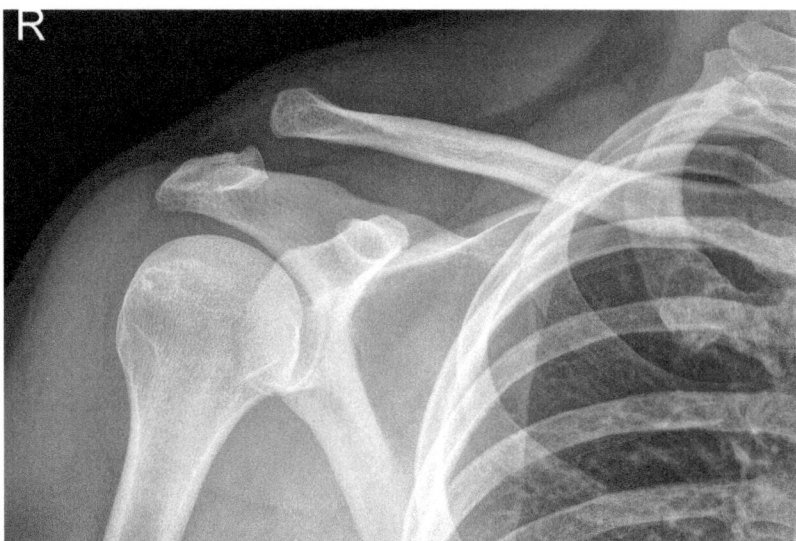

□ Abb. 22.1

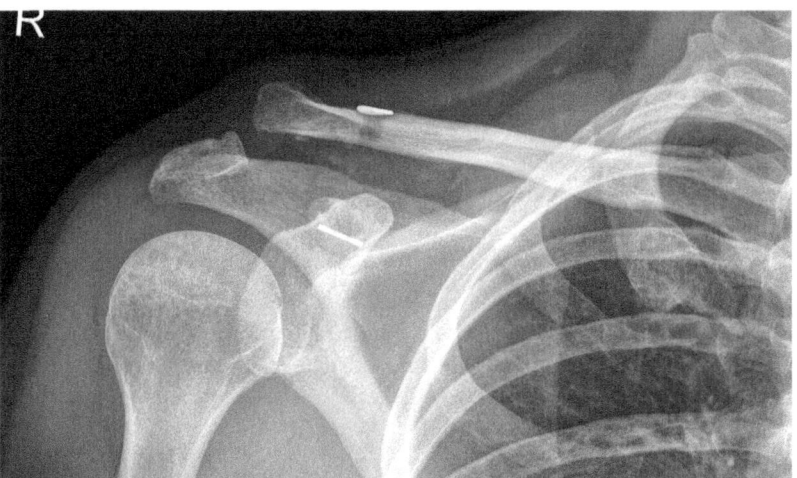

□ Abb. 22.2

Infektzeichen. Die Röntgenkontrolle zeigt die Reluxation der rechten Klavikula um Schaftbreite nach kranial ohne zusätzliche Dorsaldislokation bei liegendem Tight-rope. Es zeichnet sich eine deutliche Ossifikation des Ligamentum conoideum und trapezoideum sowie etwas weniger ausgeprägt des akromioklavikulären Kapselbandapparats ab (□ Abb. 22.4). Ein zusätzlich veranlasstes differenziertes Blutbild gibt keine Hinweise auf einen postoperativen Infekt. Bei nun veralteter Luxation des AC-Gelenks ist die arthroskopische Technik nicht mehr möglich. Wir empfehlen daher in solchen Fällen die offene Stabilisierung mit der modifizierten Weaver-Dunn-Technik. Der Patient ist bei nahezu symmetrischer Schulterbeweglichkeit beschwerdefrei, sodass wir zum jetzigen Zeitpunkt keine Reintervention vorschlagen. Wir vereinbaren eine klinische und radiologische Kontrolle in einem halben Jahr.

▪ **Analyse**

Bei einer frischen akromioklavikulären Luxation Tossy III ist für uns die Indikation zur arthroskopischen Stabilisierung gegeben. Auch beim hier vorliegen-

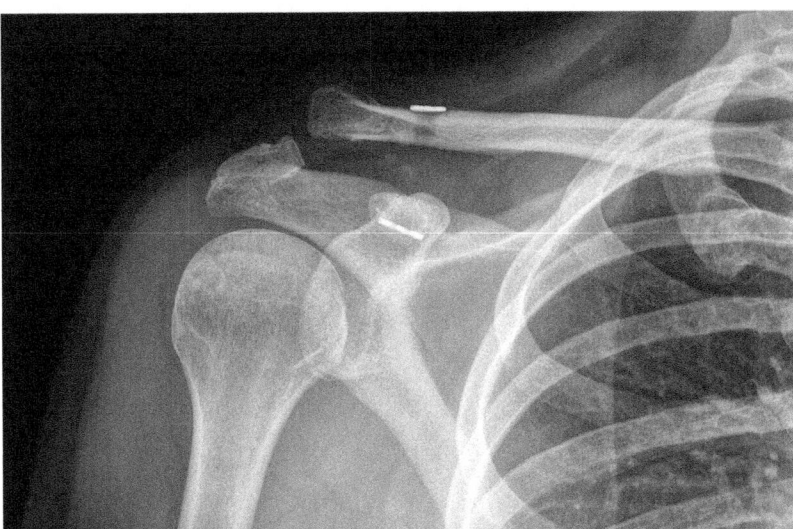

◘ Abb. 22.3

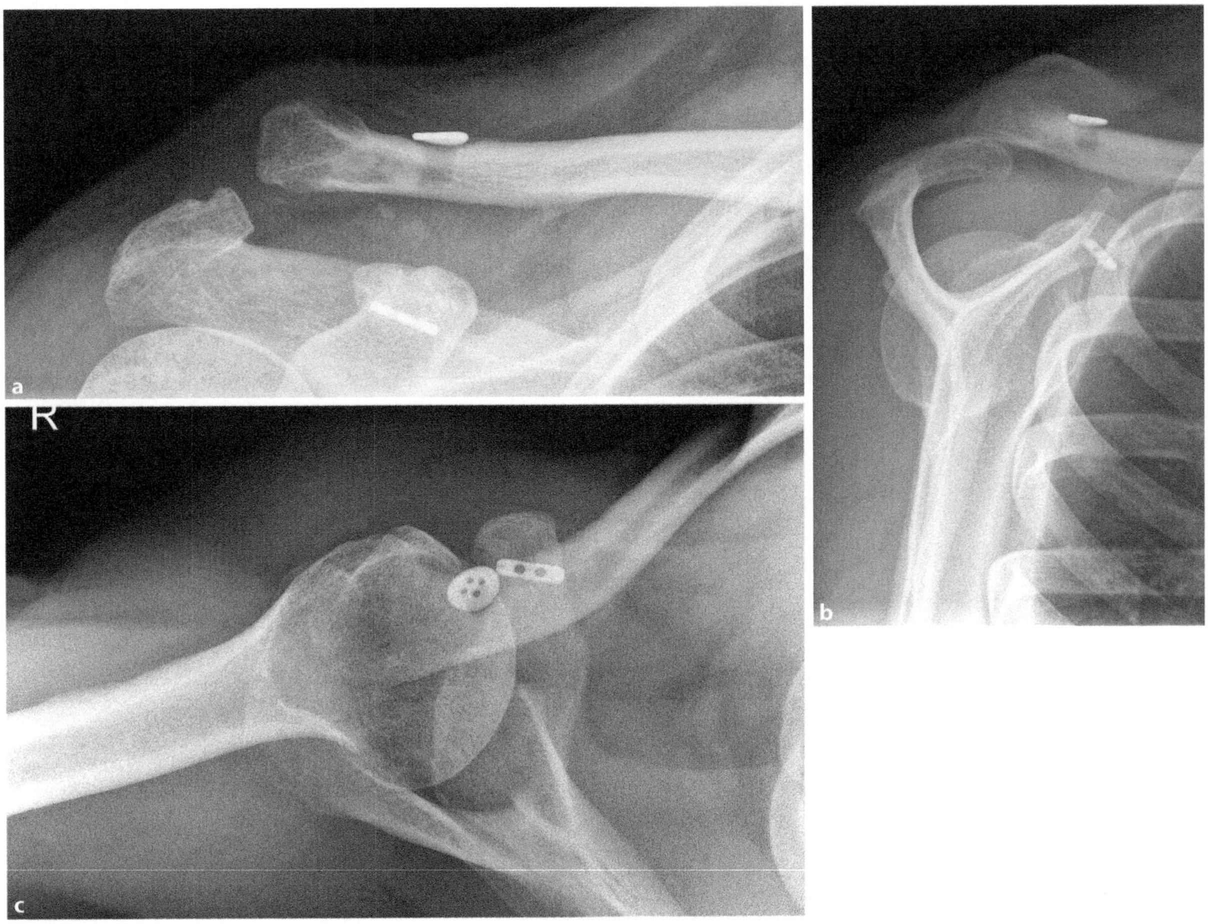

◘ Abb. 22.4

den Fall hätten wir die arthroskopische Intervention befürwortet. Aus welchen Gründen auch immer konnte bloß ein Tight-rope platziert werden. 3 Monate nach dem Eingriff liegt hier nun eine Situation bei veralteter AC-Luxation vor. Eine abwartende Haltung ist sicher gerechtfertigt, insbesondere da der Patient beschwerdefrei ist. Auch ist zu bedenken, dass bei einem Zweiteingriff durch die Tight-rope-Platzierung sowohl die Klavikula als auch das Korakoid geschwächt sind. Die arthroskopische AC-Gelenkstabilisierung hat sich bei uns in vielen Fällen seit Jahren bewährt. Sie ist jedoch technisch anspruchsvoll und gehört in die Hände des erfahrenen arthroskopischen Schulterchirurgen.

Second Opinion bei Restinstabilität im AC-Gelenk nach arthroskopischer Stabilisierung und postoperativem Infekt

H.K. Schwyzer, R.P. Meyer

R. Meyer et al. (Hrsg.), *Die Zweitmeinung in der Schulterchirurgie – ein Muss*,
DOI 10.1007/978-3-642-37094-6_23, © Springer-Verlag Berlin Heidelberg 2013

▪ Der Fall

Ein 29-jähriger, sportlicher Mann stürzt am 06.10.2010 beim Snowboarden auf seine linke dominante Schulter und zieht sich dabei eine AC-Gelenkluxation Tossy III zu (◘ Abb. 23.1). Im Krankenhaus in der Nähe seines Wohnorts wird vorerst eine konservative Therapie empfohlen. Nach einer gewissen Unschlüssigkeit vonseiten des Patienten wie auch von ärztlicher Seite wird eine gute Woche nach dem Unfallereignis, am 02.11.2010, die arthroskopische AC-Gelenkreposition und Fixation nach der Tight-rope-Technik durchgeführt. Dem Operationsbericht ist zu entnehmen, dass gewisse technische Probleme auftraten. Die Operationsdauer wird mit 189 Minuten angegeben. Die postoperativen Röntgenbilder zeigen eine korrekte Zentrierung des AC-Gelenks (◘ Abb. 23.2). Postoperativ geht es dem Patienten vorerst gut. 3 Wochen nach dem Eingriff treten erste Infektzeichen auf. Ein Wundabstrich ergibt einen Propioni-acnes-Infekt. Es wird antibiotisch behandelt. 8 Wochen nach Absetzen der Antibiotikatherapie besteht kein Hinweis mehr auf ein Rezidiv. Am 27.03.2011 – beim Tragen einer schweren Last – verspürt der Patient unvermittelt ein Stechen in seinem linken AC-Gelenk und stellt in der Folge dort eine Höckerbildung fest. Der Operateur wird am 11.04.2011 konsultiert. Klinisch und radiologisch zeigt sich eine Reluxation im linken AC-Gelenk (◘ Abb. 23.3). Manifeste Infektzeichen liegen nicht vor. Der Operateur plädiert dafür, abzuwarten, und erwähnt beim Auftreten von Beschwerden als spätere Möglichkeit die Operation nach Weaver-Dunn. Der ausgesprochen sportliche Patient ist mit diesem Vorschlag nicht einverstanden und wünscht eine Zweitmeinung durch uns.

▪ Second Opinion

Wir sehen den Patienten am 14.06.2011. Die Beschwerden im linken Schultergürtel sind in Ruhe gering, bei größeren körperlichen Belastungen jedoch störend. Der Patient ist Linkshänder und in seiner sportlichen Aktivität eingeschränkt. Am linken AC-Gelenk zeigt sich die klassische Silhouette bei Luxation. Klinisch liegt eine vertikale wie auch eine horizontale Instabilität vor. Die Druckdolenz ist gering, der Cross-Body-Test negativ. Radiologisch findet sich auf den mitgebrachten Aufnahmen eine Reluxation mit erneutem Hochstand der lateralen Klavikula (vgl. ◘ Abb. 23.3). Klinisch liegen keine Entzündungszeichen vor. Sonographisch ist die Rotatorenmanschette beidseits intakt. In Anbetracht des postoperativen Infekts schlagen wir ein zweizeitiges Vorgehen vor. Nach genauer Einsicht der postoperativen Infektabklärung und Antibiotikatherapie nach dem Ersteingriff sowie Besprechung der Situation mit unserem

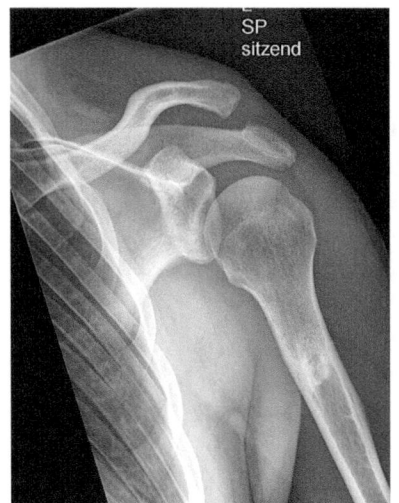

Abb. 23.1

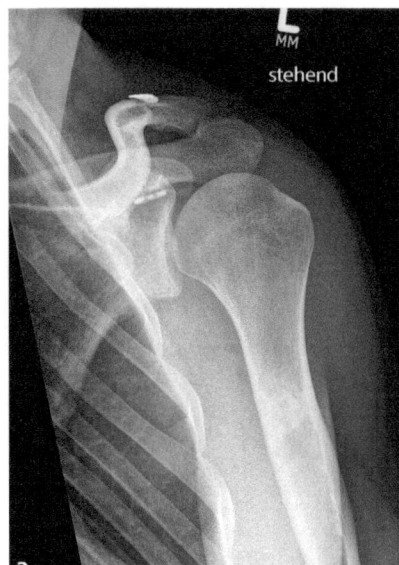

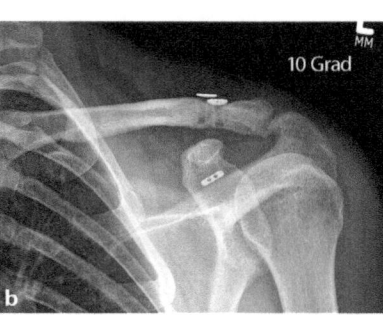

Abb. 23.2

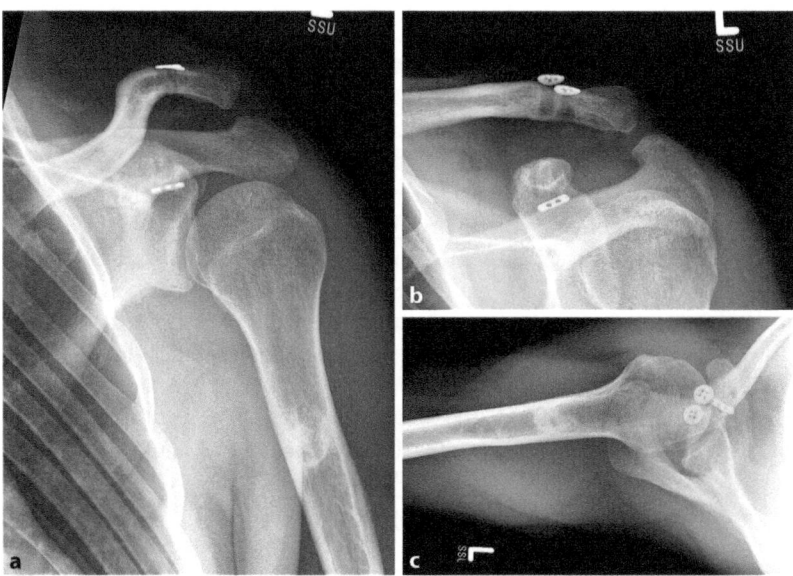

Abb. 23.3

Infektiologen führen wir am 13.09.2011 die Arthroskopie der linken Schulter durch. Es wird die Tight-rope-Entfernung subkorakoidal und die Mini-open-tight-rope-Entfernung an der Klavikula vorgenommen. Es findet sich erhebliches, nicht resorbierbares Fadenmaterial über der lateralen Klavikula. Der Knochendefekt am Korakoidfuß ist relativ schwer abschätzbar. Das Korakoid steht jedoch insgesamt korrekt. Postoperativ kann die linke Schulter frei mobilisiert werden. In den intraoperativ entnommenen Gewebsproben und Histologien zeigt sich in 6 von 7 Proben ein Wachstum von Propioni-acnes-Bakterien. Eine 6-wöchige, resistenzgerechte Antibiotikatherapie wird durchgeführt. 3 Monate nach der Revisionsoperation ist der Patient schmerzfrei und hat seine sportliche Aktivität wieder aufgenommen. Infektzeichen bestehen keine mehr. Der Patient ist mit dem vorliegenden Resultat zufrieden. Auf eine weitere Intervention zur Restabilisierung des AC-Gelenks nach Weaver-Dunn kann daher vorerst verzichtet werden.

▪ Analyse

Einmal mehr führt hier bei relativer Operationsindikation eine Intervention am AC-Gelenk zu einer postoperativen Morbidität von über 15 Monaten. Die Primärintervention ergibt eine korrekte Reposition. Die über 3-stündige Operationsdauer bei anspruchsvoller arthroskopischer Operationstechnik kann den postoperativen Infekt möglicherweise begünstigen. Die unter Umständen durch den Infekt geschwächten korakoklavikulären Bandstrukturen sind in der Folge den hohen Beanspruchungen bei sportlichen Aktivitäten nicht gewachsen. 5 Monate nach der Erstintervention landet der Patient im Anschluss an ein brüskes Hebemanöver wieder auf „Feld 1". Entscheidend ist hier neben der operativen Entfernung des Fremdmaterials an der linken Schulter die Rolle des Infektiologen. Nur der über Jahrzehnte mit dieser Art von Chirurgie und Infektsituationen vertraute Spezialist kann die erfolgreiche Therapie erbringen.

Second Opinion bei postoperativ komplikationsbeladener AC-Gelenkstabilisierung

F. Moro, R.P. Meyer

R. Meyer et al. (Hrsg.), *Die Zweitmeinung in der Schulterchirurgie – ein Muss,*
DOI 10.1007/978-3-642-37094-6_24, © Springer-Verlag Berlin Heidelberg 2013

■ **Der Fall**

Mit 67 Jahren verspürt eine Patientin erstmals Schmerzen im rechten Schultergelenk. Es wird eine ausführliche Abklärung vorgenommen. Die Arthro-MRI-Untersuchung vom 16.06.2009 zeigt eine Cuffläsion mit bereits deutlicher Atrophie der Supraspinatusmuskulatur (■ Abb. 24.1). Eine konservative Therapie wird empfohlen. Am 23.12.2010 stürzt die Patientin und zieht sich eine AC-Gelenkluxation Tossy III rechts zu. Die Patientin meldet sich wegen Restbeschwerden im Februar 2011 beim Unfallchirurgen. Die inzwischen veraltete AC-Luxation wird am 02.08.2011 chirurgisch mit modifizierter Weaver-Dunn-Technik angegangen. Die passagere Fixation erfolgt durch eine Hakenplatte. Diese führt in der Folge zu einer Arrosion des Akromions mit Frakturierung desselben. Die Reintervention erfolgt am 23.09.2011. Der Erstoperateur führt nach Plattenentfernung an der rechten Klavikula eine laterale Klavikularesektion sowie die Plattenosteosynthese des Akromions durch. Vermutlich tritt anlässlich dieses Zweiteingriffs eine Spina-scapulae-Fraktur im mittleren Drittel ein. Seit diesem Eingriff geht es der Patientin schlecht. Sie leidet an einer weitgehend funktionslosen rechten Schulter und klagt über erhebliche Schmerzen. Die CT-Untersuchung vom 04.11.2011 zeigt den Status bei Spina-scapulae-Fraktur im mittleren Drittel bei persistierender Fraktur des Akromions (■ Abb. 24.2). Der Unfallchirurg überweist die Patientin zur weiteren Behandlung an uns.

■ **Second Opinion**

Wir untersuchen die Patientin am 12.12.2011. Es findet sich eine deutliche Atrophie der Schultergürtelmuskulatur rechts bei reizlosem Epaulettenschnitt. Die Schultergelenkbeweglichkeit rechts beträgt in Abduktion 85°, beim Vorwärts-/Rückwärtsheben 80/0/45°, bei Außen-/Innenrotation in Neutralstellung 65/0/55°, in Abduktion 80/0/30°. Alle Bewegungen im rechten Schultergelenk sind deutlich schmerzauslösend. Die Rotatorenmanschette ist schmerzbedingt klinisch nicht beurteilbar. Im vom Nervus axillaris innervierten Hautbezirk rechts besteht eine angedeutete Hyposensibilität. Die konventionellen Röntgenbilder zeigen einen Status bei Plattenosteosynthese des Akromions bei großzügig reseziertem AC-Gelenk. Die Schrauben fassen die Spina scapulae partiell nicht (■ Abb. 24.3). Die Ultraschalluntersuchung vom 12.12.2011 ergibt an der rechten Schulter eine retrahierte, transmurale Ruptur der Supraspinatussehne mit kranialer transmuraler Partialruptur der Infraspinatussehne sowie eine verdickte lange Bizepssehne. An der linken Schulter findet sich ein intakter Cuff.

Zum Ausschluss eines Infekts veranlassen wir ein differenziertes Blutbild und eine 3-Phasen-Skelettszintigraphie. Beide Untersuchungen ergeben Normalbefunde. Ein Infekt kann so mit hoher Wahrscheinlichkeit ausgeschlossen

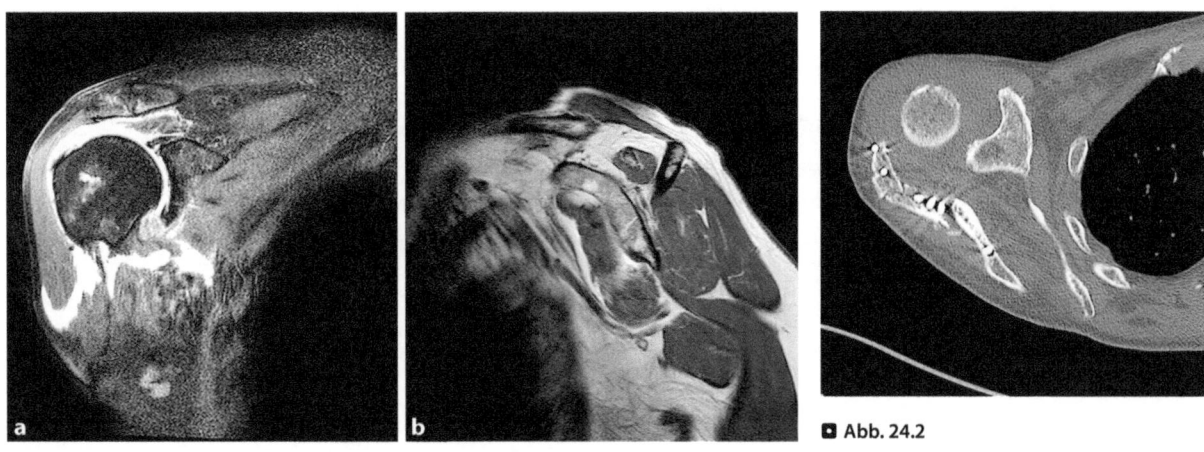

◘ Abb. 24.1

◘ Abb. 24.2

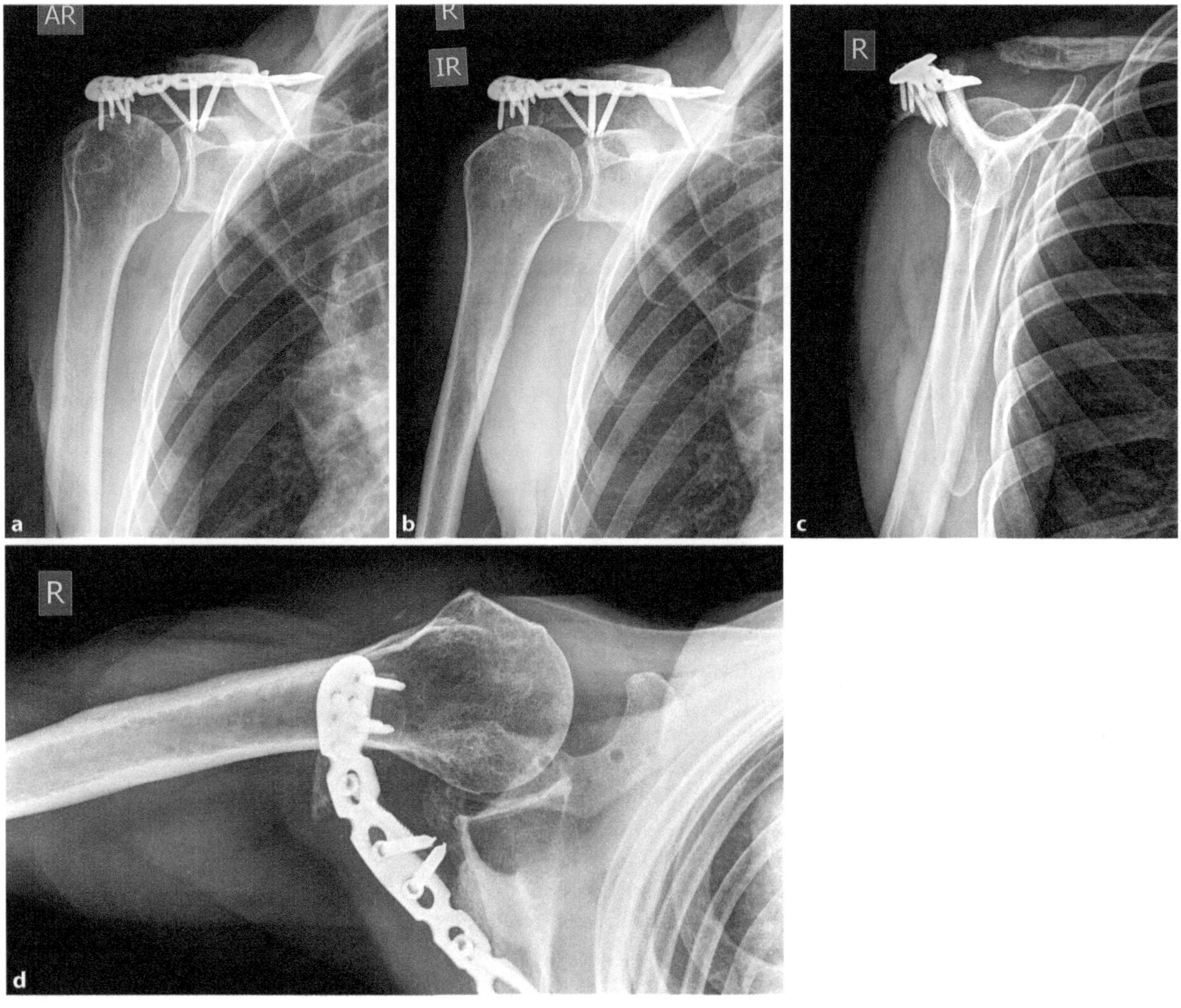

◘ Abb. 24.3

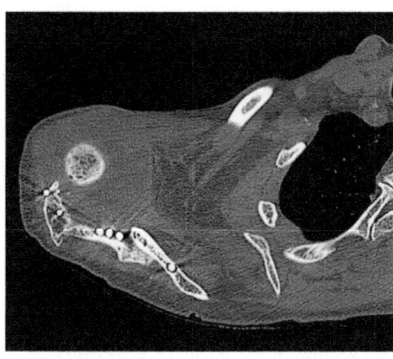

■ Abb. 24.4

werden. Elektrophysiologisch zeigen sich keine Hinweise für eine Nervus-axillaris-Läsion rechts. Im Prinzip müsste diese Schulter nun für die Implantation einer inversen Schulterprothese vorgesehen werden. Unabdingbare Voraussetzung dafür ist jedoch aus mechanischen Gründen die Konsolidierung der Scapula- resp. Akromionfraktur – ob auf konservativem oder operativem Weg. Wir plädieren vorerst für eine abwartende Haltung mit milder Physiotherapie und wiederholen am 06.03.2012 die CT-Untersuchung. Im Vergleich zur Voruntersuchung 4 Monate zuvor zeigt sich eine stationäre Lage des Osteosynthesematerials. Ein Durchbau der Frakturen kann trotz zunehmender Kallusbildung nicht dokumentiert werden. Möglicherweise tritt nun eine hypertrophe Pseudarthrose ein (■ Abb. 24.4). Da ein MRI bei liegendem Metall diagnostisch kaum zusätzliche Erkenntnisse bringt, schlagen wir die diagnostische und therapeutische Schulterarthroskopie vor. Wir führen am 26.03.2012 arthroskopisch ein ausgedehntes Débridement der Rotatorenmanschette und die Tenotomie der langen Bizepssehne durch. Die postoperativen Kontrollen zeigen einen erfreulichen Verlauf. Die Patientin ist deutlich beschwerdeärmer. Auch die Funktion verbessert sich merklich. Die Röntgenkontrolle vom 11.09.2012 zeigt weiterhin ein stabiles Osteosynthesematerial. Die vermutete Pseudarthrose kann auf den konventionellen Bildern nicht dokumentiert werden, sodass nicht von einer Instabilität ausgegangen werden muss (■ Abb. 24.5). Wir führen die eingeschlagene konservative Therapie weiter, zumal die Patientin eine merkliche Verbesserung der Schmerzen und der Funktion verspürt. Anhand weiterer klinischer und radiologischer Kontrollen werden wir die mögliche Konsolidierung der Akromion- und Spina-scapulae-Frakturen verfolgen. Ist dieser Frakturbereich einmal abgeheilt, besteht die Voraussetzung für die Implantation einer inversen Schulterprothese. Ob dies dann auch notwendig wird, wird sich anhand der dann vorliegenden subjektiven und objektiven Befunde entscheiden lassen.

■ Analyse

Bei der Patientin lag seit Jahren eine ausgedehnte degenerative Rotatorenmanschettenalteration an der rechten Schulter vor. Die Schulter war bezüglich Schmerzen und Funktion in einem knappen „steady-state". Die traumatische AC-Gelenkluxation führt nun zu einer gewissen Dekompensation.

8 Monate nach dem Unfall wird bei der 69-jährigen, nicht sportlichen Frau die inzwischen veraltete AC-Luxation chirurgisch behandelt. Die Sanierung einer 8 Monate alten AC-Luxation ist technisch anspruchsvoll und prognostisch unsicher. Durch den Unfallchirurgen wird hier chirurgisch ein „Nebenschauplatz" angegangen. Falls das Beschwerdebild zu diesem Zeitpunkt wirklich eine Operation erfordert hätte, hätte die Implantation einer inversen Schulterprothese diskutiert werden müssen. Die postoperativ auftretenden Komplikationen mit Reintervention und Pseudarthrosebildung bestätigen nur die Fehleinschät-

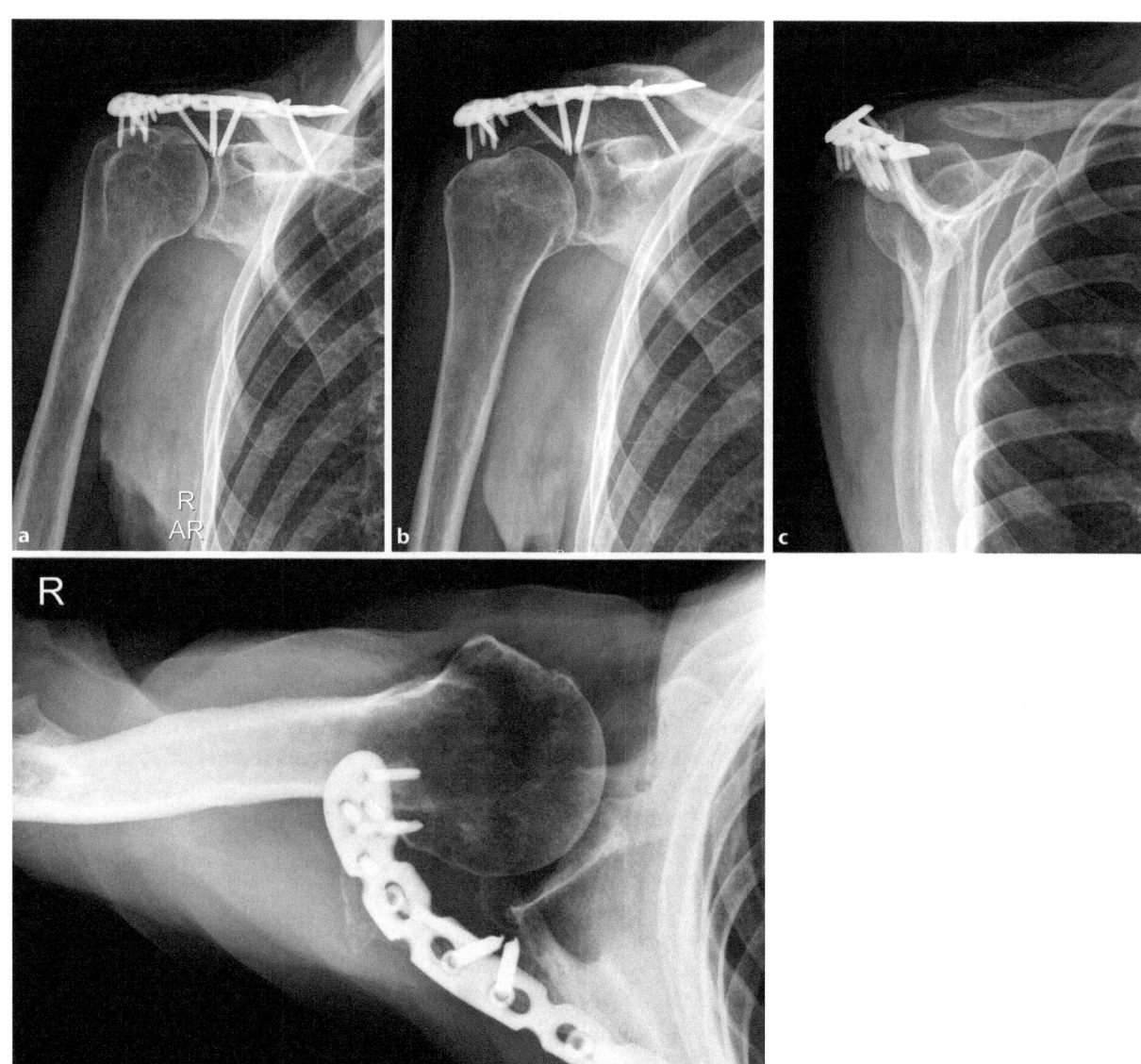

◻ Abb. 24.5

zung der Primärsituation und führen zu einer schmerzhaften, funktionslosen Schulter.

In der Folge gelingt es durch geduldiges Abwarten und kleine therapeutische Schritte wie gezielte Physiotherapie und Arthroskopie, die Patientin wiederum an den Status quo ante heranzuführen. Ob dann die Implantation einer inversen Schulterprothese notwendig wird, wird erst der Verlauf zeigen. Konsolidieren die Akromion- und die Spina-scapulae-Fraktur nicht, muss vor der prothetischen Versorgung die chirurgische Sanierung der Pseudarthrosen erfolgen. Rückblickend lässt sich hier sagen: „Weniger wäre mehr gewesen."

Klavikulafrakturen

Gut zu wissen …

Auch die Klavikula befindet sich erschreckend nahe unter der Haut und erleidet daher oft ein ähnliches Schicksal wie das AC-Gelenk – d. h., sie wird zu häufig operiert. An der Zahl von 7 hier analysierten Fällen sind die gemeinhin in der Klavikulachirurgie auftretenden postoperativen Probleme eindrücklich dokumentiert. Das Unterschätzen der auf die Klavikula einwirkenden mechanischen Kräfte, das Nichtberücksichtigen von fundamentalen biologischen Kenntnissen, aber auch das osteosynthetisch zu sorglose Auftreten gewisser Operateure führen zu den nachgerade bestens bekannten Komplikationen, die da sind: Plattenbruch mit Refraktur, Reosteosynthese, Re-Reosteosynthese bis zum Vertrauensbruch beim Patienten, Pseudarthrosenbildung und Ähnliches mehr. Auch das Gegenteil, das Nichtoperieren einer lateralsten Klavikulafraktur, ist keine erfreuliche Leistung. Auch in der Klavikulachirurgie gilt die Regel: Es braucht sehr viel Wissen und operatives Können, um wenigstens das Wenige richtig zu machen.

Second Opinion bei Mehrfachosteosynthese einer Klavikulafraktur

H.K. Schwyzer, F. Moro, R.P. Meyer

R. Meyer et al. (Hrsg.), *Die Zweitmeinung in der Schulterchirurgie – ein Muss*,
DOI 10.1007/978-3-642-37094-6_25, © Springer-Verlag Berlin Heidelberg 2013

▪ Der Fall

Ein 56-jähriger Patient stürzt am 27.10.2011 auf einer Treppe und verletzt sich dabei an seinem rechten Schultergürtel. Die klinische und radiologische Abklärung im nahegelegenen Krankenhaus ergibt eine dislozierte mehrfragmentäre Klavikulafraktur im mittleren Drittel rechts (◘ Abb. 25.1). Die Indikation zur operativen Sanierung dieser Klavikulafraktur ist gegeben. Die Plattenosteosynthese wird am 29.10.2011 durchgeführt. Die postoperativen Röntgenbilder zeigen einen Status bei Osteosynthese mit winkelstabiler Platte. Die Platte ist zu kurz gewählt. Bei einer Überbrückungsosteosynthese mit winkelstabiler Platte müssen bei möglichst langer Platte sowohl die mediale wie auch die laterale Verankerung mit winkelstabilen Schrauben gesichert werden. Hier wird die laterale Klavikula lediglich mit 2 nicht winkelstabilen Schrauben fixiert (◘ Abb. 25.2). Bereits 3 Monate nach Primärosteosynthese tritt ein Schraubenbruch mit Plattenausriss an der lateralen Klavikula ein (◘ Abb. 25.3). Die Fraktur zeigt keine Konsolidierungstendenz. Es liegt somit zusätzlich zum Plattenausriss eine verzögerte Frakturheilung vor. Ohne Berücksichtigung der nun zu erwartenden erschwerten Konsolidierung nimmt der Erstoperateur die Reosteosynthese am 27.01.2012 mit nun zwar ausreichend langer Platte vor; es fehlt jedoch das zusätzlich notwendige biologische Element, das mit einer ausgedehnten Spongiosaplastik eingebracht werden kann (◘ Abb. 25.4). Die Röntgenbilder 6 Wochen nach dem Zweiteingriff dokumentieren erneut die fehlende Kallusbildung mit beginnender Schraubenlockerung, diesmal im medialen Plattenbereich (◘ Abb. 25.5). 3½ Monate nach der Reosteosynthese klagt der Patient erneut über Schmerzen im rechten Schultergürtel. Die radiologische Kontrolle ergibt eine neuerliche Instabilität in der Frakturzone mit Schraubenbruch und Plattenteilausriss medial (◘ Abb. 25.6). Der Operateur schlägt eine erneute Osteosynthese vor. Der Patient wünscht bei zunehmenden Beschwerden eine Zweitmeinung durch uns.

▪ Second Opinion

Wir sehen den Patienten 7 Monate nach dem Unfallereignis an unserer Klinik. Der knapp 57-jährige, schwergewichtige Mann klagt über bewegungsabhängige Schmerzen am rechten Schultergürtel. Schlafen in Rechtsseitenlage sei nicht mehr möglich. Knapp infraklavikulär rechts findet sich eine reizlose Längsinzision. Die Schultergelenkbeweglichkeit rechts beträgt in Abduktion 95°, beim Vorwärts-/Rückwärtsheben 175/0/45°, bei Außen-/Innenrotation in Neutralstellung 70/0/75°, in Abduktion 80/0/70°. Die Rotatorenmanschette ist klinisch beidseits intakt. Die rechte Klavikula ist nahezu auf ihrer ganzen Länge druckdolent. Auch das rechte AC-Gelenk ist druckempfindlich. Auf neue

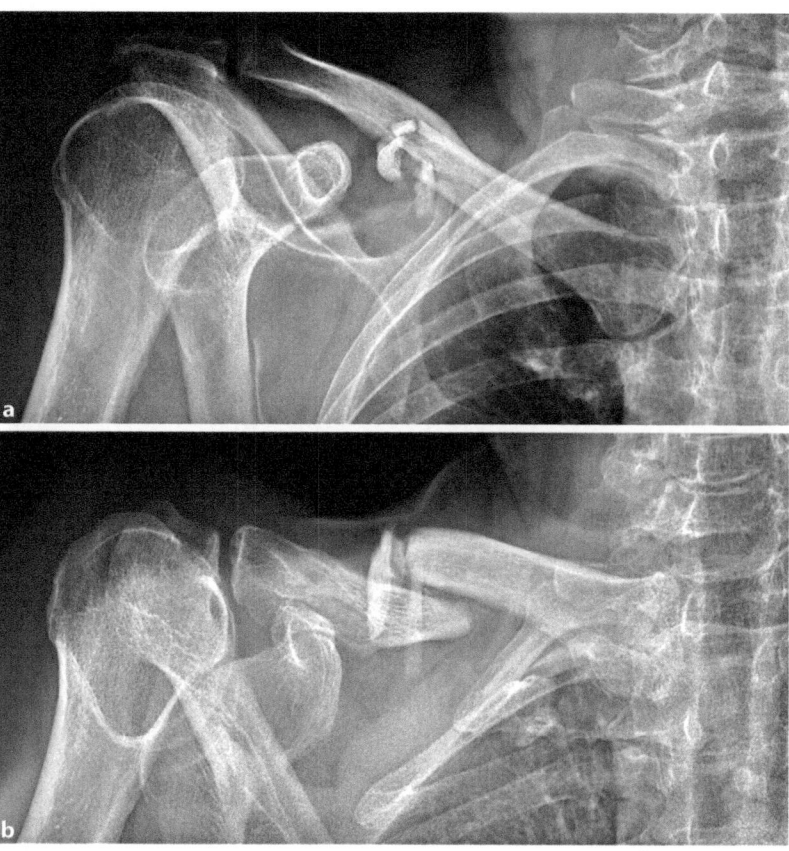

◨ Abb. 25.1

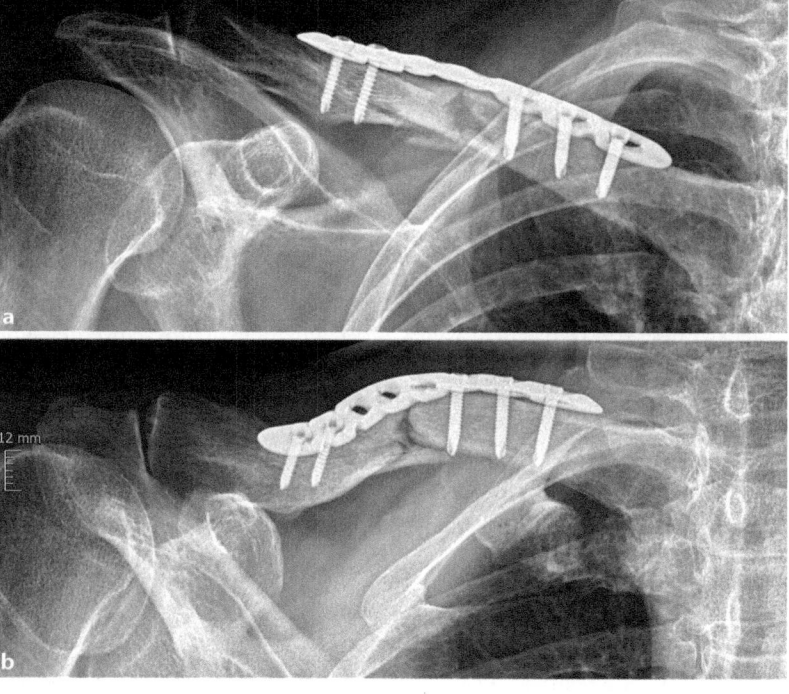

◨ Abb. 25.2

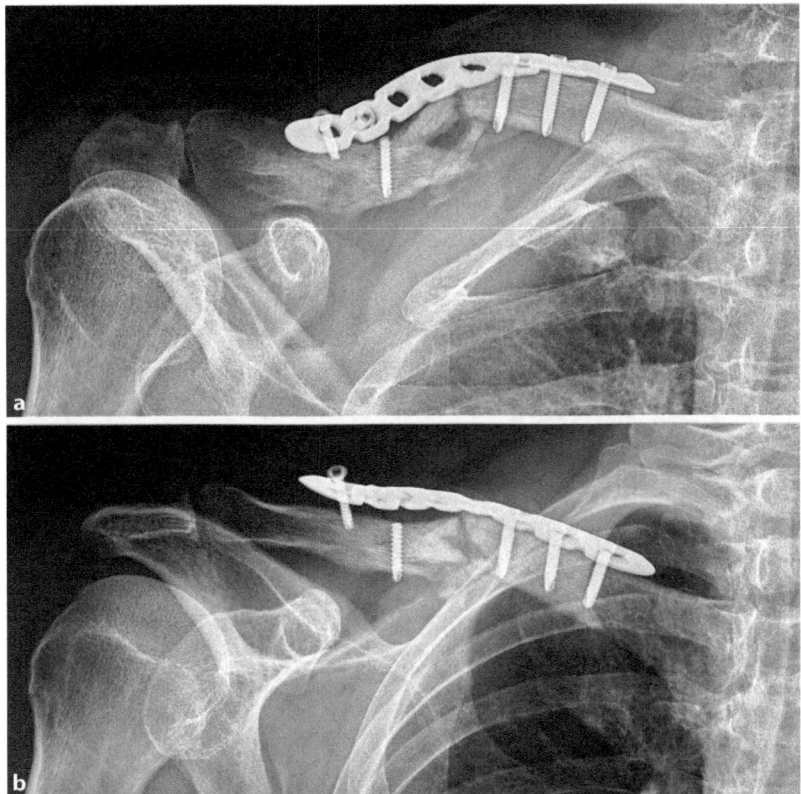

◨ Abb. 25.3

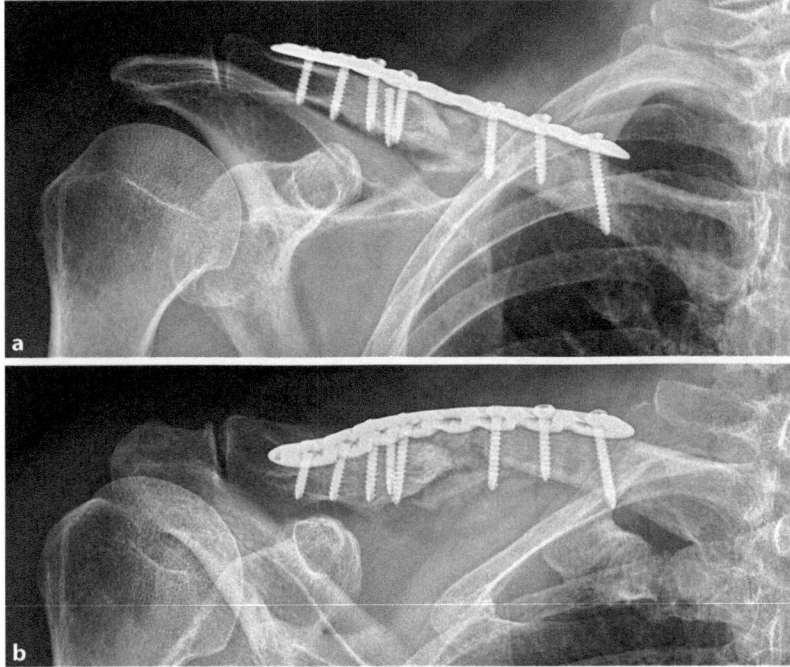

◨ Abb. 25.4

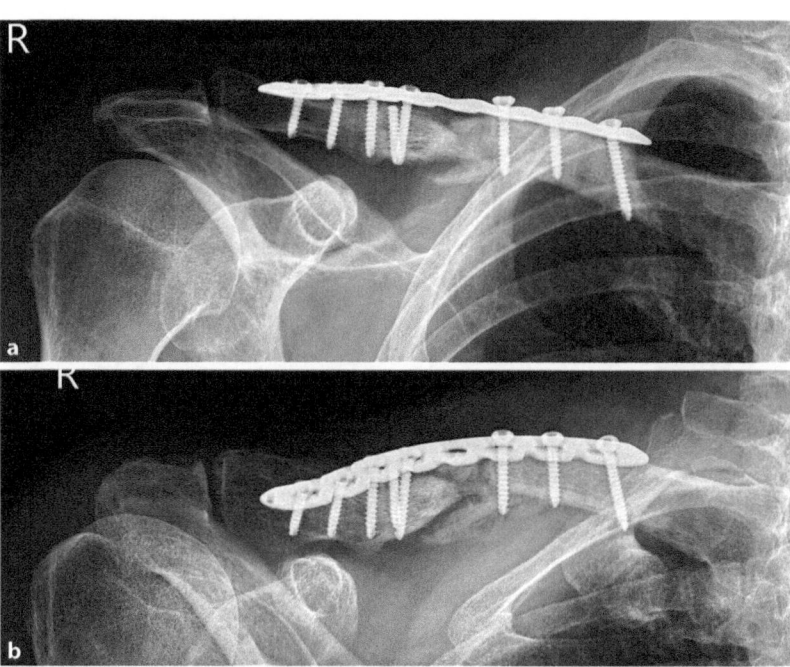

◪ Abb. 25.5

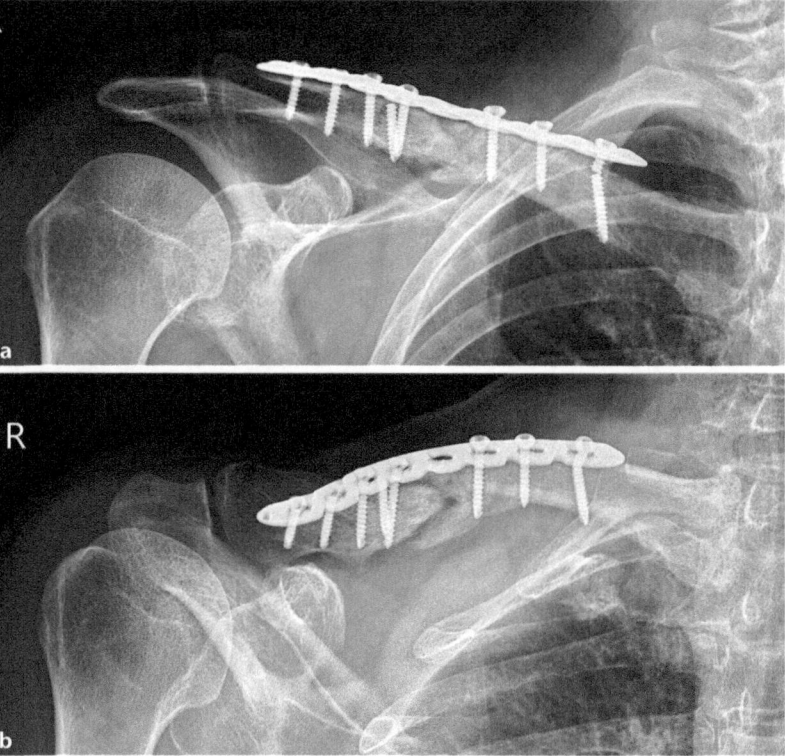

◪ Abb. 25.6

Röntgenbilder verzichten wir und basieren auf den auswärtigen Bildern vom 09.05.2012 (vgl. ◪ Abb. 25.6). Die Ultraschalluntersuchung der rechten Schulter bestätigt eine intakte Rotatorenmanschette sowie eine AC-Gelenkarthrose. Wir empfehlen dem Patienten die erneute Osteosynthese der rechten Klavikula mit

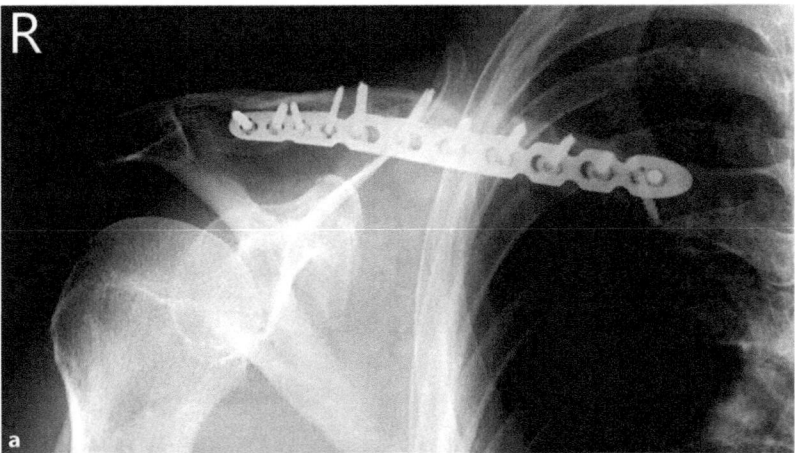

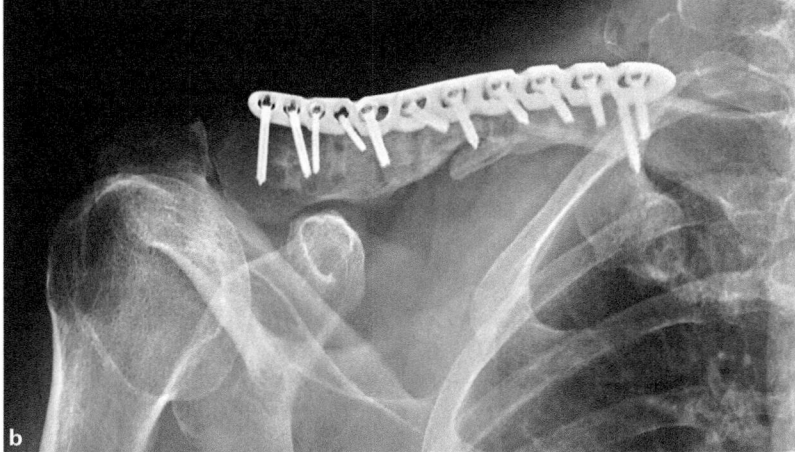

◨ Abb. 25.7

winkelstabiler, anteriorer Spezialplatte. Der Eingriff erfolgt am 22.06.2012. Nach der Metallentfernung wird ein exakt zugeschnittener bikortikaler Beckenspan interponiert und die alte Frakturzone mit einer langen 3,5-mm-VA-LCP-Platte stabilisiert. Die Platte wird wegen der Deperiostierung nach 2-maligem Osteosyntheseversuch bewusst anterior angelegt. Zusätzlich wird autologe Spongiosa angelagert. Die postoperative Röntgenkontrolle zeigt eine korrekte Plattenlage (◨ Abb. 25.7). Es erfolgt die funktionelle Nachsorge mit begleitender Physiotherapie.

■ **Analyse**

Die primär vorliegende mehrfragmentäre Klavikulafraktur im mittleren Drittel bietet für eine osteosynthetische Versorgung keine besonderen technischen Schwierigkeiten. Auch für uns ist bei der starken Verkürzung mit dem verkippten Zwischenfragment die Indikation zur primären chirurgischen Stabilisierung gegeben. Das Pseudoarthroserisiko wäre in dieser Situation bei einer konservativen Therapie zu hoch. Bei der Erstversorgung ist die Platte zu kurz gewählt und die Fixation am lateralen Fragment ungenügend. Dies wirkt sich rasch negativ aus und führt in kurzer Zeit zur Destabilisierung der Osteosynthese. Schwerwiegender wirkt sich jedoch das Vorgehen bei der Reosteosynthese aus. Der Operateur berücksichtigt die nun – 3 Monate nach Fraktur mit Primärosteosynthese – deutlich schlechtere Konsolidierungskraft des Knochens nicht. Er versucht es mit rein technischen Mitteln, was erneut zur Instabilität führen muss. Ohne sorgfältige Berücksichtigung der Biologie des Knochens mit Interposition eines autologen Spans und Spongiosaanlagerung würde auch eine technisch noch so korrekt durchgeführte dritte Osteosynthese versagen.

Second Opinion nach Plattenosteosynthese einer frischen Klavikulaschrägfraktur

H.K. Schwyzer, R.P. Meyer

R. Meyer et al. (Hrsg.), *Die Zweitmeinung in der Schulterchirurgie – ein Muss*,
DOI 10.1007/978-3-642-37094-6_26, © Springer-Verlag Berlin Heidelberg 2013

▪ Der Fall

Ein 54-jähriger Mann, ein passionierter Biker, stürzt mit seinem Fahrrad am 27.05.2012 bei hoher Geschwindigkeit. Er wird von einem Bikerkollegen von der Fahrbahn abgedrängt und kollidiert mit einem Verkehrsschildmast. Neben einer Traumatisierung des rechten Hemithorax erleidet der Sportler auch eine Kontusionierung der rechten Schulter-Klavikula-Partie. Starke Schmerzen mit Atemschwierigkeiten und Functio laesa des rechten Arms werden angegeben. Der Patient wird an die nahegelegene Universitätsklinik transferiert. Die radiologische Abklärung zeigt auf der Thoraxübersichtsaufnahme keine pulmonalen Alterationen, jedoch eine rechtsseitige Klavikulafraktur im mittleren Drittel. Eine ebenfalls auf der Thoraxaufnahme sichtbare Corpus-scapulae-Fraktur wird in der Röntgenbefundung nicht erwähnt (◘ Abb. 26.1, 26.2). Die zusätzlich vorgenommenen biklavikulären und auf die rechte Klavikula zentrierten Röntgenbilder bestätigen die Klavikulaschrägfraktur mit deutlicher Verkürzung im mittleren Drittel rechts (◘ Abb. 26.3). Dem Patienten wird vorerst die konservative Therapie vorgeschlagen, eine weitere Röntgenkontrolle in einigen Tagen mit Neueinschätzung vereinbart.

Der Patient gibt sich mit dem konservativen Therapievorschlag nicht zufrieden. Er will als Sportler möglichst rasch wieder aufs Rad und wünscht eine operative Therapie. Die Plattenosteosynthese mit kurzer Rekonstruktionsplatte wird von einem Privatchirurgen am 29.05.2012 durchgeführt. Die postoperativen Röntgenbilder sind nicht einsehbar. Im Operationsprotokoll finden sich keinerlei Angaben über die zusätzliche Skapulafraktur. 2 Wochen Immobilisation postoperativ werden eingehalten. Wegen persistierender Beschwerden im rechten Schultergürtelbereich wird am 29.06.2012 eine Arthro-MRI-Untersuchung der rechten Schulter durchgeführt. Die MRI-Bilder zeigen eine leichte Ausdünnung der Supraspinatussehne, eine intakte Subskapularissehne sowie die eindrückliche Corpus-scapulae-Fraktur mit Angulation. Die lange Bizepssehne ist unauffällig, ebenso der Bizepsanker (◘ Abb. 26.4). Am 04.07.2012 wird dann vom Erstoperateur die rechte Schulter arthroskopisch angegangen. Laut Operationsbericht werden eine arthroskopische Fixation der Supraspinatus- und Subskapularissehne sowie eine Tenodese der langen Bizepssehne durchgeführt. Postoperativ wird die Schulter erneut für 4 Wochen in einem einfachen Orthogilet immobilisiert. Die Physiotherapie setzt 1 Monat nach Zweitintervention ein, die Remobilisation bereitet entsprechend Mühe. Seit wenigen Wochen nun geht es bezüglich Bewegungsverbesserung etwas vorwärts. Es verbleiben jedoch erhebliche Restbeschwerden, vor allem auch nachts. Der Patient meldet sich zur Einholung einer Zweitmeinung 4 Monate nach dem Unfallereignis in unserer Klinik.

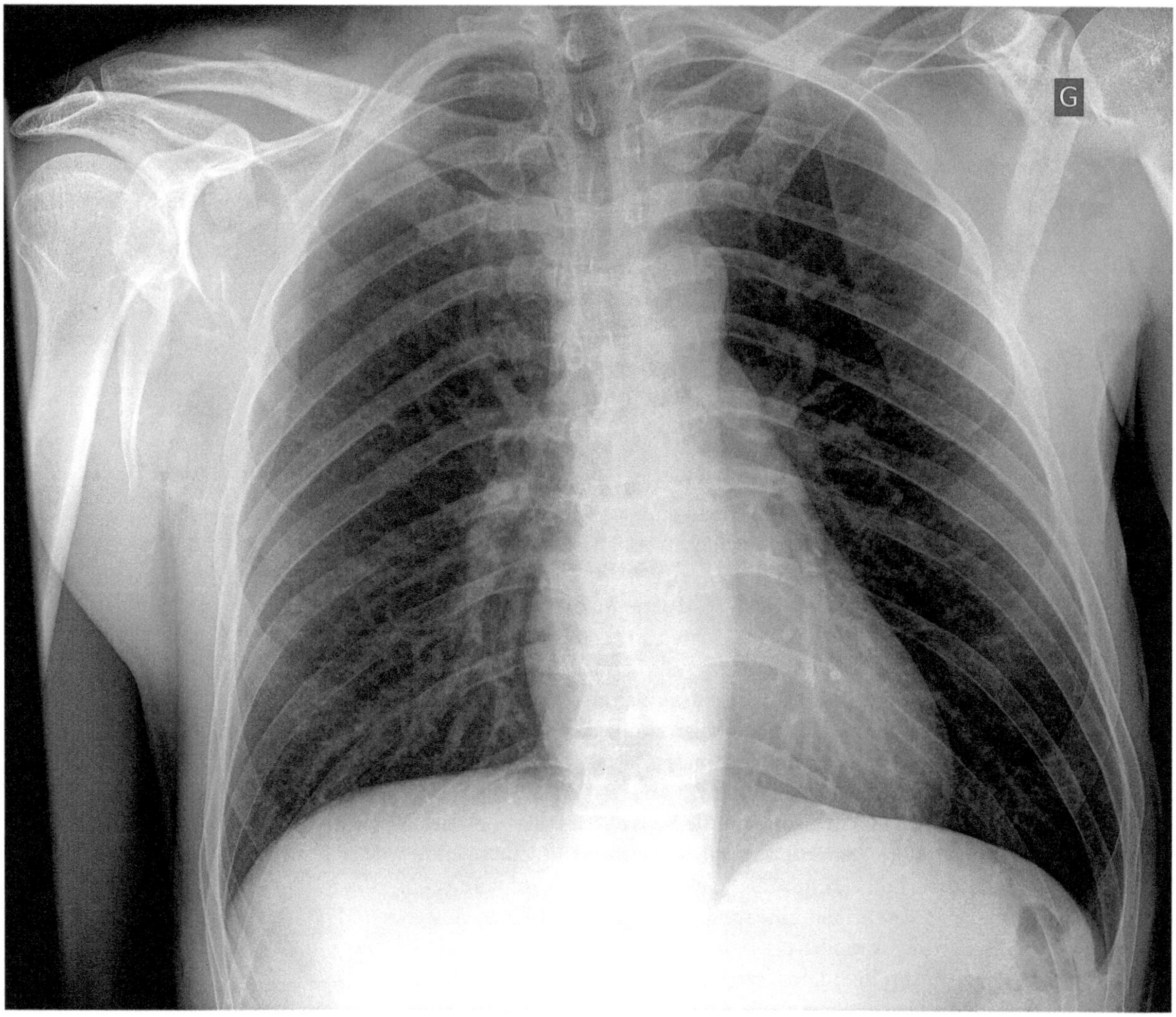

◘ Abb. 26.1

■ **Second Opinion**

Wir beurteilen den 54-jährigen sportlichen Mann am 24.09.2012. Über der rechten Klavikula findet sich eine Bogeninzision mit leichter Narbenadhäsion medial ohne Sekretion. Die Bewegungsamplitude der rechten Schulter beträgt in Abduktion 50°, beim Vorwärts-/Rückwärtsheben 75/0/30°, bei Außen-/ Innenrotation in Neutralstellung 25/0/40°. Wegen der massiven, schmerzhaften Bewegungseinschränkung ist die Rotatorenmanschette klinisch nicht konklusiv beurteilbar. Der Nervus axillaris ist intakt. Die Röntgenbilder der rechten Schulter zeigen eine leicht fleckige Alteration im Humeruskopf, einen diskreten lateralen Downslope sowie eine in Angulation konsolidierte Corpusscapulae-Fraktur (◘ Abb. 26.5). Die Aufnahmen der rechten Klavikula a.-p. und tangential dokumentieren den Status bei Plattenosteosynthese mit 6-Loch-Rekonstruktionsplatte und isolierter Zugschraube. Die Klavikulaschrägfraktur ist bei sichtbarem Frakturspalt noch nicht konsolidiert (◘ Abb. 26.6). Die Sonographie bestätigt eine intakte Rotatorenmanschette rechts. Wir empfehlen eine gezielte Physiotherapie durch eine in Schulterphysiotherapie spezialisierte Therapeutin. Die Plattenentfernung ist frühestens 1 Jahr nach Osteosynthese möglich. Zurzeit besteht kein Handlungszwang, da keine Sekretion vorliegt. Gleichzeitig kann dann auch die arthroskopische Arthrolyse der rechten Schul-

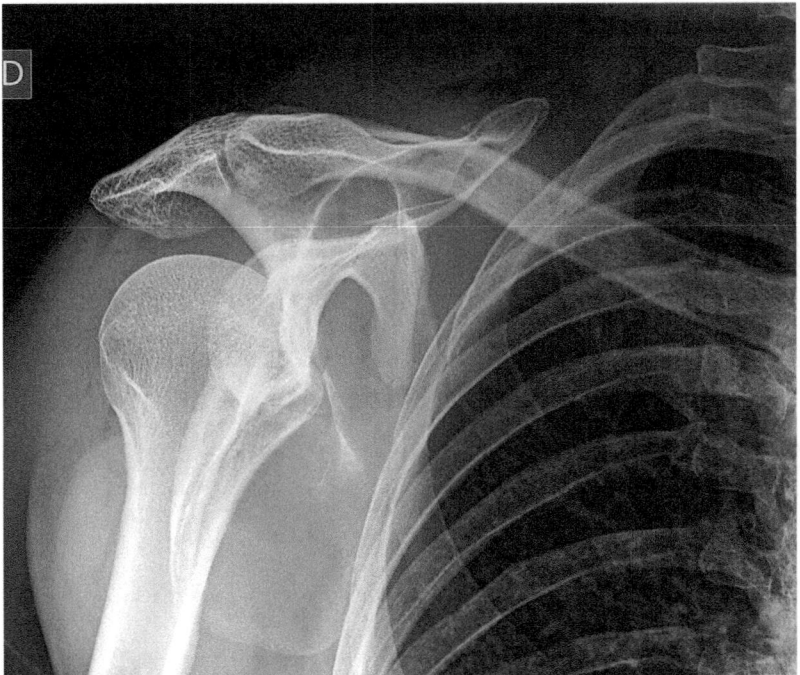

◘ Abb. 26.2

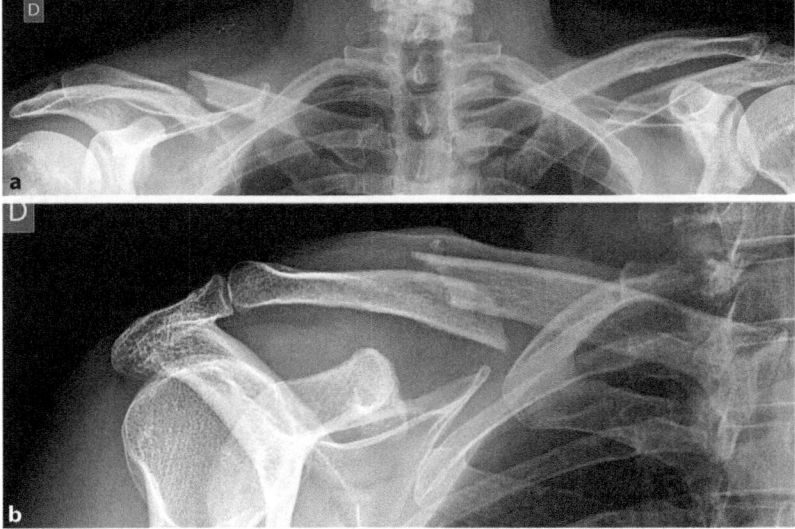

◘ Abb. 26.3

ter vorgenommen werden. Die 100%ige Arbeitsunfähigkeit bleibt bis auf weiteres bestehen.

■ **Analyse**

Der Patient drängt als sportlich ambitionierter Mann auf die chirurgische Therapie seiner Klavikulafraktur. Dies ist legitim und wäre auch von uns so akzeptiert worden, obwohl diese Klavikulaschrägfraktur auch konservativ angegangen werden kann. Der Operateur übersieht jedoch bei der Indikation zur Klavikulaosteosynthese mit der mehrfragmentären, dislozierten Corpusscapulae-Fraktur die erhebliche Zusatzverletzung. Die nach dem Ersteingriff

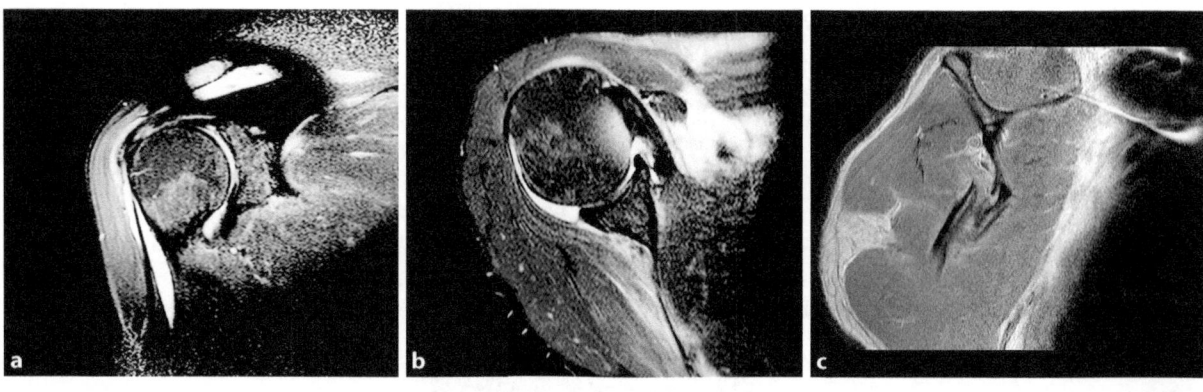

◘ Abb. 26.4

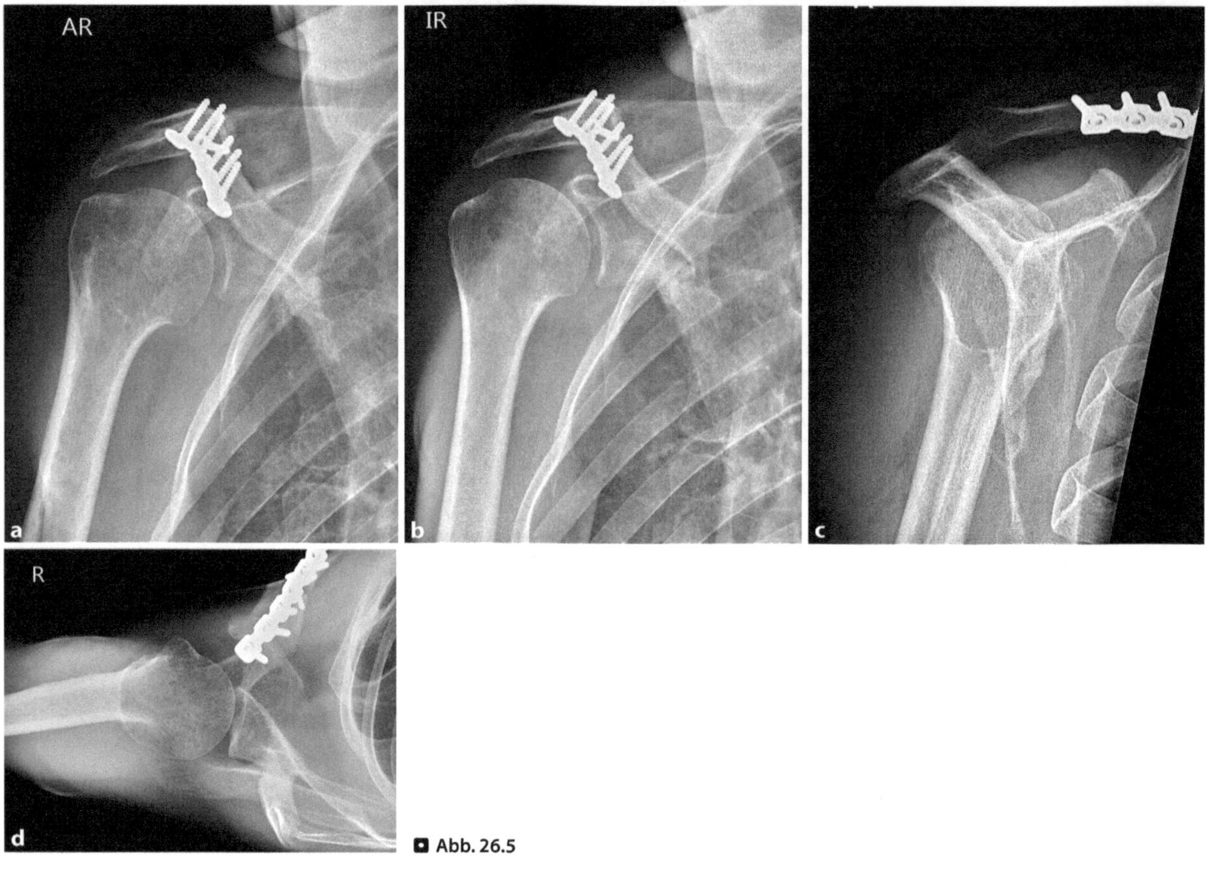

◘ Abb. 26.5

persistierenden Schmerzen sind mit hoher Wahrscheinlichkeit auf die Skapula-fraktur zurückzuführen. Die Arthro-MRI-Untersuchung führt dann durch Fehlinterpretation in die falsche Richtung, obwohl die Skapulafraktur nun klar dokumentiert ist. Die arthroskopische Revision der Rotatorenmanschette mit Tenodese der langen Bizepssehne 5 Wochen nach Erstintervention schießt am Ziel vorbei und belastet bloß die Rehabilitation des Schultergürtels zusätzlich. Die vom Patienten primär gewünschte rasche Wiedererlangung der Sportfähig-keit misslingt somit gründlich. Der passionierte Biker wird frühestens 1 Jahr nach dem Unfall wieder mehr oder weniger schmerzfrei auf sein Fahrrad stei-gen können.

Analyse

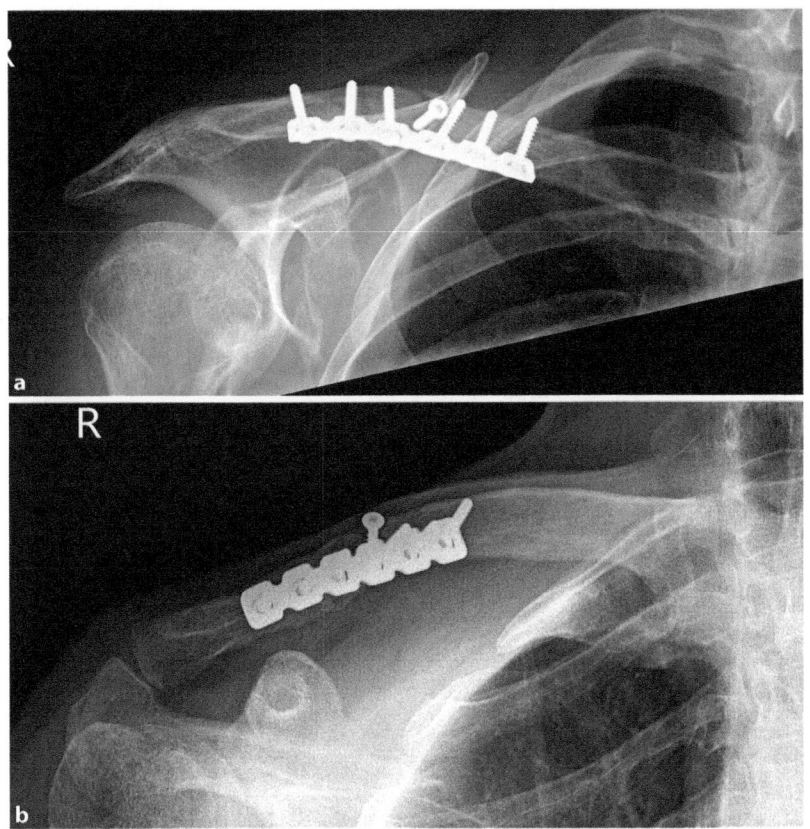

◻ Abb. 26.6

Second Opinion bei lateraler Klavikulafraktur

H.K. Schwyzer, R.P. Meyer

R. Meyer et al. (Hrsg.), *Die Zweitmeinung in der Schulterchirurgie – ein Muss,*
DOI 10.1007/978-3-642-37094-6_27, © Springer-Verlag Berlin Heidelberg 2013

▪ Der Fall

Am 04.01.2009 zieht sich ein damals 36-jähriger Mann beim Skilaufen in Österreich eine laterale Klavikulafraktur links zu, die anderntags in einer dem Skigebiet angeschlossenen Unfallklinik operativ versorgt wird. Es wird eine Spickdrahtosteosynthese durchgeführt. Die Unfallröntgenbilder sowie die postoperativen Kontrollröntgenaufnahmen sind nicht mehr einsehbar. Nach Rückkehr in die Schweiz meldet sich der Patient zu einer klinischen und radiologischen Kontrolle bei seinem Hausarzt. Wegen Dislokation der Fraktur bei losen Kirschner-Drähten wird der Patient an einen Chirurgen überwiesen. Dieser führt am 09.01.2009 die Reosteosynthese mit Hakenplatte durch. Die Platte wird bereits am 27.01.2009, d. h. nach 3 Wochen, wegen eines akuten Infekts entfernt. Dieser Infekt entpuppt sich in der Folge als Pseudomonasinfektion und kann erst Wochen später nach mehrmaligen Revisionsoperationen abheilen. Am 02.04.2009 wird die laterale Klavikulafraktur erneut mit einer Zuggurtungsosteosynthese angegangen. Die Fraktur konsolidiert nicht. Es entwickelt sich eine Pseudarthrose (▪ Abb. 27.1). Diese wird am 10.03.2010 durch denselben Chirurgen revidiert und mit kortikospongiösem Beckenspan, fixiert mit 2 zirkulären Cerclagen, stabilisiert (▪ Abb. 27.2). Die Pseudarthrose heilt in der Folge aus (▪ Abb. 27.3). Die Metallentfernung erfolgt am 21.12.2010. Der Patient wird seither physiotherapeutisch betreut. Heute, 3½ Jahre nach Erstintervention, verbleiben Restbeschwerden im linken Schultergürtel. Diese manifestieren sich als ziehende Schmerzen vorwiegend beim Joggen und Biken und den entsprechenden Erschütterungen. Die Schmerzen sind diskret regredient. Da der Patient sich wegen späterer Komplikationen sorgt, wünscht er eine Einschätzung durch uns.

▪ Second Opinion

Wir sehen den 39-jährigen sportlichen Mann, Rechtshänder, 3½ Jahre nach dem Unfall. An der linken Schulter findet sich eine leicht keloidartig veränderte infraklavikuläre Bogeninzision, die sich über die ganze Schulterkuppe erstreckt. Klinisch zeigen sich keine Anhaltspunkte für einen Infekt. Die Schultergelenkbeweglichkeit ist praktisch symmetrisch. Die Rotatorenmanschette links ist klinisch unauffällig. Am Ort der ehemaligen Pseudarthrose besteht keine Druckdolenz, eine leichte Druckempfindlichkeit findet sich jedoch im AC-Gelenkbereich. Die Röntgenbilder zeigen eine in Fehlstellung konsolidierte Klavikulapseudarthrose lateral mit großzügig reseziertem AC-Gelenk (▪ Abb. 27.4). Ein differenziertes Blutbild und die 3-Phasen-Skelettszintigraphie ergeben keine Anhaltspunkte für einen Infekt. Die Nativ-MRI-Untersuchung dokumentiert die Konsolidierung der Pseudarthrose. Die Rotatorenmanschette ist intakt. Die Pars clavicularis des Musculus deltoideus ist partiell abgelöst und im Ansatz vernarbt. Bei reseziertem AC-Gelenk besteht eine Diastase von 16 mm. Der korakoklavikuläre Bandapparat ist vernarbt, jedoch intakt (▪ Abb. 27.5).

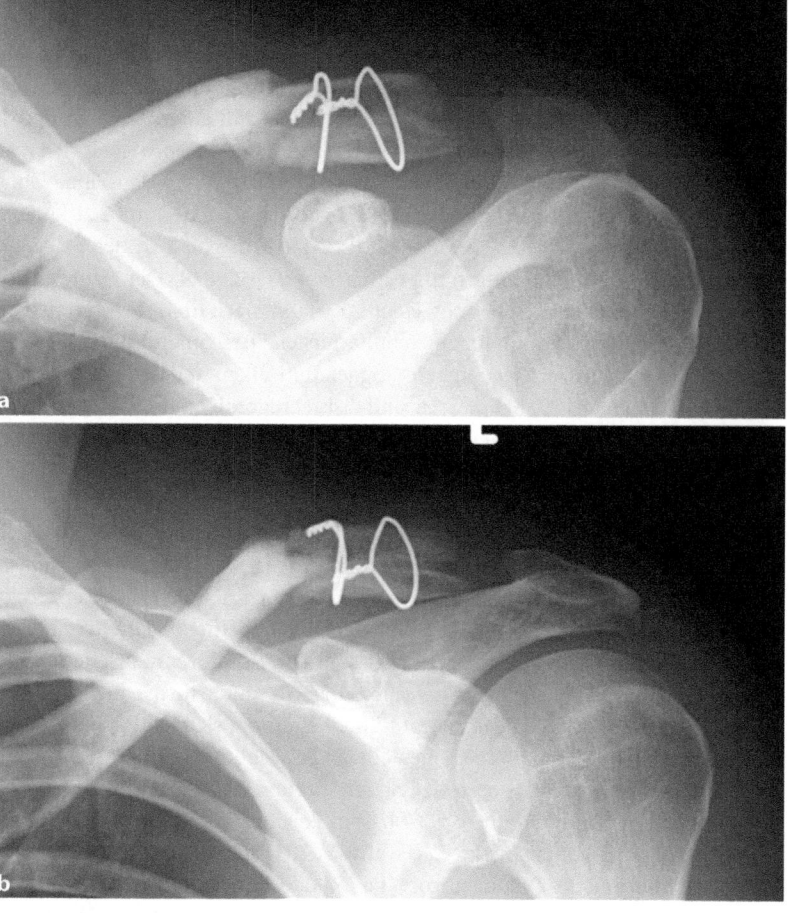

◘ Abb. 27.1

◘ Abb. 27.2

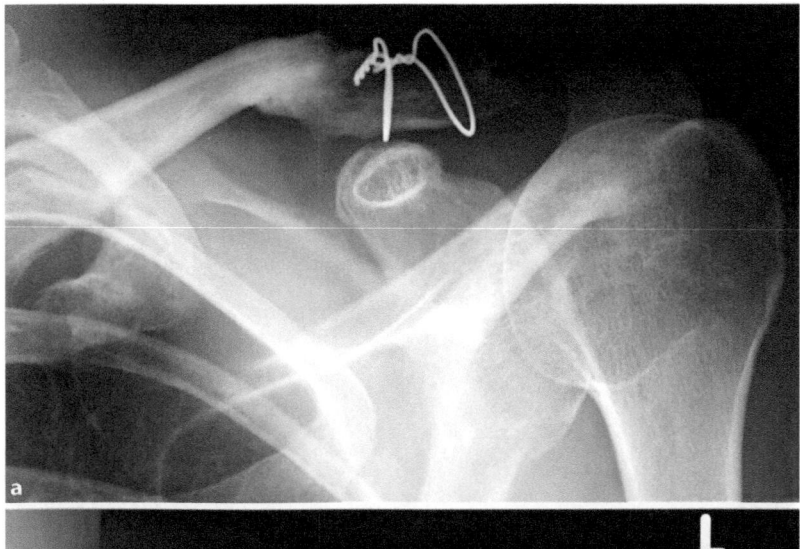

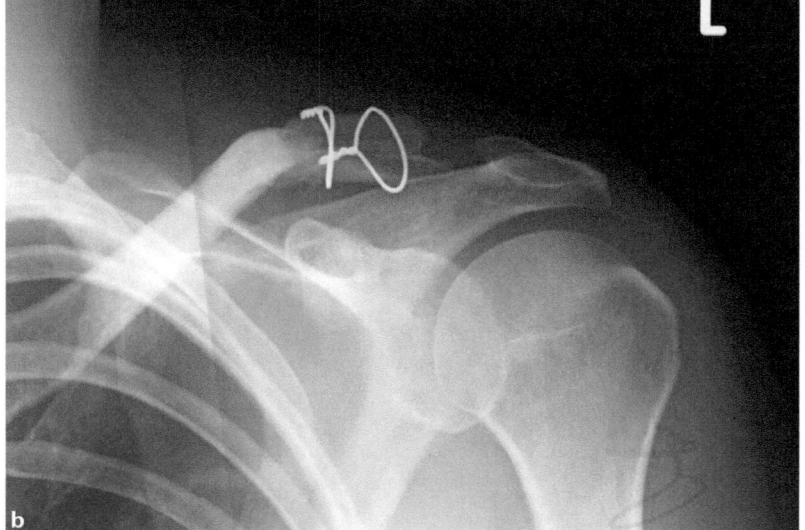

☑ Abb. 27.3

Wir raten dem Patienten zum jetzigen Zeitpunkt von einer chirurgischen Revision ab. Wir können chirurgisch nichts verbessern und provozieren unter Umständen erneut einen Infekt. Der Patient kann mit den Restbeschwerden leben und verbessert seine Kraft am linken Schultergürtel durch gezieltes Krafttraining. Der Mann arbeitet zu 100 %.

■ **Analyse**

Wir stehen hier vor dem Thema „Kleine Ursache, große Wirkung". Laterale Klavikulafrakturen bedürfen einer sorgfältigen Osteosynthese mit winkelstabilen Spezialplatten und können nicht „auf die Schnelle" mit ein paar Kirschner-Drähten versorgt werden. Dass hier zusätzlich ein Infekt gesetzt wurde, der vorerst inapperzept bleibt, verbessert den Verlauf ebenfalls nicht. Der sekundär hinzugezogene Chirurg gibt sein Bestes und kann den Infekt und die Pseudarthrose in der Folge sanieren. Was zurückbleibt, sind: ein durch die multiplen Eingriffe in der Pars clavicularis irreparabel geschädigter Deltoidmuskel, eine durch Vernarbungen und die große AC-Gelenkdiastase in diesem Gelenk gestörte Mechanik sowie ein durch diese Faktoren unterhaltener Restschmerz.

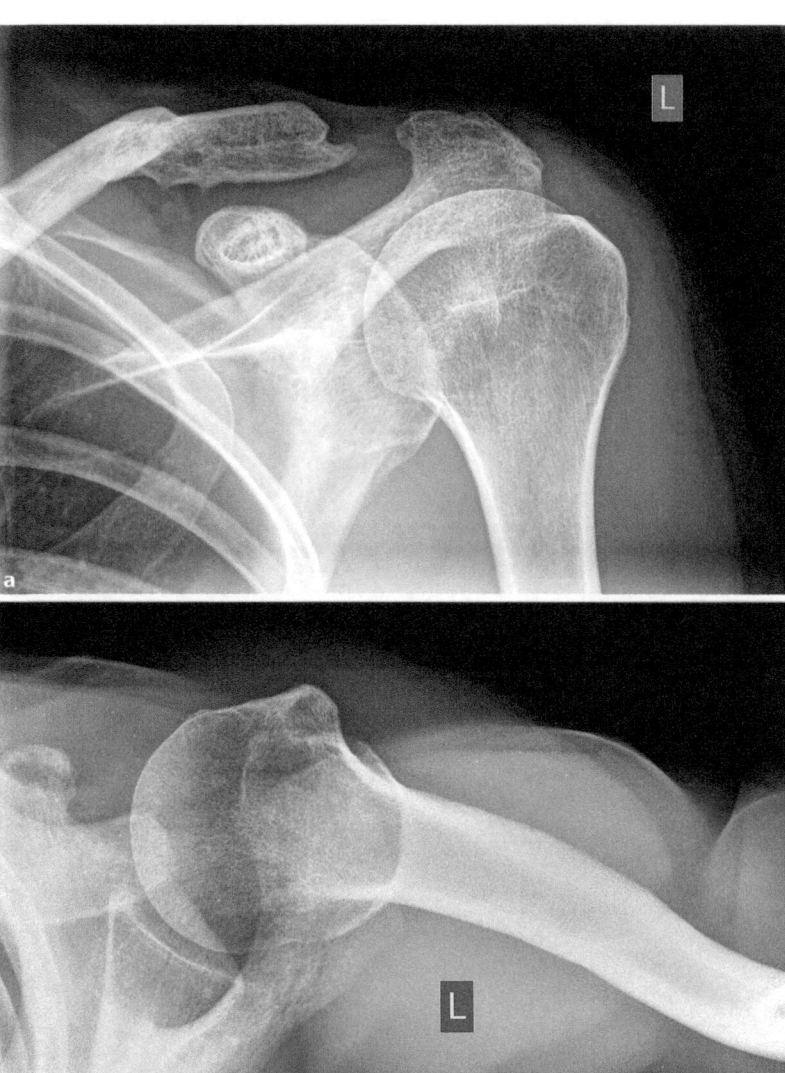

■ Abb. 27.4

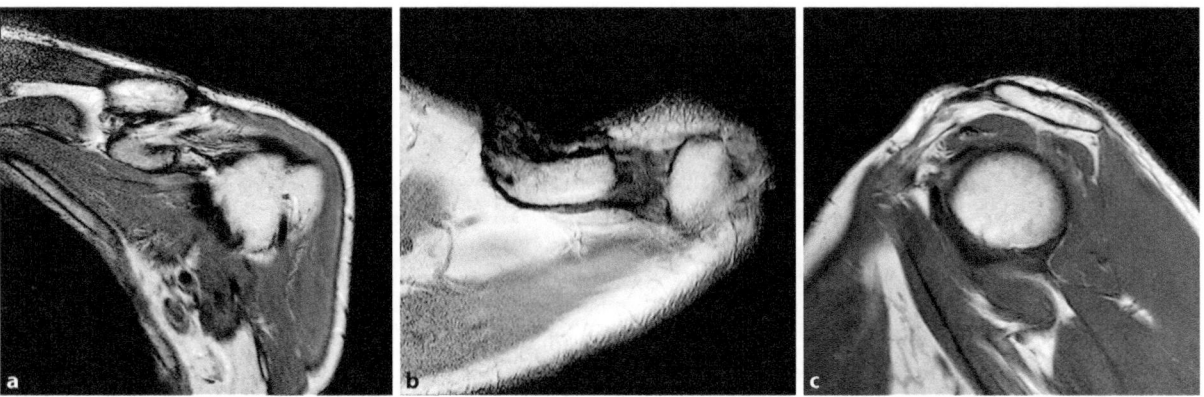

■ Abb. 27.5

Second Opinion bei „non union" nach primärer Plattenosteosynthese einer Klavikulafraktur

H.K. Schwyzer, F. Moro, R.P. Meyer

R. Meyer et al. (Hrsg.), *Die Zweitmeinung in der Schulterchirurgie – ein Muss,*
DOI 10.1007/978-3-642-37094-6_28, © Springer-Verlag Berlin Heidelberg 2013

- **Der Fall**

Eine 69-jährige Frau stürzt am 18.02.2012 auf Glatteis und zieht sich dabei eine Klavikulafraktur im mittleren Drittel links zu (◘ Abb. 28.1). Die Patientin meldet sich am 19.02.2012 im nahegelegenen Krankenhaus und wird gleichentags operiert. Es wird eine Plattenosteosynthese mit frakturüberbrückender LCP-Platte vorgenommen (◘ Abb. 28.2). Die Patientin klagt postoperativ bei konsequent durchgeführter Bewegungstherapie über ausstrahlende Schmerzen in den linken Hemithorax und Arm. Eine Kontrolle beim Operateur 6 Wochen nach Intervention ergibt freie Schultergelenkbeweglichkeit links. Eine Druckdolenz über der Platte wird festgehalten. Radiologisch zeigen sich keine Anhaltspunkte für eine Plattenlockerung (◘ Abb. 28.3). Wegen der in den linken Arm ausstrahlenden Schmerzen wird eine Arthro-MRI-Untersuchung der linken Schulter veranlasst. Die MRI-Bilder vom 17.04.2012 dokumentieren eine intakte Rotatorenmanschette mit partieller Unterflächenläsion der Supraspinatussehne bei im Übrigen unauffälligen Strukturen (◘ Abb. 28.4). Eine Erklärung der anhaltenden Beschwerden kann aus dieser in etwa altersentsprechenden Supraspinatussehnenalteration nicht abgeleitet werden. Anlässlich der Kontrolluntersuchung beim Operateur am 08.05.2012 wird die Analgetikamedikation gesteigert und eine Triggerpunkttherapie eingeleitet. Eine weitere Kontrolle wird in 4 Monaten geplant und bei guter Konsolidierung der Fraktur bereits eine Plattenentfernung ins Auge gefasst. Dieser optimistische Fahrplan kann dann in der Folge nicht eingehalten werden, klagt die Patientin doch über zunehmende Schmerzen im linken Klavikulabereich. Auch empfindet sie subjektiv ein „Plattenwackeln" medial. Die Kontrolle beim Operateur am 04.09.2012 bestätigt dann den Plattenausriss medial (◘ Abb. 28.5). Die gleichentags durchgeführte CT-Untersuchung zeigt die mediale Auslockerung und dokumentiert auch die dadurch bedingte Nichtkonsolidierung der Frakturzone (◘ Abb. 28.6). Der Operateur schlägt die Reosteosynthese mit Plattenwechsel und Überbrückung des Defekts mit Tutoplast vor. Die Patientin wünscht vor dem Eingriff eine Zweitmeinung durch uns.

- **Second Opinion**

Anlässlich der Untersuchung in unserer Klinik am 25.09.2012 klagt die Patientin über starke, seit 6 Wochen progrediente Schmerzen im linken Klavikulabereich medial. Die Längsinzision infraklavikulär ist reizlos. Medial sind die Plattenstrukturen prominent; es besteht eine deutliche Druckdolenz im medialen Plattenbereich. Klinisch finden sich lokal keine Entzündungszeichen. Die Schultergelenkbeweglichkeit links ist schmerzbedingt endständig leicht eingeschränkt. Die mitgegebenen Röntgenbilder zeigen die nicht konsolidierte Klavikulafraktur bei medialem Plattenausriss – dokumentiert in ◘ Abb. 28.5

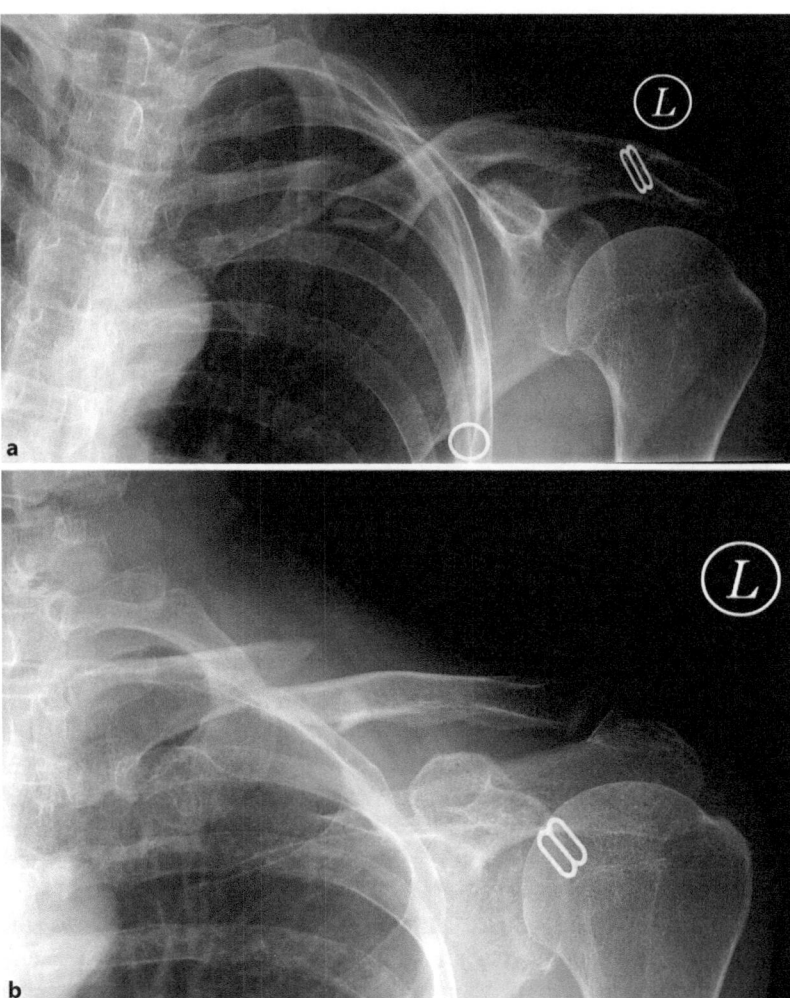

◘ Abb. 28.1

und 28.6. In Anbetracht der eindeutigen Situation verzichten wir auf neue Röntgenaufnahmen. Auch wir schlagen, wie die erstbehandelnden Ärzte, die Reosteosynthese vor. Wir benutzen in diesen Fällen die für die linke Klavikula bereits vorgebogene Spezialplatte VA. Auch sehen wir hier vor, vom Beckenkamm entnommene, körpereigene Spongiosa anzulagern und, je nach intraoperativer Situation, zusätzlich einen trikortikalen, überbrückenden Beckenspan zu interponieren. Die Patientin wünscht den Eingriff durch uns möglichst rasch. Die Operation wird für die nächsten Tagen geplant.

▪ **Analyse**

Osteosynthesen bei Klavikulafrakturen im mittleren Drittel gelten gemeinhin als einfach. Dem ist jedoch nicht so. Wir beurteilen in unserer Poliklinik regelmäßig, wie auch im vorliegenden Fall, postoperativ problematisch gewordene Klavikulaosteosynthesen. Bei den erheblichen Torsions- und Scherkräften, die schon auf eine gesunde Klavikula einwirken, muss bei einer Fraktur die Osteosynthese diese Kräfte auffangen. Dies gelingt nur bei strikter Einhaltung der biomechanischen Regeln. Bei dieser Patientin wurde eine LCP-Platte gewählt. Dieses Plattenmodell an die Klavikulakrümmungen anzupassen, ist schwierig. Es misslingt hier, weil die Platte medial bereits primär nicht korrekt an-

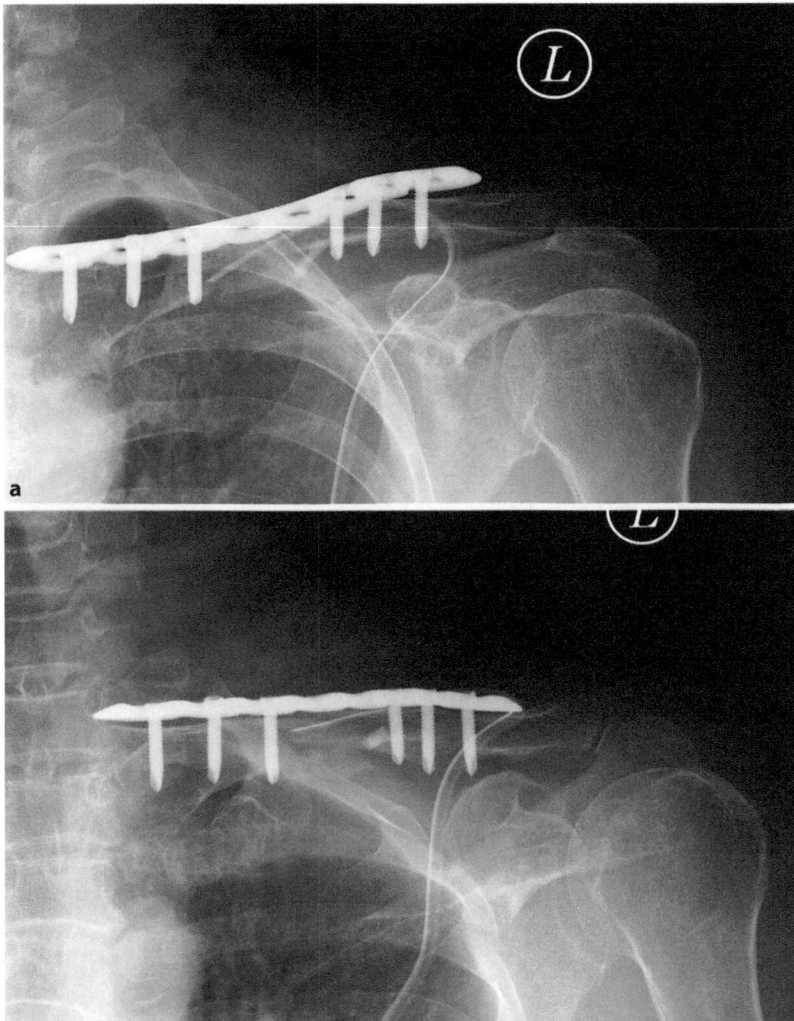

◘ Abb. 28.2

gepasst wurde und etwas absteht, was zu entsprechend verstärkter Belastung des Schraubensitzes medial führt. Sinnvoll ist bei diesen Überbrückungsosteo-synthesen eine möglichst lange Platte. Die Schrauben können dadurch noch frakturferner gesetzt werden. Die Platte kann dann in der Frakturzone besser mitschwingen, was der Frakturheilung förderlich ist. Dass in der Folge neben dem Plattenausriss auch ein Riss im Vertrauensverhältnis zwischen der Patien-tin und ihrem Operateur eintritt, ist nachvollziehbar.

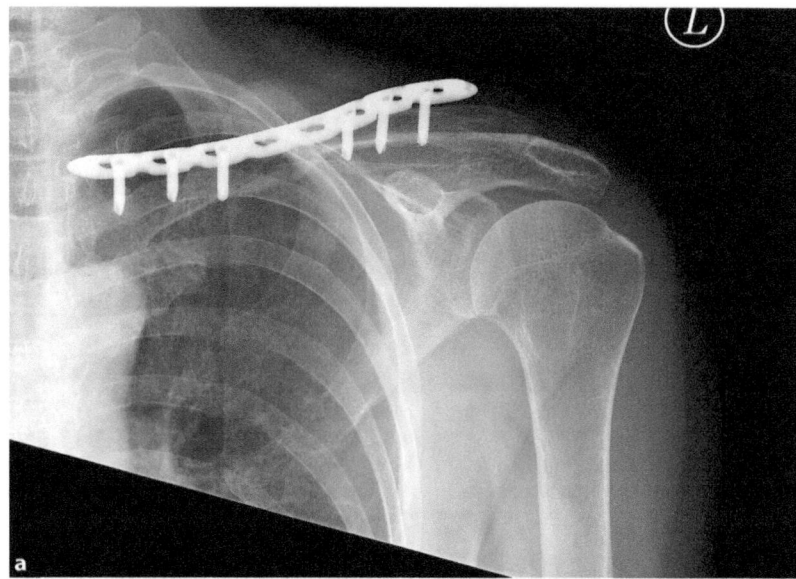

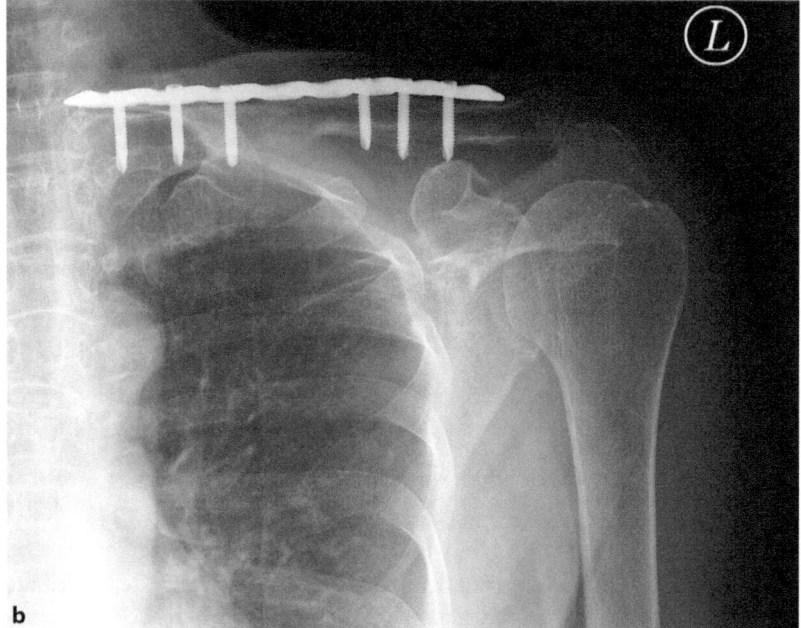

◘ Abb. 28.3

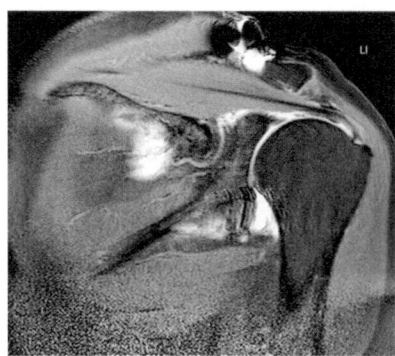

◘ Abb. 28.4

Analyse

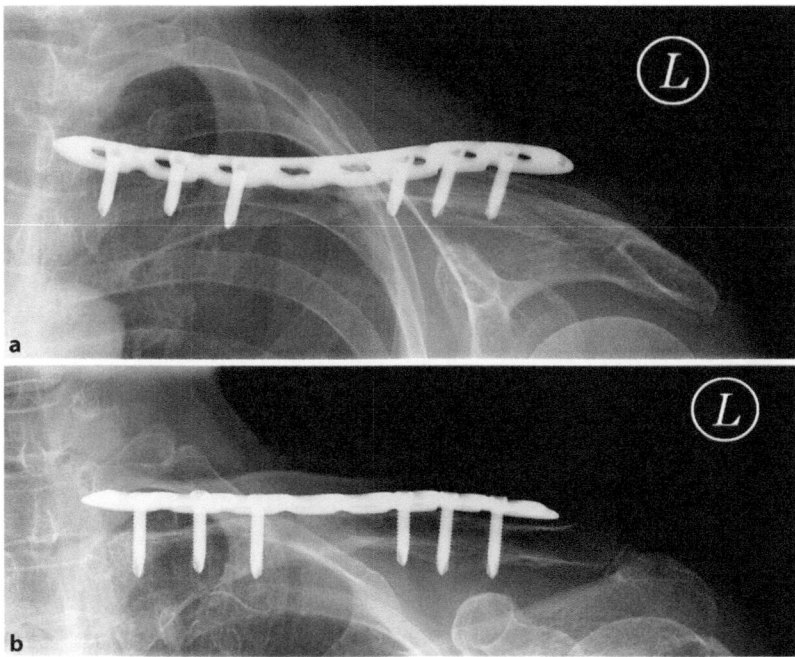

◰ Abb. 28.5

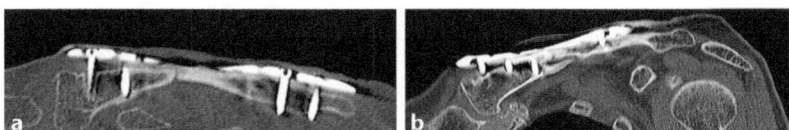

◰ Abb. 28.6

Second Opinion bei Status nach Osteosynthese einer Klavikulapseudarthrose unter Belassen der Fehlstellung

F. Moro, R.P. Meyer

R. Meyer et al. (Hrsg.), *Die Zweitmeinung in der Schulterchirurgie – ein Muss*,
DOI 10.1007/978-3-642-37094-6_29, © Springer-Verlag Berlin Heidelberg 2013

■ **Der Fall**

Ein zum Zeitpunkt des Unfalls gut 39-jähriger Mann frakturiert sich bei einem Sturz am 20.08.2006 die linke Klavikula im mittleren Drittel. Bereits auf den Unfallbildern zeigt sich eine erhebliche Gibbusbildung mit entsprechender Verkürzung der Klavikula. Die konservative Therapie führt in der Folge bei dieser Fehlstellung zu einer symptomatischen Pseudarthrose. Diese wird am 02.09.2008, d. h. 2 Jahre nach dem Unfall, chirurgisch angegangen. Es wird die Anfrischung der Pseudarthrose und Fixation mit 3,5-mm-Rekonstruktionsplatte durchgeführt. Das Alignement der Klavikula wird nicht korrigiert. Die Platte wird an die Fehlstellung angepasst. Der postoperative Verlauf ist entsprechend unbefriedigend. Die Angulation beträgt ca. 40°. Zusammen mit der relativen Verkürzung resultiert eine schmerzhafte Haltungsinsuffizienz. Eine CT-Untersuchung vom 29.03.2010 kann den Verdacht der persistierenden Pseudarthrose nicht sicher ausräumen (■ Abb. 29.1). Der Patient wird im Sinne einer Zweitmeinung mit der Frage der Reintervention an uns überwiesen.

■ **Second Opinion**

Wir beurteilen den Patienten klinisch und konventionell radiologisch am 25.11.2010. Der inzwischen 43½-jährige Mann klagt über diffuse Nacken-/Schulterschmerzen links. Es fällt eine deutliche Gibbusfehlstellung im Bereich der linken Klavikula auf. Daraus resultiert eine entsprechende, relative Verkürzung der Klavikula. Die Narbenverhältnisse sind reizlos, der Kallus deutlich druckdolent. Die Schulterbeweglichkeit ist links schmerzbedingt im letzten Bewegungsabschnitt eingeschränkt mit einer Bewegungsamplitude von 130° in Abduktion – bei Schmerzauslösung ab 100° – und von 160°/0°/40° beim Vorwärts-/Rückwärtsheben. Die Außen-/Innenrotation ist sowohl in Neutralstellung wie auch in Abduktion von 90° frei. Der Nackengriff ist nur mit Trickbewegungen möglich, der Schürzengriff gelingt bis Höhe LWK1. Radiologisch bestätigt sich die starke Angulation. Im Bereich der Pseudarthrose findet sich noch der alte Frakturspalt. Das Osteosynthesematerial ist stabil (■ Abb. 29.2). Die Sonographie dokumentiert eine intakte Rotatorenmanschette beidseits. Wir empfehlen die Korrekturosteotomie mit Behebung des Gibbus und Längenausgleich. Sollte sich die Persistenz der Pseudarthrose bestätigen, würde diese ebenfalls angegangen. Aus beruflich-persönlichen sowie versicherungstechnischen Gründen wird der Eingriff dann erst am 05.09.2011, d. h. 5 Jahre nach dem Unfall, vorgenommen. Intraoperativ zeigt sich, dass die ehemalige Pseudarthrosezone konsolidiert ist. Wir führen die Verlängerungs- und Exten-

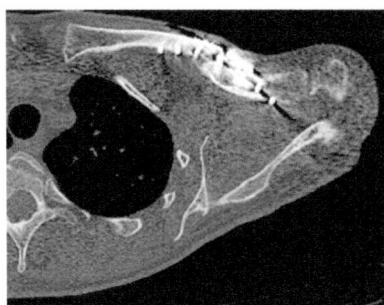

◘ Abb. 29.1

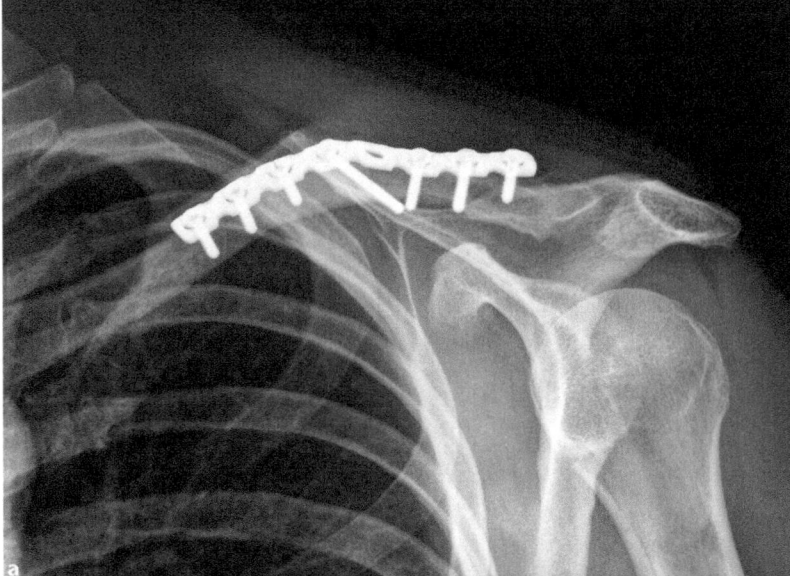

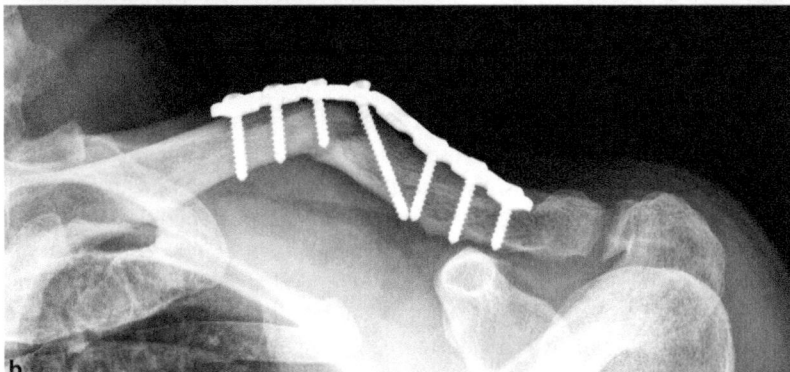

◘ Abb. 29.2

sionsosteotomie durch mit Interposition eines trikortikalen Beckenspans und Plattenosteosynthese mit anatomisch vorgeformter, anteriorer 8-Loch-LCP-Klavikulaplatte (◘ Abb. 29.3). Abgesehen von einer postoperativ durchgemachten, leichtgradigen retraktilen Kapsulitis entwickelt sich die Situation subjektiv und objektiv gut. 4½ Monate nach dem Eingriff ist die Schulterbeweglichkeit links wegen der durchgemachten retraktilen Kapsulitis endständig noch leicht eingeschränkt. Es persistieren auch zervikozephale Triggerpunkte. Nacken-, Scheitel- und Schürzengriff sind jedoch problemlos durchführbar. Die Röntgenbilder zeigen eine Inkorporation des interponierten Beckenspans. Das Osteosynthesematerial ist stabil in situ (◘ Abb. 29.4). 1 Jahr nach der Reosteosynthese ist der Patient weitgehend beschwerdefrei bei nahezu symmetrischer Schulterbeweglichkeit. Radiologisch ist der Beckenspan integriert, der Osteotomiespalt ist nicht mehr einsehbar (◘ Abb. 29.5).

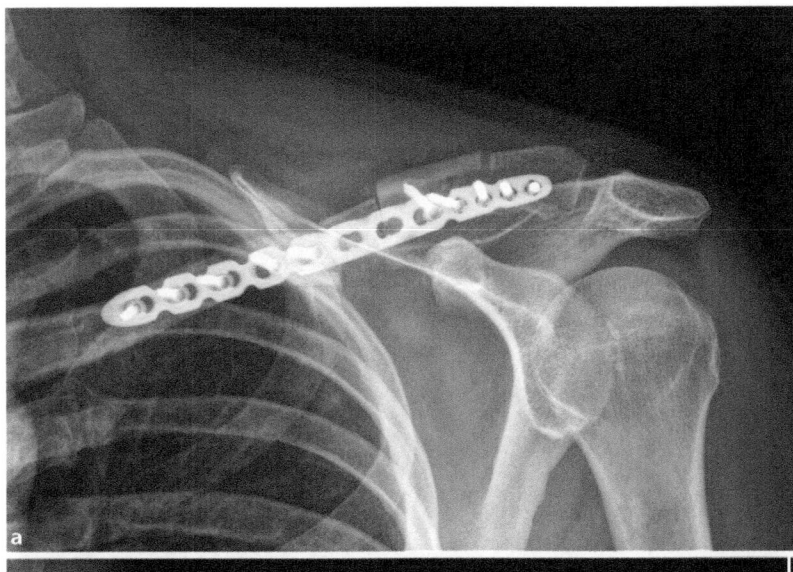

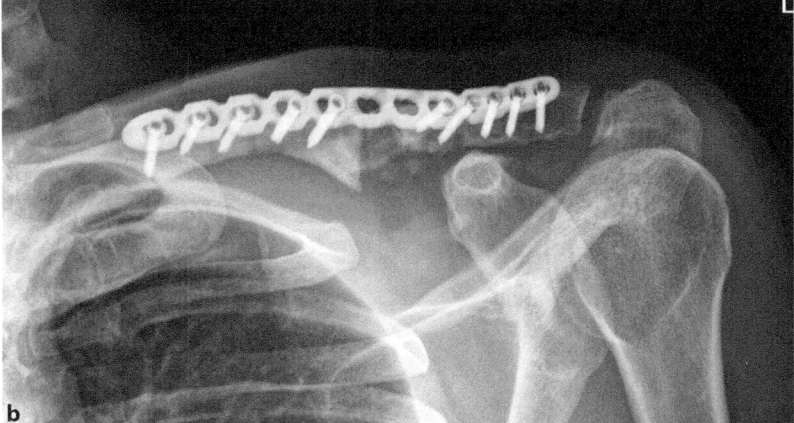

◻ Abb. 29.3

■ **Analyse**

Dieser Frakturtyp an der linken Klavikula hätte unseres Erachtens bei der massiven Angulation mit relativer Verkürzung bereits primär osteosynthetisch versorgt werden müssen. Es entwickelt sich in der Folge dann auch eine schmerzhafte Pseudarthrose. Spätestens aber bei der chirurgischen Sanierung dieser Pseudarthrose 2 Jahre nach der Fraktur hätte gleichzeitig die Korrekturosteotomie erfolgen müssen. Die Pseudarthrose konsolidiert trotz ungünstiger Biomechanik mit Glück. Wegen der Fehlstellung und Verkürzung persistieren jedoch die Beschwerden und nehmen in der Folge noch zu. Erst die Wiederherstellung einer anatomisch korrekten Struktur erbringt Beschwerdefreiheit. Der nahezu 6 Jahre dauernde Leidensweg des Patienten hätte durch ein zielgerichtetes chirurgisches Vorgehen wesentlich verkürzt werden können.

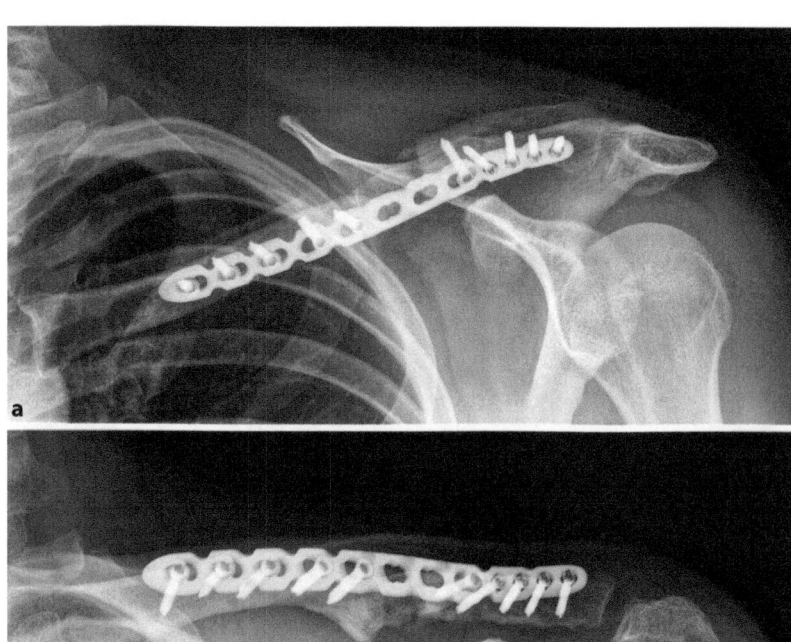

☐ **Abb. 29.4**

Analyse

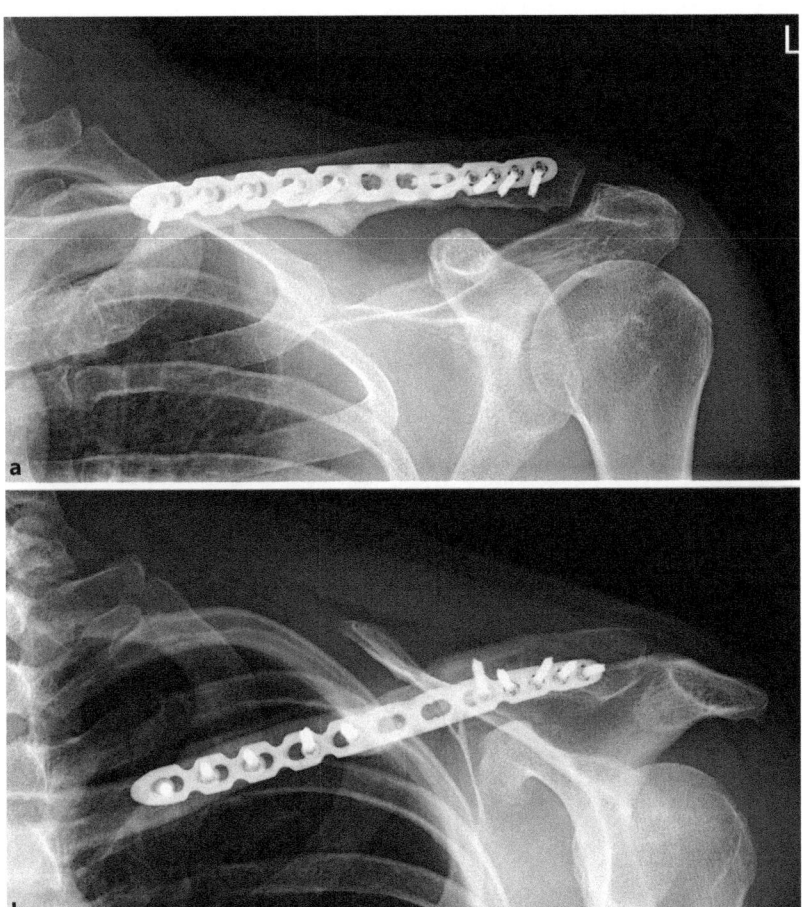

◘ Abb. 29.5

Second Opinion bei Klavikulapseudarthrose nach Osteosynthese einer Klavikulapseudarthrose

F. Moro, H. Durchholz, R.P. Meyer

R. Meyer et al. (Hrsg.), *Die Zweitmeinung in der Schulterchirurgie – ein Muss*,
DOI 10.1007/978-3-642-37094-6_30, © Springer-Verlag Berlin Heidelberg 2013

■ Der Fall

Ein heute 50½-jähriger Mann zieht sich 1980 bei adäquatem Trauma eine Klavikulafraktur im mittleren Drittel links zu. Die Fraktur heilt bei konservativer Therapie problemlos ab. Der Patient ist in der Folge beschwerdefrei. 1999 erleidet er erneut eine Klavikulafraktur links im mittleren Drittel. Wiederum liegt ein adäquates Trauma vor. Auch diesmal wird konservativ therapiert. Es verbleiben in der Folge diskrete Restbeschwerden, die der Patient jedoch verkraften kann. Wegen leichter Zunahme der Schmerzen mit mechanisch störender Buckelbildung über der linken Klavikula meldet sich der Patient 10 Jahre nach der zweiten Fraktur bei einem Orthopäden. Die Röntgenbilder zeigen eine hypertrophe Klavikulapseudarthrose im mittleren Drittel links mit Fehlstellung und entsprechender Verkürzung (◧ Abb. 30.1). Dem Patienten wird die chirurgische Sanierung dieser Pseudarthrose vorgeschlagen. Die Intervention erfolgt am 22.09.2011. Laut Operationsbericht werden die Resektion der Pseudarthrose und die Fixation mit LCP-Platte und zusätzlicher langer Zugschraube durchgeführt (◧ Abb. 30.2). Der postoperative Verlauf gestaltet sich vorerst problemlos. Es verbleiben jedoch Restbeschwerden, die auf die vorstehende Zugschraube zurückgeführt werden. Diese wird am 16.02.2012 teilentfernt. Sie ist auf Höhe des Pseudarthrosespalts gebrochen, was als Zeichen der weiterhin fehlenden Konsolidierung der Pseudarthrose zu werten ist (◧ Abb. 30.3). Die Beschwerden persistieren. Am 07.06.2012 wird mittels Computertomographie die Nichtkonsolidierung der Pseudarthrose dokumentiert (◧ Abb. 30.4). Eine Zweitmeinung durch uns wird gewünscht.

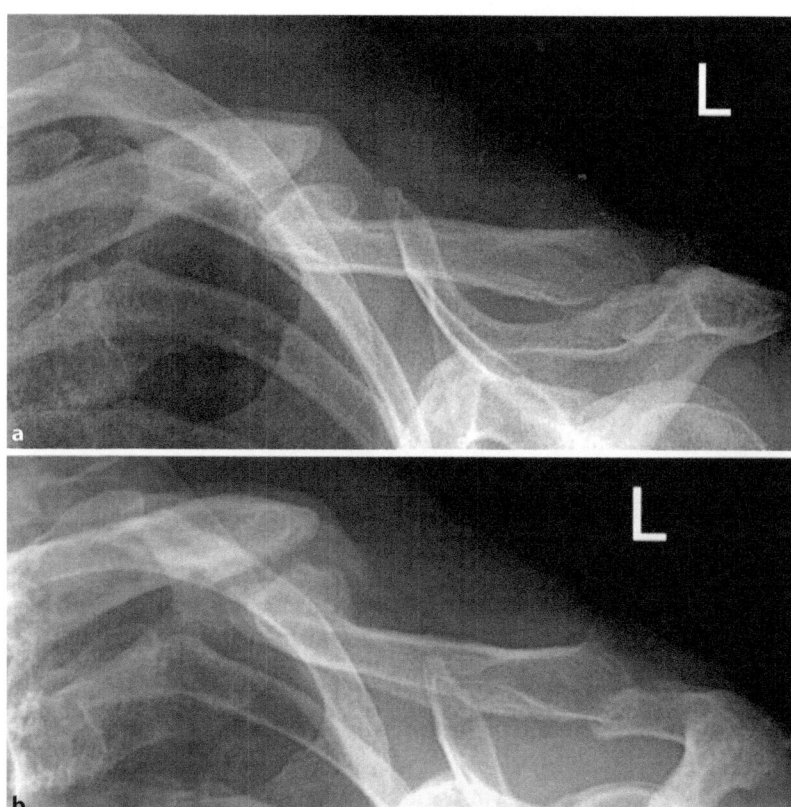

◘ Abb. 30.1

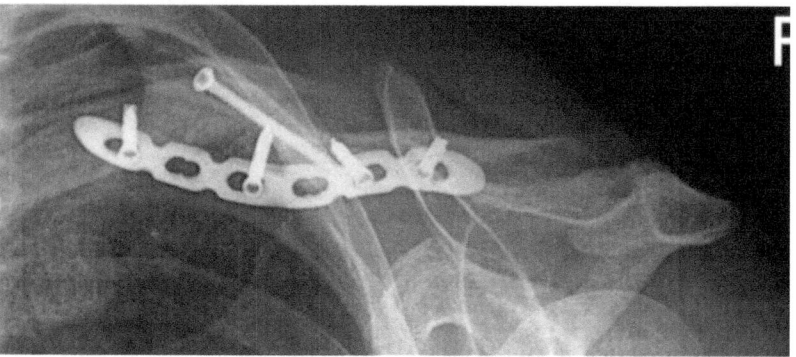

◘ Abb. 30.2

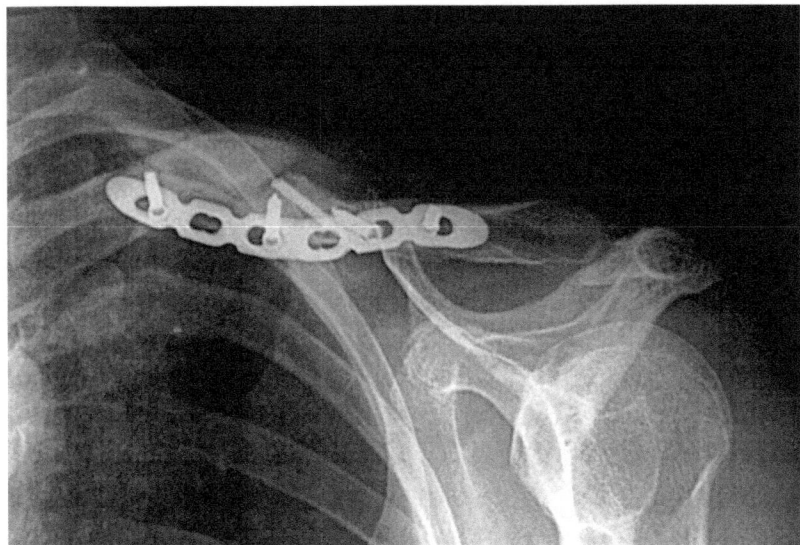

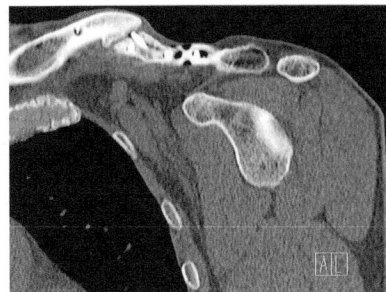

Abb. 30.4

Abb. 30.3

■ **Second Opinion**

Wir beurteilen den Patienten am 02.10.2012. Er klagt über Schmerzen bei Über-kopftätigkeiten sowie bei größerer physischer Belastung. Die Narbenverhältnisse an der linken Klavikula sind reizlos bei deutlicher Fehlstellung der Klavikula. Das Osteosynthesematerial ist bei dem schlanken Mann gut palpierbar. Die Schul-tergelenkbeweglichkeit ist nahezu symmetrisch bei Schmerzauslösung auf Höhe der Pseudarthrose im Hyperabduktions- sowie im Cross-Body-Test. Radiolo-gisch zeigt sich die persistierende Pseudarthrose im mittleren Klavikuladrittel bei liegender LCP-Platte und teilentfernter Kompressionsschraube (■ Abb. 30.5).

Wir postulieren die Reosteosynthese mit Anfrischen der Pseudarthrose, Korrektur der Fehlstellung, Interposition eines trikortikalen Beckenspans mit Spongiosaanlagerung und Stabilisierung mit Spezialplatte. Der Patient ist mit dem Vorschlag einverstanden und wünscht den Eingriff aus beruflichen Grün-den möglichst rasch.

■ **Analyse**

Hier liegt nicht bloß eine hypertrophe Klavikulapseudarthrose links vor. Es handelt sich um eine Malunion und Nonunion mit massiver Gibbusbildung und dadurch bedingter relativer Verkürzung. Eine solche Pseudarthroseform kann operativ nicht einfach in situ verschraubt werden. Die postoperativ verbleiben-den Scher- und Torsionskräfte verhindern eine Konsolidierung. Zusätzlich stört der Gibbus mechanisch im Alltag.

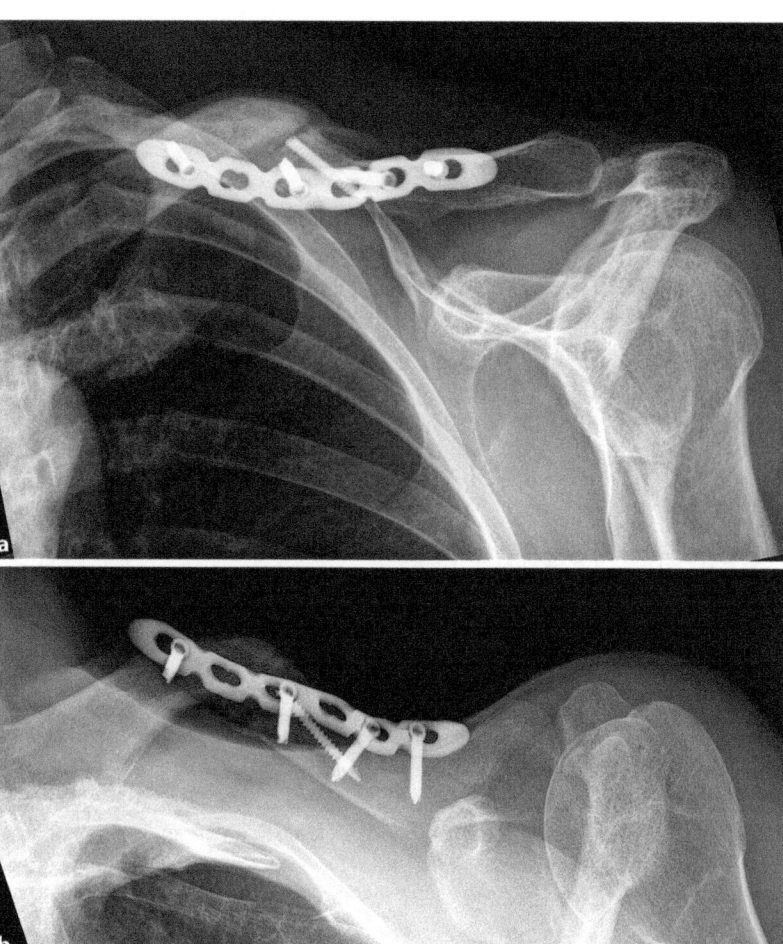

◨ Abb. 30.5

Second Opinion bei Pseudarthrose nach lateralster Klavikulafraktur

F. Moro, R.P. Meyer

R. Meyer et al. (Hrsg.), *Die Zweitmeinung in der Schulterchirurgie – ein Muss,*
DOI 10.1007/978-3-642-37094-6_31, © Springer-Verlag Berlin Heidelberg 2013

▪ Der Fall

Ein 53½-jähriger Mann stürzt am 31.03.2012 mit seinem Fahrrad. Er zieht sich dabei neben Rippenfrakturen eine laterale Klavikulafraktur links zu (◘ Abb. 31.1). Im nahegelegenen Krankenhaus wird der Patient erstversorgt. Eine konservative Therapie mit Rucksackverband wird eingeleitet. Es finden regelmäßige klinische und radiologische Kontrollen statt. Anlässlich der letzten Kontrolle 6 Wochen nach dem Unfall wird der Patient für geheilt erklärt. Bei sportlicher Aktivität bestehen jedoch noch deutliche Einschränkungen mit Restbeschwerden im linken Schulterbereich. Auch zeigt sich bei der letzten Röntgenkontrolle 6 Wochen nach dem Sturz eine keineswegs geheilte Klavikulafraktur (◘ Abb. 31.2). Der Patient orientiert sich ärztlich neu. Am 16.08.2012 wird vom nun behandelnden Arzt eine Computertomographie veranlasst. Es bestätigt sich der Verdacht einer Pseudarthroseentwicklung (◘ Abb. 31.3). Der Patient wird zur Beurteilung und eventuellen chirurgischen Therapie an unsere Klinik überwiesen.

▪ Second Opinion

Wir untersuchen den Patienten am 06.09.2012. Die Schulterbeweglichkeit links ist endständig im Vergleich zur Gegenseite schmerzbedingt leicht eingeschränkt. Auf Höhe der lateralen Klavikula besteht eine deutliche Druckdolenz. Ein hör- und palpierbares Krepitieren findet sich beim Heben der Schulter über die Horizontale im lateralen Klavikulabereich. Klinisch bestehen keine Zeichen einer Rotatorenmanschettenläsion links. Die Intaktheit der Rotatorenmanschette wird auch sonographisch bestätigt. Die Röntgenkontrolle mit AC-Gelenk-Zielaufnahme zeigt keine Hinweise für eine Konsolidierung der lateralen Klavikulafraktur (◘ Abb. 31.4). Wir empfehlen die operative Sanierung dieser symptomatischen Pseudarthrose. Am 15.10.2012 wird die Pseudarthroseanfrischung/-resektion mit Spongiosaplastik vom linken Beckenkamm und Plattenosteosynthese mit 4-Loch-LCP-Humerusplatte durchgeführt (◘ Abb. 31.5). Der postoperative Verlauf mit begleitender Physiotherapie gestaltet sich problemlos. Nach vorerst bis zur Horizontalen limitierter Abduktion erreicht der Patient gute 6 Wochen nach dem Eingriff eine weitgehend symmetrische, freie Schulterbeweglichkeit. Die Röntgenkontrolle zeigt stabiles Osteosynthesematerial mit ausgeglichener Länge der Klavikula und gutem akromioklavikulärem Alignement (◘ Abb. 31.6). Eine Abschlusskontrolle ist 3 Monate nach der Intervention vorgesehen.

▪ Analyse

Diese lateralsten Klavikulafrakturen sollten unseres Erachtens wegen der biomechanisch ungünstigen Situation und entsprechend unsicherer Prognose

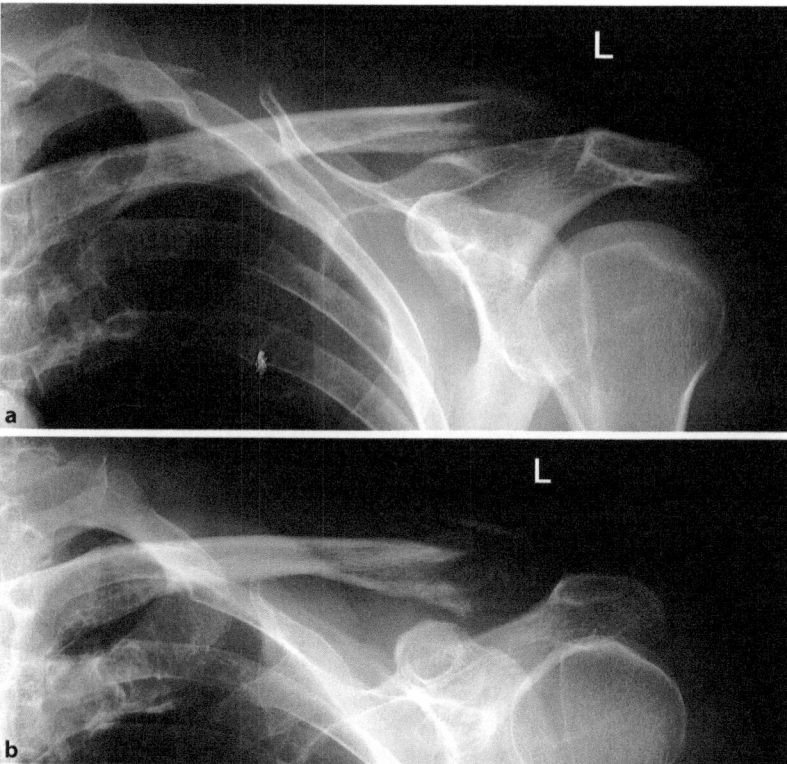

◘ Abb. 31.1

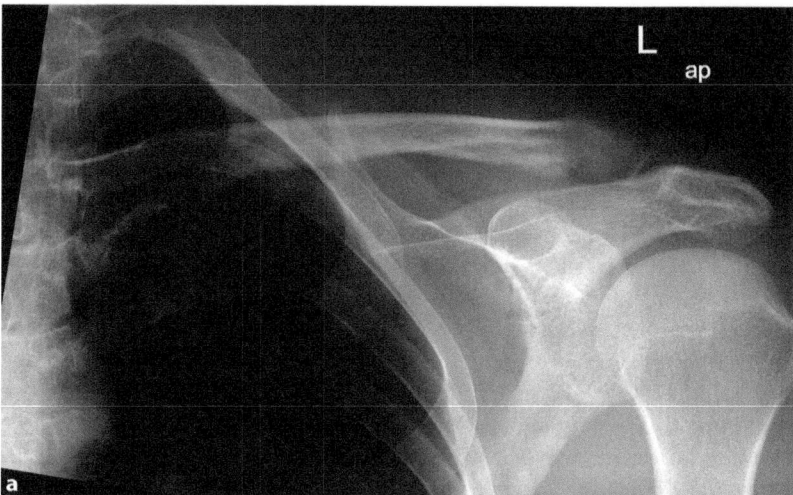

◘ Abb. 31.2 a

primär osteosynthetisch versorgt werden. Die auf das frei flottierende, laterale Klavikulafragment einwirkenden Hebelkräfte bei einem Hauptfragment, das durch den korakoklavikulären Bandapparat stabilisiert wird, lassen eine primäre Konsolidierung nur schwer zu. Dies bestätigt sich in diesem Fall erneut eindrücklich. Dass der Patient 6 Wochen nach dem Unfall trotz persistierender Beschwerden aus der Nachsorge entlassen wird, erleichtert für ihn die weitere Entwicklung nicht.

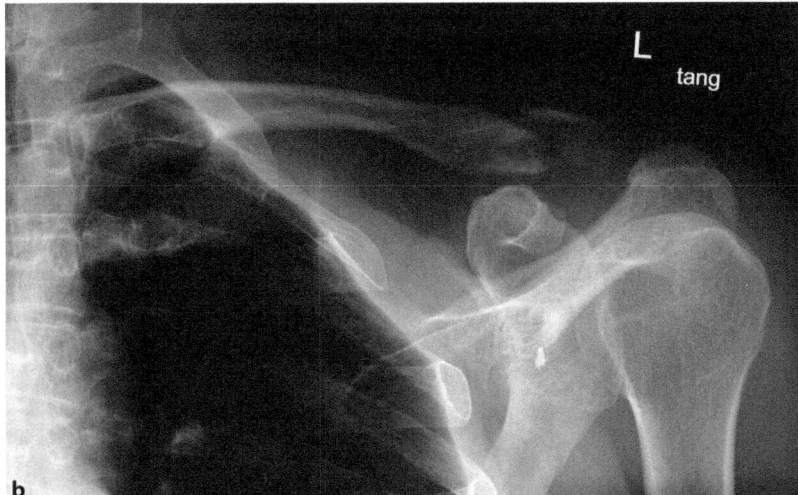

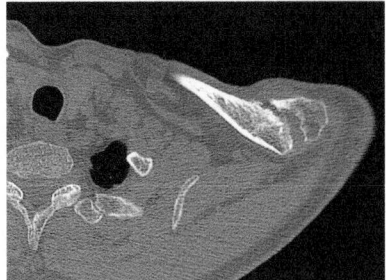

Abb. 31.3

Abb. 31.2 b

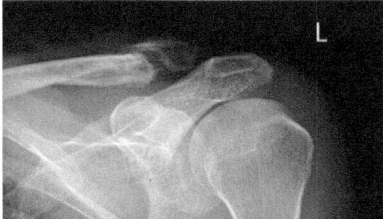

Abb. 31.4

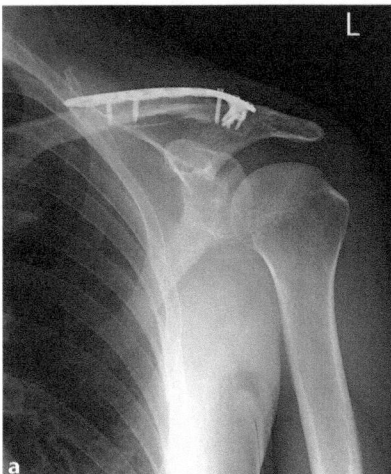

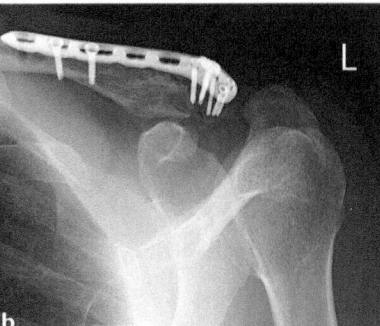

Abb. 31.5

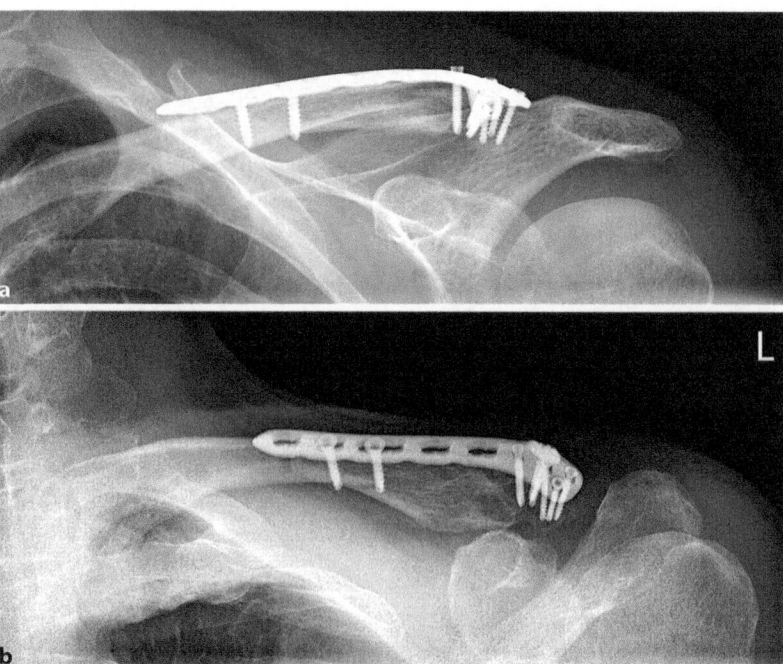

◘ Abb. 31.6

Proximale Humerusfrakturen

Gut zu wissen ...

Ohne den Anschein von Besserwisserei aufkommen zu lassen: Wenn ein Frakturtyp im Schulterbereich nach sorgfältiger Abklärung zur operativen Sanierung an ein entsprechendes Kompetenzzentrum überwiesen werden sollte, dann sind es die 4-Segment-Humeruskopffrakturen und ähnliche Frakturtypen dieser Komplexität. Was die multifragmentäre suprakondyläre Ellbogenfraktur, die komplexe Handgelenkfraktur, die mehrfragmentäre pertrochantäre Femurfraktur, die bikondyläre Tibiakopftrümmerfraktur und die Pilon-tibial-Fraktur an anderen Lokalisationen an Maximalkönnen erfordern, das erfordern diese komplexen Frakturmuster am proximalen Humerus. Bei all den erwähnten komplexen Frakturen geht es nicht bloß um das osteosynthetische Wiederzusammenfügen eines Knochenpuzzles. Es werden auch höchste Ansprüche an das biomechanisch-biologische Wissen gestellt. Die Fähigkeit des intraoperativen Umschaltens auf einen prothetischen Ersatz oder auf die Arthrodese wird bei diesen Frakturen vom Operateur als Selbstverständlichkeit vorausgesetzt. Das entsprechende instrumentelle Equipment muss greifbar sein, das Können und die operative Erfahrung ebenfalls. Das gemeinhin vorgebrachte Gegenargument des Allgemeinchirurgen, der solche Frakturen versorgt, – „Wo führt denn das in Logistik und Kosten in unserem Gesundheitswesen noch hin?" – wird durch die 7 hier analysierten Fälle zur Genüge gekontert. Reosteosynthesen, Re-Reosteosynthesen, sekundäres Umsteigen auf den Kunstgelenkersatz und Infekte sind keine Argumente, die für eine notfallmäßige Behandlung dieser Frakturen „an der Peripherie" sprechen. Solche Folgeoperationen, bedingt durch zu späte Überweisung an ein Kompetenzzentrum, sind auch nicht geeignet, eine Reduktion der Gesundheitskosten zu bewirken. Es wird den massiven Druck der zunehmend digital informierten Patienten brauchen, damit diese den Transfer in ein Kompetenzzentrum erzwingen können.

Second Opinion bei Tuberculum-majus-Avulsionsfraktur

H.K. Schwyzer, R.P. Meyer

R. Meyer et al. (Hrsg.), *Die Zweitmeinung in der Schulterchirurgie – ein Muss,*
DOI 10.1007/978-3-642-37094-6_32, © Springer-Verlag Berlin Heidelberg 2013

■ **Der Fall**

Am 24.12.2009 stürzt eine 70-jährige Frau in ihrer Wohnung und luxiert sich dabei die rechte dominante Schulter. Die radiologische Abklärung im städtischen Krankenhaus bestätigt die anteroinferiore Luxation mit zusätzlich großem Tuberculum-majus-Abrissfragment (■ Abb. 32.1). Nach geschlossener Reposition zeigt sich eine gute Readaptation des Tuberculum majus (■ Abb. 32.2). Am 25.12.2009 wird das Tuberculum majus mit einer Platte refixiert (■ Abb. 32.3). Die postoperative Nachsorge gestaltet sich schwierig. Es verbleiben deutliche Schmerzen im rechten Schultergürtel. In den ersten 6 Wochen wird keine nennenswerte Bewegungstherapie durchgeführt. Es kommt zu einer posttraumatischen/postoperativen Schultersteife. Am 23.03.2010, d. h. 3 Monate nach dem Unfallereignis, wird die Metallentfernung vorgenommen. Es tritt weder eine Besserung der Beschwerden noch der Bewegungsamplitude ein. Am 06.07.2010 erfolgt eine Mobilisation der rechten Schulter in Narkose. In der Folge zeichnet sich eine Schwäche im rechten Schulter-/Armbereich ab. Neurologisch wird eine EMG-dokumentierte, leichte obere Armplexusläsion festgehalten. Die Beweglichkeit verbessert sich nicht. Die Schmerzen persistieren mit einer etwas anderen Charakteristik. Durch einen versierten Schulterchirurgen wird am 28.09.2010 eine arthroskopische Arthrolyse mit AC-Gelenkresektion und langer Bizepssehnentenotomie durchgeführt. Die Beweglichkeit verbessert sich geringfügig. Die Schmerzen sind unverändert. Am 06.12.2011 findet eine weitere Konsultation bei einem spezialisierten Schulterchirurgen statt. Die von ihm veranlasste Nativ-MRI-Untersuchung zeigt keine Anhaltspunkte für eine Humeruskopfnekrose bei intakter Rotatorenmanschette (■ Abb. 32.4). Der Chirurg schlägt die Implantation einer Schulterprothese vor. Die nach wie vor von Schmerzen und Bewegungseinschränkungen geplagte Patientin wünscht vor einer solchen eingreifenden Intervention eine Beurteilung durch uns.

■ **Second Opinion**

Die inzwischen 73-jährige Patientin weist eine deutliche Atrophie der Schultergürtelmuskulatur rechts auf. Die Bogeninzision im Sulcus deltopectoralis ist reizlos. Die Schultergelenkbeweglichkeit rechts beträgt in Abduktion knapp 90°, beim Vorwärts-/Rückwärtsheben 120/0/35°, bei Außen-/Innenrotation in Neutralstellung 60/0/65°, in Abduktion 75/0/50°. Die Rotatorenmanschette ist klinisch intakt bei Druckdolenz der tenotomierten langen Bizepssehne im proximalen Oberarmbereich. Der Nervus axillaris ist klinisch unauffällig. Die Nativröntgenbilder der rechten Schulter dokumentieren den Status bei AC-Gelenkresektion sowie zystische Alterationen am Tuberculum majus. Es finden

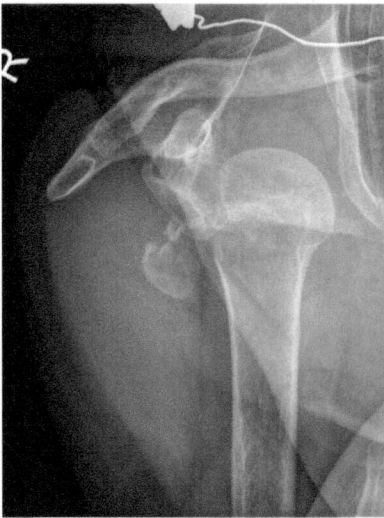

◘ Abb. 32.1

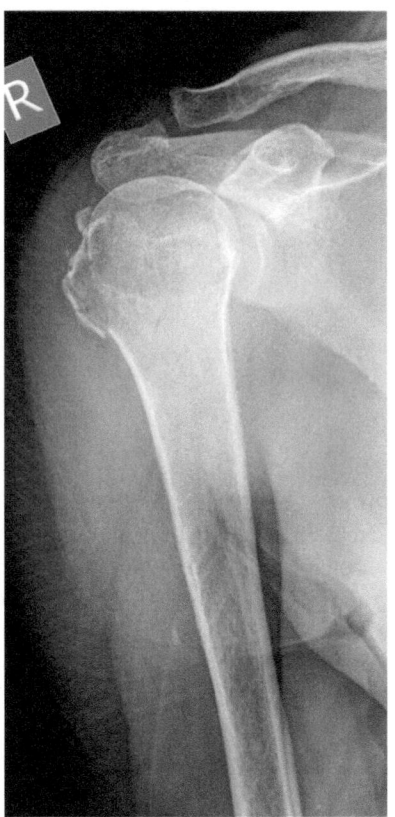

◘ Abb. 32.2

sich keine Anhaltspunkte für eine Humeruskopfnekrose (◘ Abb. 32.5). Die Sonographie bestätigt die intakte Rotatorenmanschette. Die tenotomierte lange Bizepssehne liegt im Sulcus. Die Wiederholung des Nativ-MRIs zeigt entzündliche Veränderungen in der Bursa subacromialis sowie eine Synovitis glenohumeral bei altersentsprechendem Knorpel. Es liegen keine Zeichen einer Kopfnekrose vor. In der 3-Phasen-Ganzkörperszintigraphie sowie im differenzierten Blutbild finden sich keine Hinweise für einen Infekt. Die neurologische Untersuchung inklusive EMG dokumentiert eine leichte, residuelle obere Armplexusläsion mit Betonung des Nervus axillaris rechts. Die vorliegenden Restbeschwerden an der rechten Schulter sind vermutlich vorwiegend neurogen induziert. Die Neurologen rezeptieren Lyrica 2-mal 75 mg täglich und empfehlen ein Abwarten von mindestens 3 Monaten, bis das Medikament seine volle Wirkung erbringt. Wir planen die Rearthroskopie der rechten Schulter mit milder Arthrolyse, Akromioplastik und Revision des verklebten langen Bizepssehnenstumpfs. Die Patientin wünscht den Eingriff für den Herbst 2012.

■ **Analyse**

Die Patientin erleidet am Heiligabend 2009 eine vordere, untere Schulterluxation mit Abriss des Tuberculum majus. Nach glenohumeraler Reposition steht auch das dislozierte Tuberculum majus wieder in guter Position. Die Indikation zur chirurgischen Refixation des Tuberculum-majus-Massivs ist somit eine relative. Es kann hier bei der Primärverletzung auch mit guten Gründen eine konservative Therapie postuliert werden. Sollte dann bei konservativer Behandlung später eine mechanische Behinderung der akromiohumeralen Passage auftreten, kann eine arthroskopische Akromioplastik, ggf. kombiniert mit

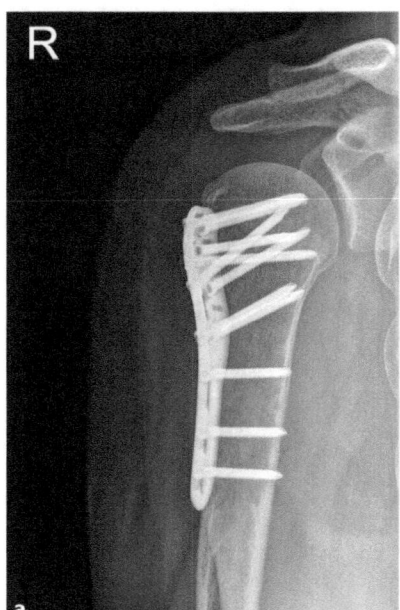 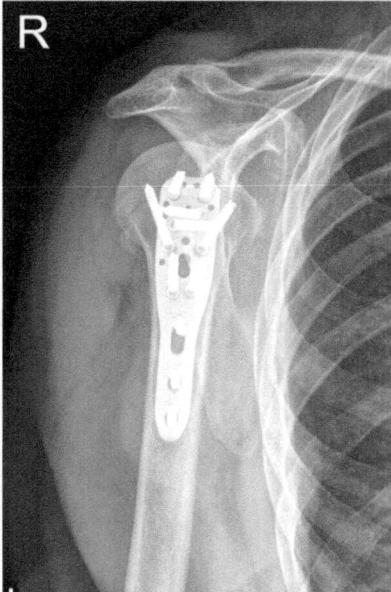

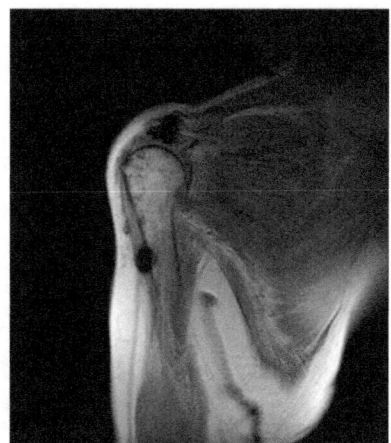

Abb. 32.4

Abb. 32.3

einer Tuberoplastik, durchgeführt werden. Hier wird der Primärfixation der Vorzug gegeben, was durchaus vertretbar ist. Unverhältnismäßig ist jedoch die technische Ausführung der Fixation mit der Wahl eines ausgesprochen großen Implantats. Die Patientin wird in der Folge einer Plattenentfernung, einer Mobilisation in Narkose sowie einer arthroskopischen Arthrolyse unterworfen – dies alles ohne nennenswerte Besserung. Der neurogene Schaden anlässlich der Mobilisation in Narkose kann entstehen und wird sich auf lange Sicht auch erholen. Bei Auftreten eines zusätzlichen, iatrogenen Schadens ist eine sorgfältige und engmaschige Nachsorge jedoch oberstes Gebot. Hier muss sich die Patientin nach 3 chirurgischen Interventionen und einer Narkosemobilisation in der Folge selbst um ihr weiteres Wohl bemühen. Der Vorschlag einer prothetischen Versorgung der Schulter irritiert die Patientin dann derart, dass sie eine Viertmeinung sucht, mit Recht, wie dies unsere Einschätzung bestätigt.

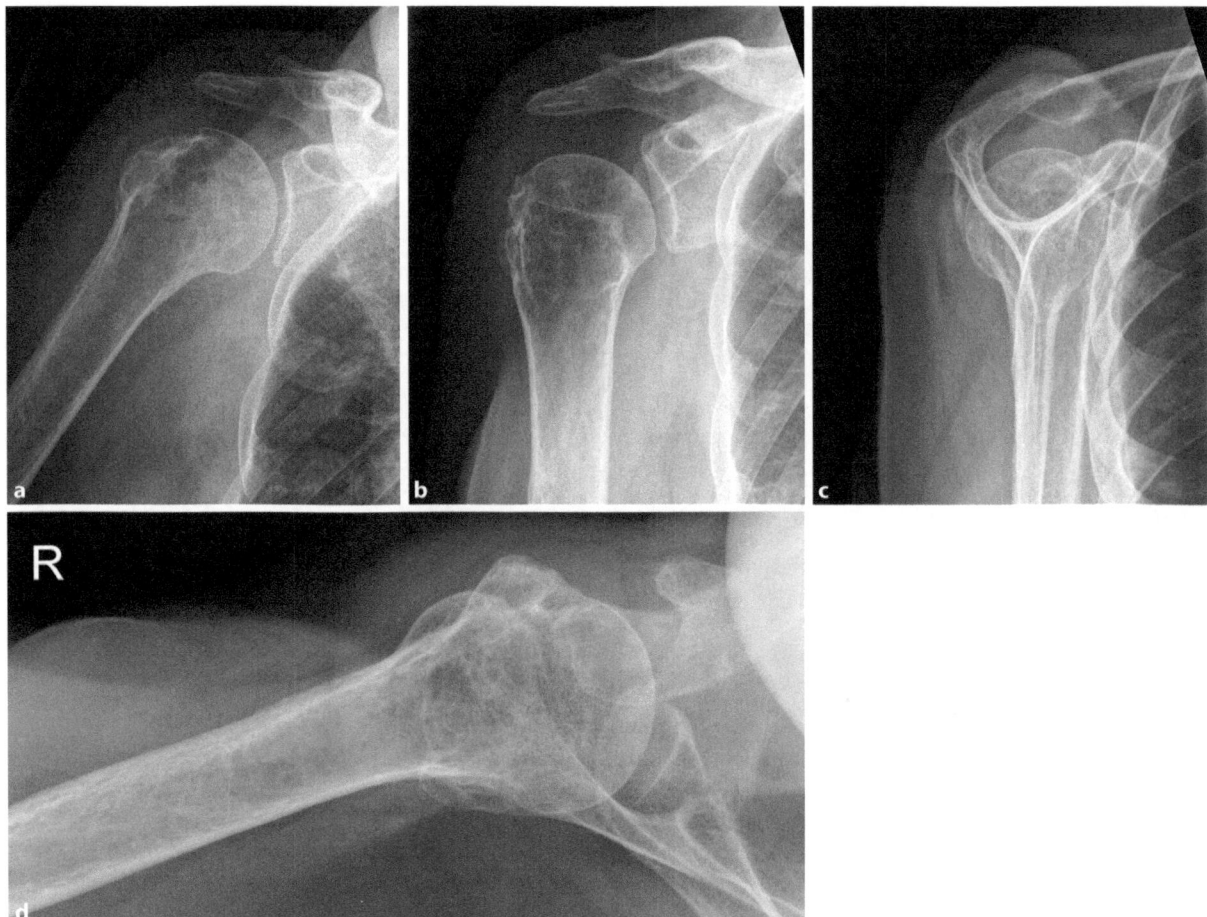

◘ Abb. 32.5

Second Opinion nach Plattenosteosynthese einer proximalen Humerusfraktur bei vorbestehendem Rotatorenmanschettenschaden

H.K. Schwyzer, R.P. Meyer

R. Meyer et al. (Hrsg.), *Die Zweitmeinung in der Schulterchirurgie – ein Muss*,
DOI 10.1007/978-3-642-37094-6_33, © Springer-Verlag Berlin Heidelberg 2013

- **Der Fall**

Eine heute 74-jährige Frau wurde bereits vor 3 Jahren wegen einer degenerativen Rotatorenmanschettenläsion an der rechten Schulter in unserer Klinik beurteilt und konservativ behandelt. Am 01.05.2010 stürzt die Patientin im Ausland und zieht sich dabei eine mehrfragmentäre proximale Humerusfraktur rechts zu (◙ Abb. 33.1). Die Patientin kehrt für eine operative Therapie in die Schweiz zurück. Die präoperativ durchgeführte CT-Untersuchung bestätigt die komplexe Fraktursituation (◙ Abb. 33.2). Die Intervention findet am 05.05.2010 in einer Privatklinik statt. Die Fraktur wird mit einer Philosplatte stabilisiert. Die postoperativen Röntgenbilder zeigen eine ungenügende Reposition des Fraktursystems mit deutlicher Stufenbildung des Kopfsplits und nicht reponiertem, dorsal-proximal liegendem Tuberculum-majus-Fragment (◙ Abb. 33.3). Die postoperative Remobilisation der rechten Schulter gestaltet sich trotz raschen Einsetzens der Physiotherapie entsprechend beschwerlich. 8 Wochen nach dem Eingriff stagniert die Bewegungsamplitude. Die Schulter steift zusehends ein. Die konventionellen Röntgenaufnahmen 3 Monate nach dem Eingriff zeigen eine weitgehend konsolidierte Fraktur (◙ Abb. 33.4). Die CT-Kontrolle 5 Monate nach dem Eingriff dokumentiert den bekannten Befund bei konsolidierter Fraktur (◙ Abb. 33.5). Wegen Beschwerden im rechten Schultergürtel bei massiv eingeschränkter Beweglichkeit wird uns die Patientin von unserer rheumatologischen Abteilung zur Beurteilung überwiesen.

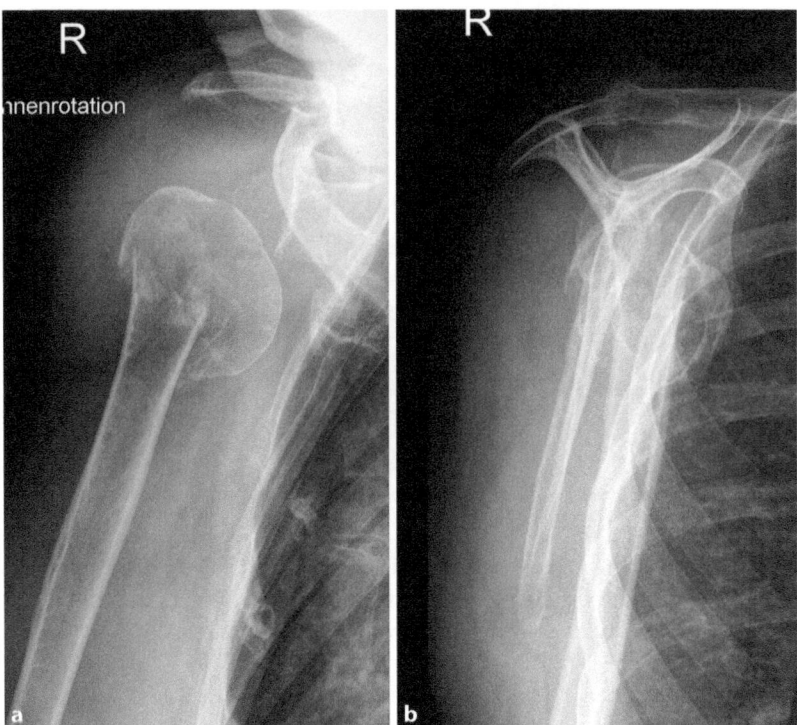

◘ Abb. 33.1

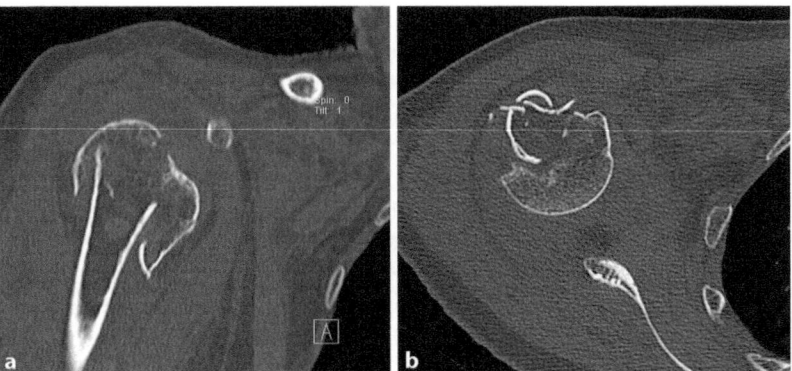

◘ Abb. 33.2

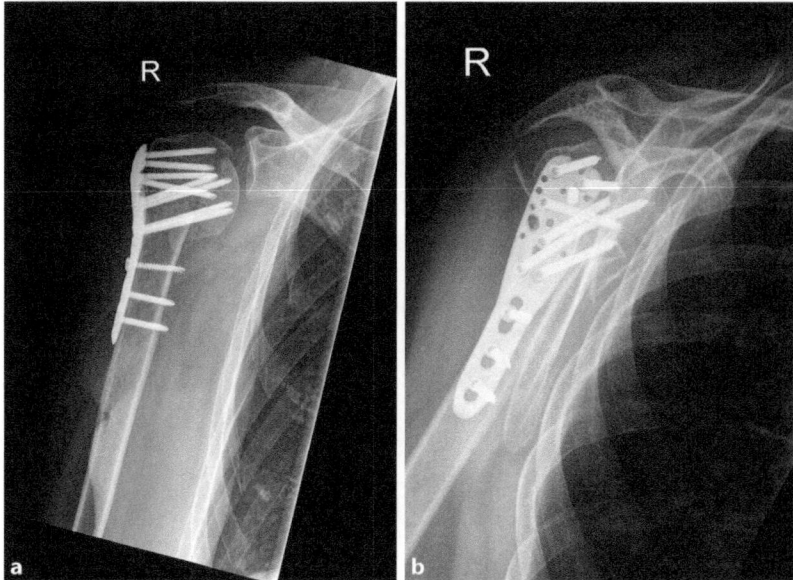

⬛ Abb. 33.3

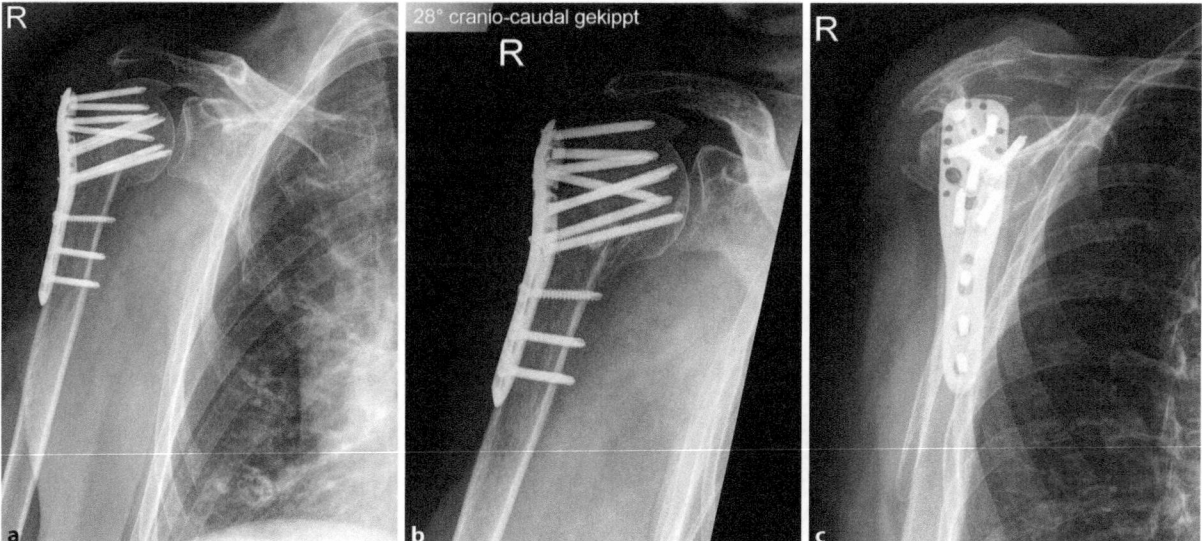

⬛ Abb. 33.4

▪ **Second Opinion**

Am 19.11.2010, d. h. ein gutes halbes Jahr nach der Primärintervention, beurteilen wir die Patientin klinisch, konventionell radiologisch und mit Sonographie wegen ihres persistierenden Schulterproblems rechts. Im Vordergrund stört die massive, im Alltag behindernde Bewegungseinschränkung. Zusätzlich bestehen Bewegungsschmerzen, nicht jedoch Ruheschmerzen. Die Bewegungsamplitude der rechten Schulter beträgt in Abduktion 50°, beim Vorwärts-/Rückwärtsheben 70/0/35°, bei Außen-/Innenrotation in Neutralstellung 5/0/65°, in Abduktion 0/10/30°. Die Schultermuskulatur ist im Vergleich zur Gegenseite hypotroph. Die Röntgenbilder dokumentieren den Status bei Plattenosteosynthese mit in Varus abgekipptem Humeruskopf und Stufenbildung im Kopfbereich (**⬛** Abb. 33.6). Die Sonographie ergibt einen großen Rotatorenmanschetten-

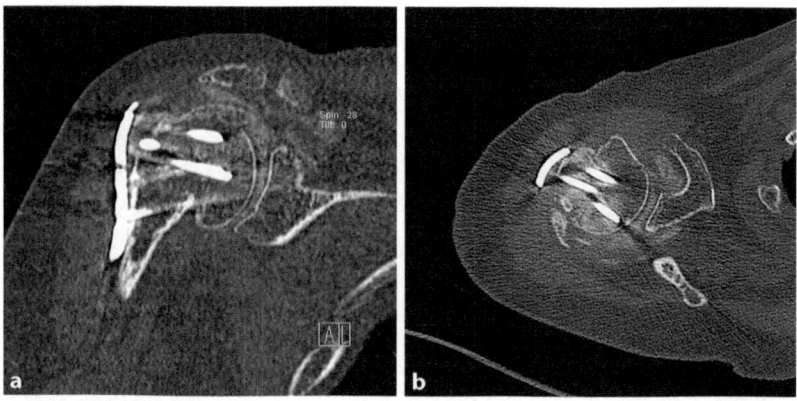

⬛ Abb. 33.5

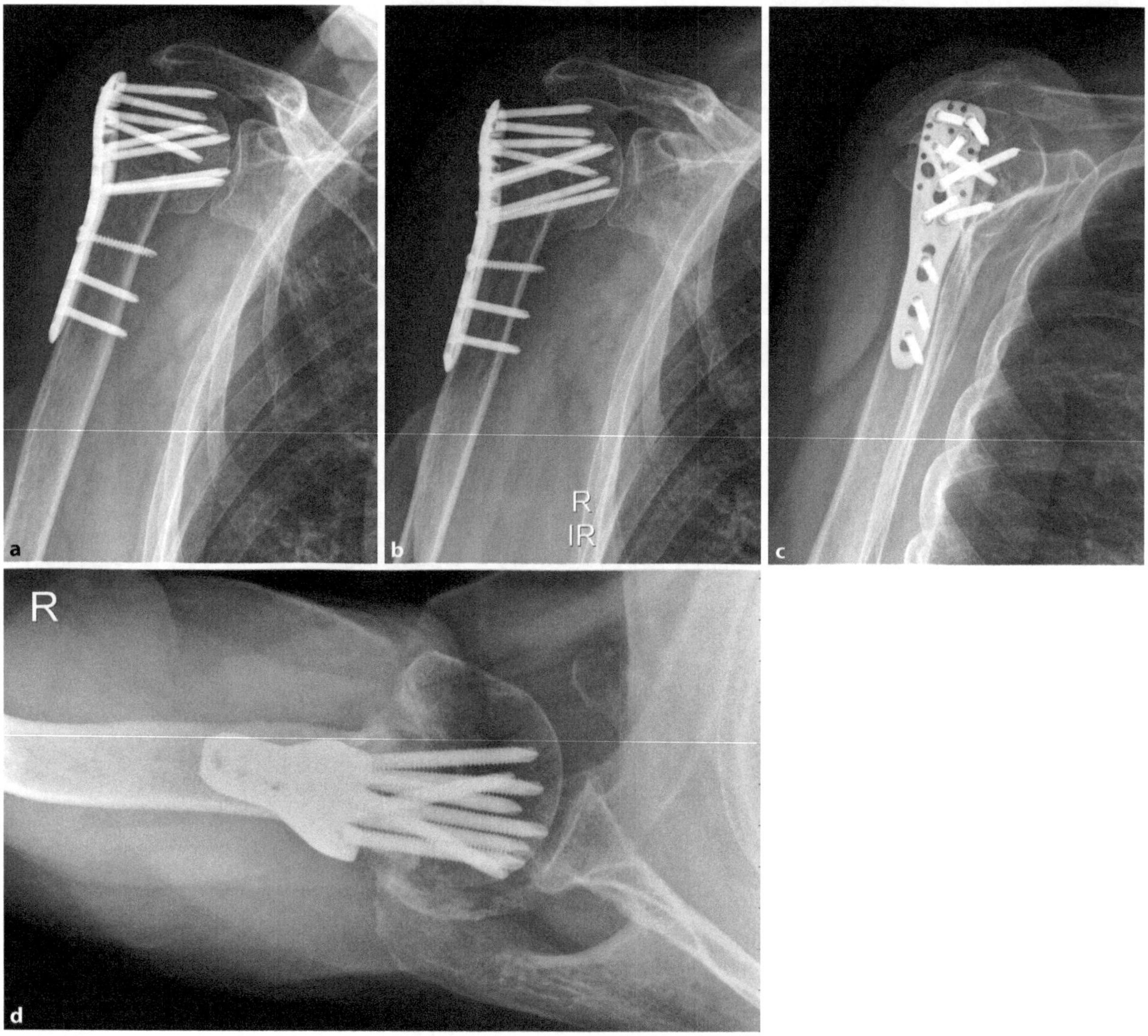

⬛ Abb. 33.6

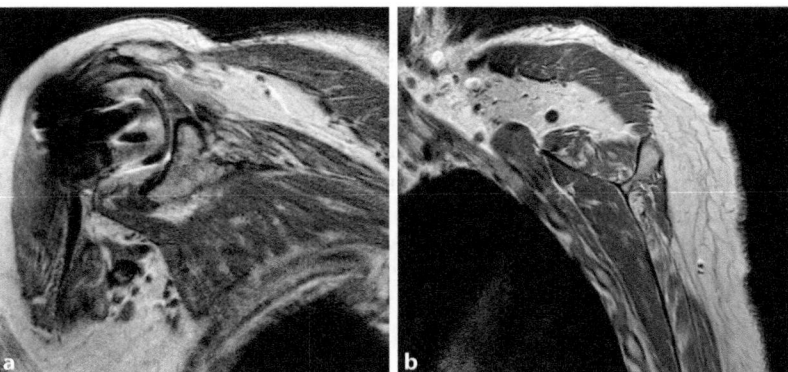

☐ Abb. 33.7

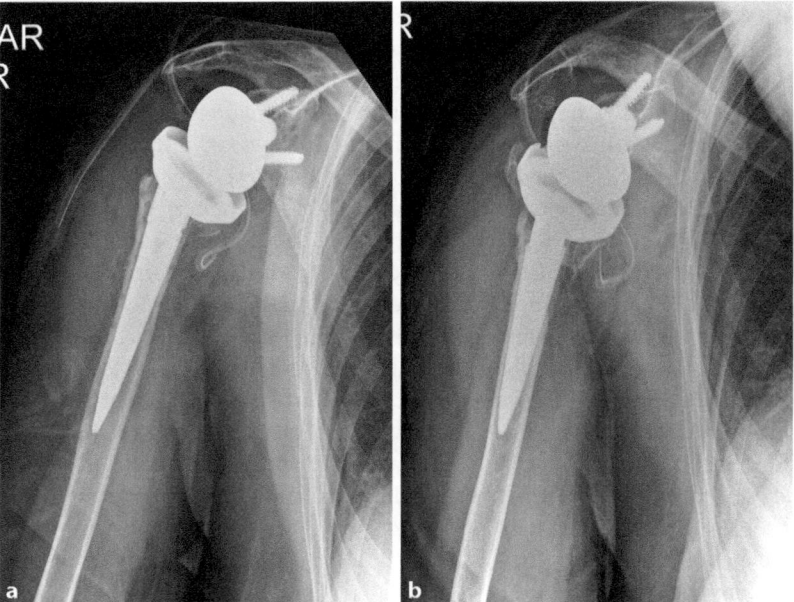

☐ Abb. 33.8

defekt. Wir veranlassen zusätzlich eine Nativ-MRI-Untersuchung, die die Befunde, insbesondere die ausgedehnte Ruptur der Rotatorenmanschette im Supra- und Infraspinatusbereich mit fortgeschrittener Muskelverfettung, bestätigt (**☐** Abb. 33.7). Die Indikation zur Metallentfernung und Implantation einer inversen Schulterprothese mit Latissismus-dorsi-Transfer ist gegeben.

Der Eingriff erfolgt am 15.03.2011, gute 10 Monate nach der Erstoperation. Wie geplant wird die Plattenentfernung, die Implantation einer inversen Schulterprothese sowie die Refixation des posterioren Ansatzes des Tuberculum majus bei gleichzeitigem Latissimus-dorsi-Transfer durchgeführt. Die Röntgenkontrolle zeigt den korrekten Sitz der Prothesenkomponenten (**☐** Abb. 33.8). Der postoperative Verlauf gestaltet sich günstig, wenn auch in Anbetracht der vorbestehenden Situation etwas protrahiert. Ein halbes Jahr nach dem Zweiteingriff hat die Patientin nur noch diskrete Schmerzen im Bereich der Schulter, hingegen Nackenschmerzen wegen des Gebrauchs der Hilfsmuskulatur. Die Bewegungsamplitude der rechten Schulter beträgt in Abduktion 90°, beim Vorwärts-/Rückwärtsheben 90/0/30°, bei abduzierter Außen-/Innenrotation 60/0/20°. Der Nackengriff ist knapp möglich. Der Schürzengriff gelingt bis L1.

Radiologisch findet sich ein korrekter Sitz der Prothesenkomponenten ohne ektope Ossifikationen mit Kortikalisreaktion humeral bei Status nach Latissimus-dorsi-Transfer (◻ Abb. 33.9). 1 Jahr nach der Implantation der inversen Schulterprothese ist die Patientin mit dem erzielten Resultat im Alltag zufrieden, wenn auch Restdefizite in der Schulterfunktion bestehen. Bei stärkerer Belastung treten noch rechtsseitige Nackenbeschwerden auf. Die Bewegungsamplitude beträgt in Abduktion 120°, beim Vorwärts-/Rückwärtsheben 120/0/40°, bei abduzierter Außen-/Innenrotation 60/0/30°. Nacken- und Schürzengriff sind problemlos möglich. Radiologisch findet sich ein unverändert guter Sitz der inversen Prothese ohne ektope Ossifikationen (◻ Abb. 33.10). Die weiteren Kontrollen finden im Rahmen der Endoprothesennachsorge statt.

▪ Analyse

Bereits 3 Jahre vor der komplexen proximalen Humerusfraktur rechts war die Patientin in unserer Klinik wegen eines degenerativen Rotatorenmanschettendefekts an der rechten Schulter in Behandlung. Sonographisch war die 2,2 cm dehiszente transmurale Ruptur der Supraspinatussehne eindeutig dokumentiert. In Anbetracht des Alters sowie der geringen Funktionseinschränkung mit bloß diskreten Beschwerden wurde damals eine konservative Therapie gewählt.

Tritt nun, wie bei unserer Patientin, eine komplexe proximale mehrfragmentäre Humerusfraktur an der vorgeschädigten Schulter hinzu, sieht der Entscheidungsprozess wegen der vorbestehenden Rotatorenmanschetteninsuffizienz anders aus. Auch bei perfekter osteosynthetischer Versorgung bleibt das zuvor in einem knappen Gleichgewicht funktionierende Schultergelenk posttraumatisch/postoperativ destabilisiert. Der Rotatorenmanschettendefekt ist zu groß, als dass der Status quo ante postoperativ wieder erreicht werden könnte. Bei sorgfältiger präoperativer Evaluation mit Berücksichtigung der Vorgeschichte wird rasch klar, dass in diesem Fall nur die primäre Implantation einer inversen Schulterprothese ein befriedigendes postoperatives Resultat erbringen kann. Der Verlauf beweist dies auch eindrücklich. Ein zusätzliches Problem besteht darin, dass es wenige spezialisierte Schulterchirurgen gibt, die diesen operativen Schritt gedanklich und technisch, rasch und kompetent umsetzen können.

Analyse

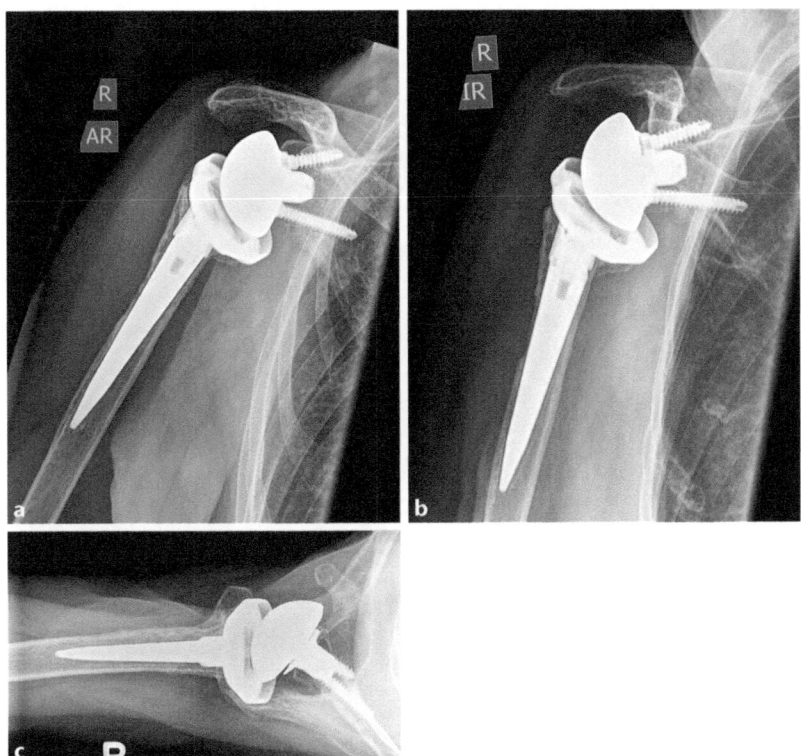

◘ Abb. 33.9

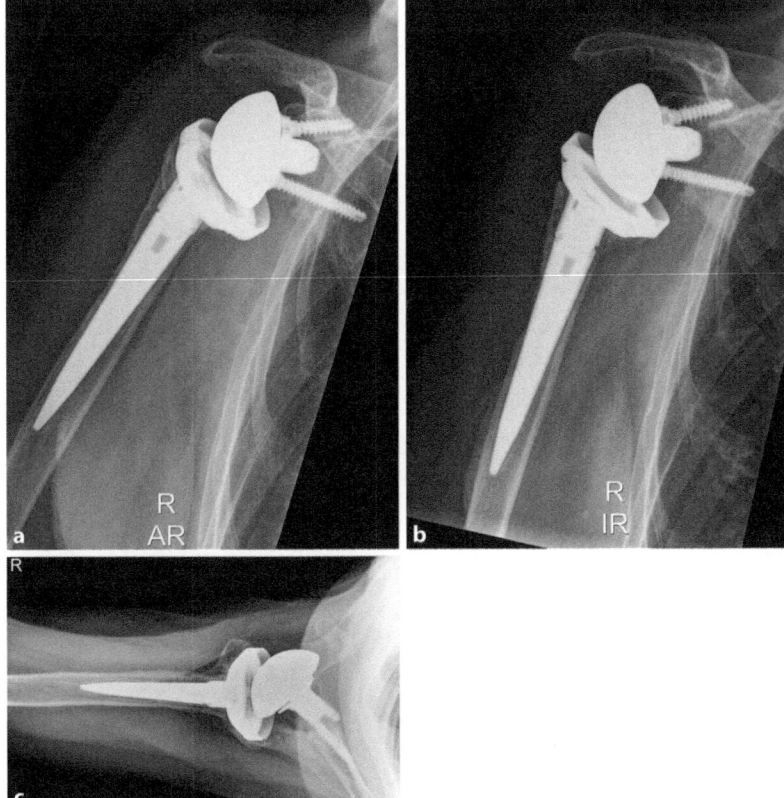

◘ Abb. 33.10

Second Opinion bei fehlgeschlagener Osteosynthese einer mehrfragmentären, posterior luxierten Humeruskopffraktur

H.K. Schwyzer, H. Durchholz, R.P. Meyer

R. Meyer et al. (Hrsg.), *Die Zweitmeinung in der Schulterchirurgie – ein Muss*,
DOI 10.1007/978-3-642-37094-6_34, © Springer-Verlag Berlin Heidelberg 2013

■ **Der Fall**

Ein 64-jähriger Mann stürzt am 16.07.2011 mit seinem Fahrrad und zieht sich dabei eine mehrfragmentäre, nach posterior luxierte Humeruskopffraktur links zu bei Rechtshändigkeit (◘ Abb. 34.1). Die osteosynthetische Versorgung erfolgt am 19.07.2011 in einem peripheren Krankenhaus. Der Operationsbericht ist nicht einsehbar. Im Austrittsbericht wird eine längere Antibiotikatherapie wegen überlanger Operationsdauer empfohlen. Die postoperativen Röntgenbilder zeigen laut Austrittsbericht (Zitat) „eine achsengerechte Frakturstellung, stufenfreie Artikulationsfläche und eine korrekte Lage des intakten Osteosynthesematerials" (◘ Abb. 34.2). Eine Physiotherapie wird empfohlen. Eine Röntgenkontrolle durch den Hausarzt ist 4 Wochen nach Intervention geplant. Ein Sprechstundentermin beim Operateur ist 6 Wochen nach dem Eingriff fixiert. Die vom Hausarzt auftragsgemäß 4 Wochen nach Osteosynthese vorgenommene Röntgenkontrolle zeigt eine unbefriedigende Situation (◘ Abb. 34.3). Der Patient weist eine schmerzhafte, in der Funktion massiv eingeschränkte linke Schulter auf. Es erfolgt die Selbstüberweisung an uns zur Weiterbehandlung.

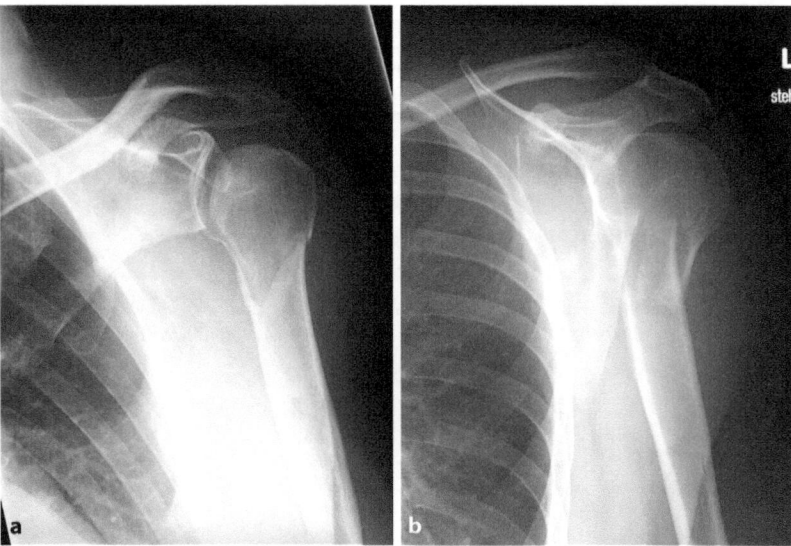

Abb. 34.1

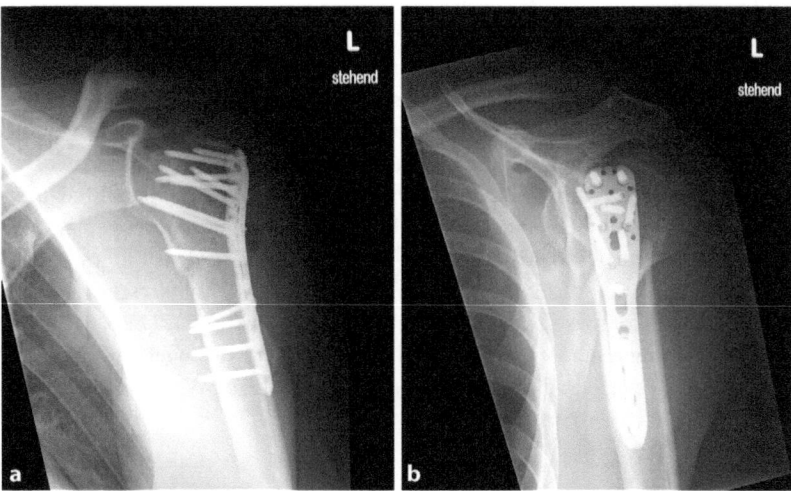

Abb. 34.2

■ Second Opinion

Wir untersuchen den Patienten am 24.08.2011, 5 Wochen nach dem Eingriff. Die deltopektorale Inzision an der linken Schulter ist reizlos. Es sind schmerzbedingt lediglich Wackelbewegungen möglich. Die Rotatorenmanschette ist somit nicht beurteilbar. Klinisch ist der Nervus axillaris intakt. Die Röntgenaufnahmen zeigen den Status nach Plattenosteosynthese einer mehrfragmentären, posterior luxierten Humeruskopffraktur mit „head split". Das Kopffragment ist nach posterior luxiert und am hinteren Glenoidrand verhakt. Die Schrauben stehen zum Teil intraartikulär vor (■ Abb. 34.4). Sonographisch ist die Rotatorenmanschette beidseits intakt. Die zusätzlich veranlasste CT-Untersuchung bestätigt den Befund einer fixierten posterioren Luxation des Humeruskopfs bei in Fehlstellung osteosynthetisierter Fraktur (■ Abb. 34.5). Wir schlagen in dieser Situation bis zur Konsolidierung des Fraktursystems vorerst ein Abwarten vor. Bei weitgehender Konsolidierung implantieren wir am 18.10.2011 nach Metallentfernung und Reposition eine inverse Schulter-

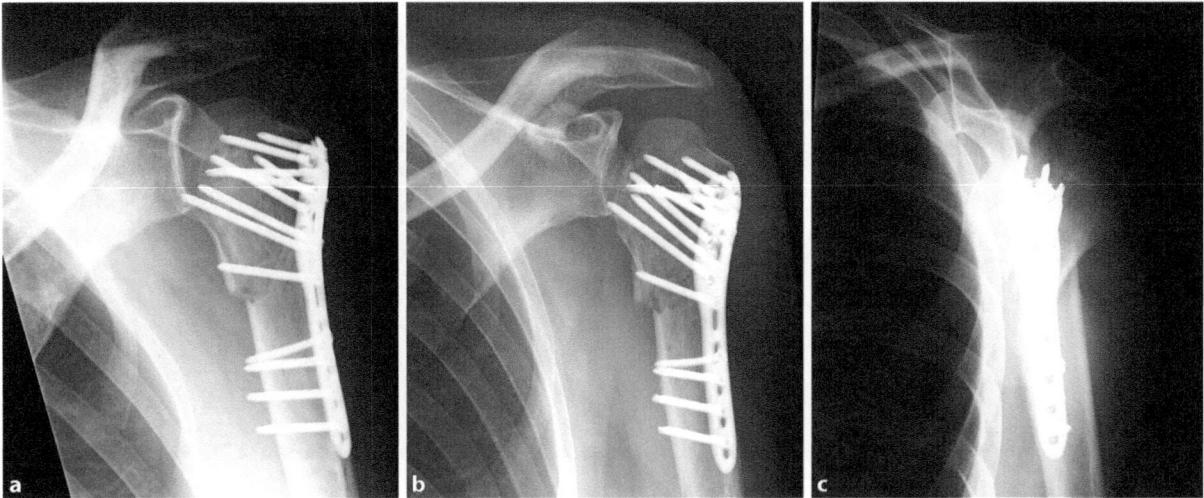

◘ Abb. 34.3

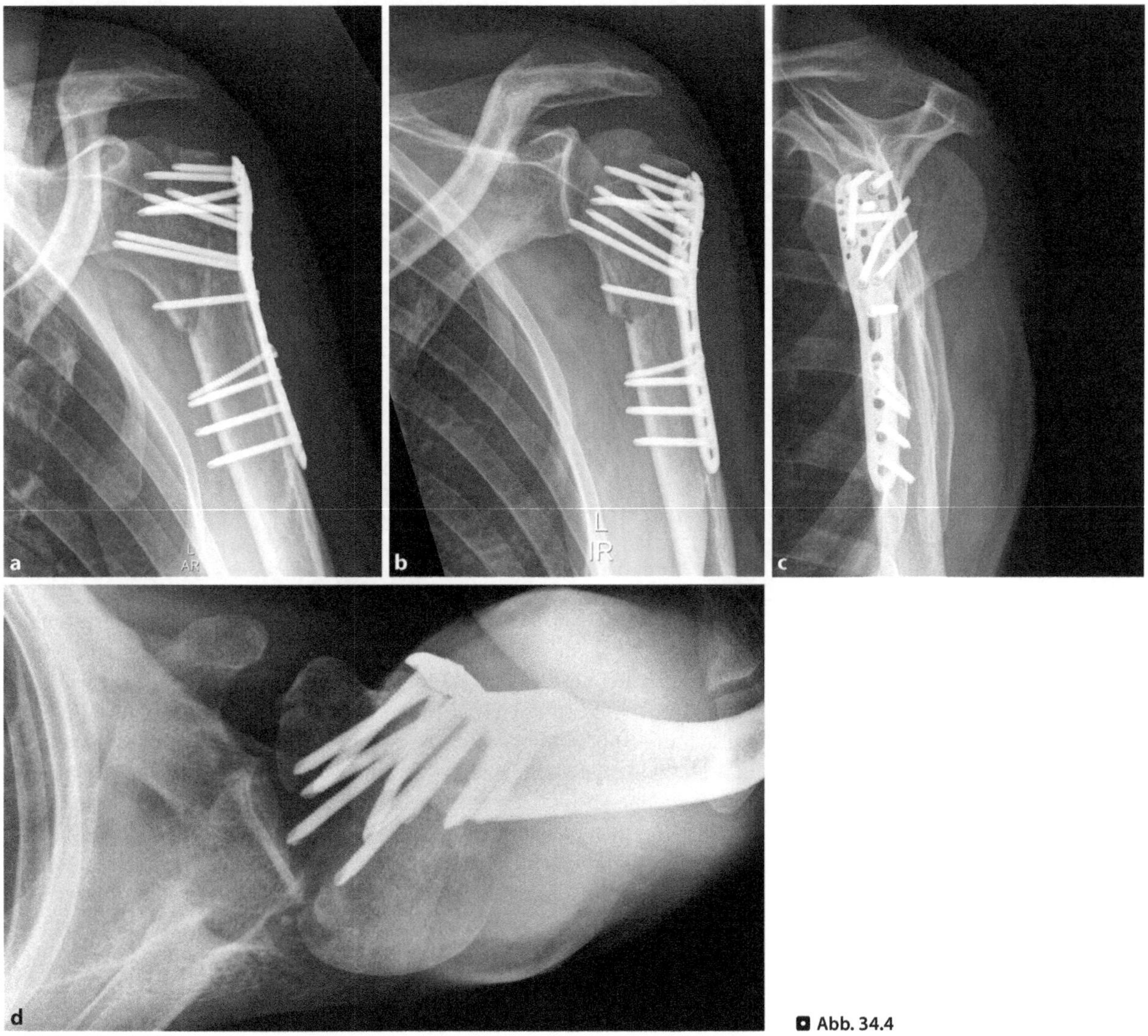

◘ Abb. 34.4

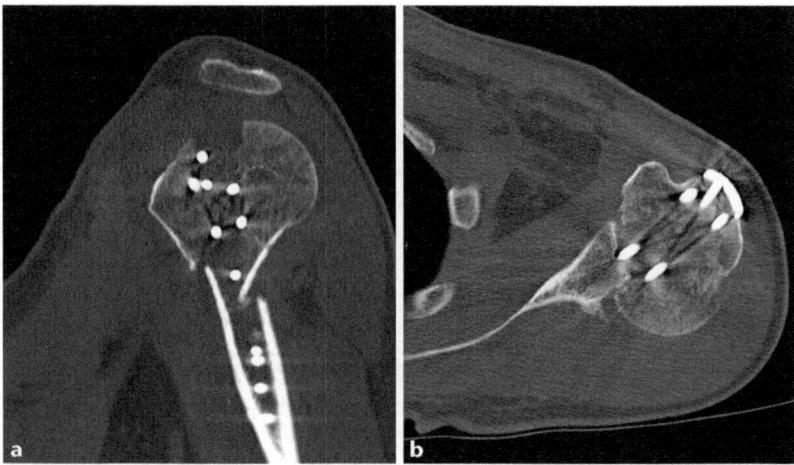

◘ Abb. 34.5

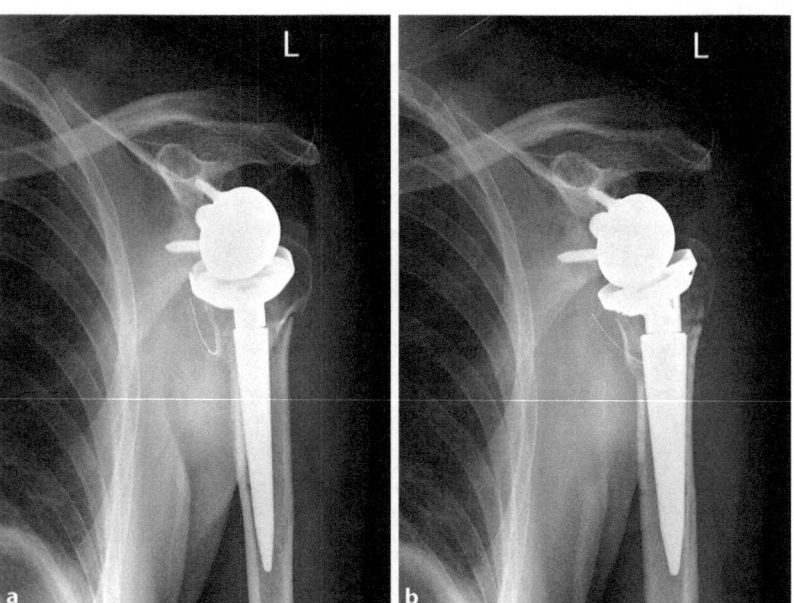

◘ Abb. 34.6

totalprothese (◘ Abb. 34.6). Der postoperative Verlauf gestaltet sich zufriedenstellend, wenn auch – in Anbetracht der Vorgeschichte – etwas protrahiert. 1 Jahr nach Reintervention beträgt die Schultergelenkbeweglichkeit links in Abduktion 95°, beim Vorwärtsheben 135°, bei Außen-/Innenrotation in Neutralstellung 10/0/10°, bei Außenrotation in Abduktion 35°. Die Kraftmessung in Abduktion ergibt links einen Wert von 7,5 kg, rechts von 15 kg. Radiologisch zeigt sich eine korrekte Positionierung der inversen Arthroplastik mit festem Sitz der Komponenten ohne ektope Ossifikationen (◘ Abb. 34.7). Es verbleiben gewisse Restschmerzen. Auch wünschte man sich eine etwas bessere Rotationsfähigkeit. Wir werden den Patienten 2 Jahre nach der Primärintervention nochmals beurteilen. Es stellt sich dann die Frage einer eventuellen arthroskopischen Arthrolyse.

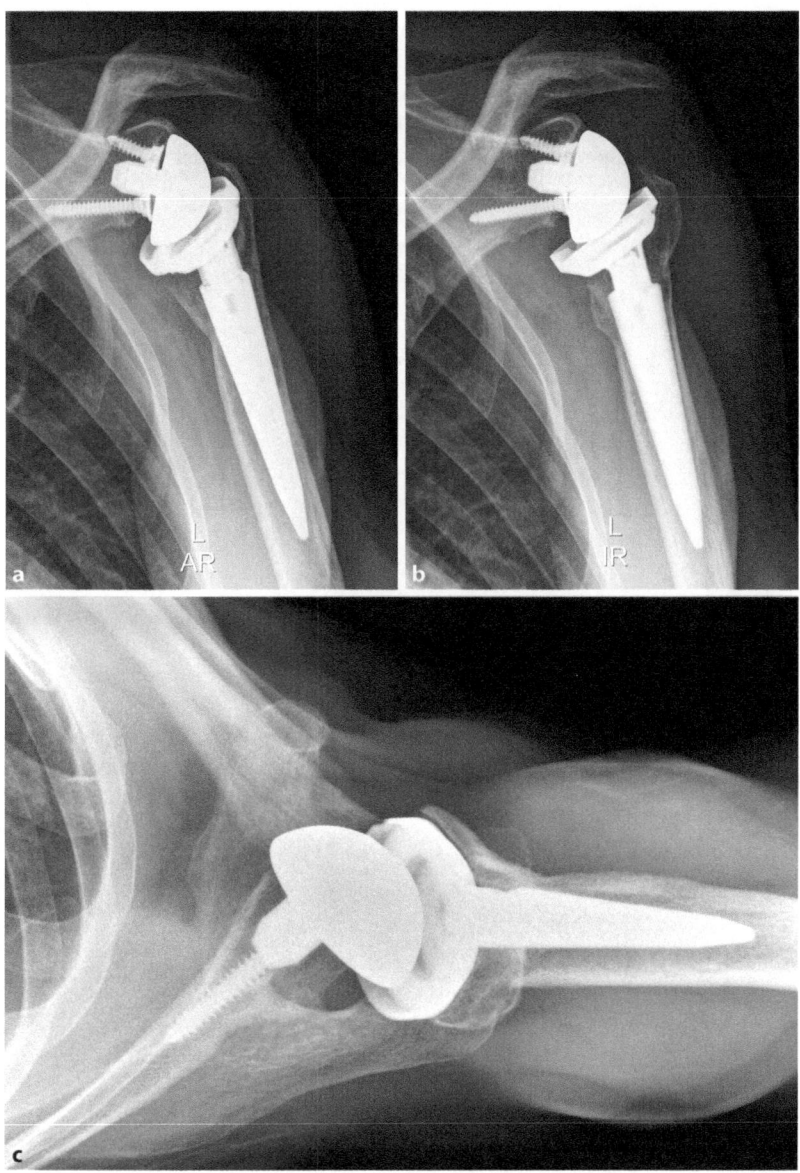

◪ Abb. 34.7

■ **Analyse**

Es geht hier nicht um die Ex-cathedra-Verurteilung eines Operateurs, der sich
überschätzt hat. Es geht vielmehr darum, Verbesserungsvorschläge für solche
Situationen zu diskutieren, damit derartige Fehlleistungen verhindert werden
können. Der Operateur wagt sich hier an die osteosynthetische Versorgung einer Fraktur heran, die mit rein konventionellen Röntgenbildern präoperativ gar
nicht korrekt beurteilt werden kann. Erst eine CT-Untersuchung hätte die ganze
Komplexität der Verletzung gezeigt. Zeit für eine Computertomographie war
genug vorhanden, wurde die Osteosynthese doch erst 3 Tage nach dem Unfall
durchgeführt. Auch die Nachsorge ist zu wenig konsequent. Die Rehabilitation
und die Röntgenkontrolle werden an den Hausarzt delegiert. Der Patient wäre
vom Operateur erst 6 Wochen nach der Intervention gesehen worden, hätte er
sich nicht schon vorher anderweitig orientiert. Eine vollständige Restitution
ist auch bei korrekt implantierter inverser Schulterprothese in der Folge nicht

mehr möglich. Zu viele Sekundärschäden sind gesetzt worden. Es stellt sich prinzipiell die Frage, ob derart komplexe Frakturen nicht primär an ein spezialisiertes Zentrum überwiesen werden sollten. Bedingung dafür ist allerdings, dass der Operateur sich der Komplexität der Verletzung bewusst ist und er die Überweisung an Spezialisten nicht unter seiner Würde findet.

Second Opinion bei diametaphysärer Pseudarthrose am proximalen Humerus

F. Moro, H. Durchholz, R.P. Meyer

R. Meyer et al. (Hrsg.), *Die Zweitmeinung in der Schulterchirurgie – ein Muss,*
DOI 10.1007/978-3-642-37094-6_35, © Springer-Verlag Berlin Heidelberg 2013

■ **Der Fall**

Eine knapp 49-jährige Frau zieht sich am 26.02.2010 bei einem Verkehrs-unfall eine dislozierte diametaphysäre proximale Humerusfraktur rechts zu (◘ Abb. 35.1). Sie wird am 03.03.2010 im regionalen Krankenhaus an ih-rem Wohnort operiert. Die Fraktur wird mit Plattenosteosynthese versorgt (◘ Abb. 35.2). Die Rehabilitation gestaltet sich mühsam. Die Bewegungsam-plitude stagniert bei tiefen Werten. In der Annahme, dass die Platte die akro-miohumerale Passage mechanisch behindert, wird im Oktober 2010 das Os-teosynthesematerial wieder entfernt. Weitere Kontrollen finden in der Folge nicht statt. Es persistieren Beschwerden im rechten Schulter-/Oberarmbereich. Eine Ultraschalluntersuchung vom 09.05.2011 ergibt angeblich eine große Ro-tatorenmanschettenruptur, die sich jedoch im Arthro-MRI vom 17.05.2011 nicht bestätigt. Im MRI wird aber eine Varusfehlstellung des Humeruskopfs festgehalten und eine CT-Untersuchung empfohlen. Diese zeigt eine Pseudar-throse im alten Frakturbereich (◘ Abb. 35.3). Die Patientin wünscht nun eine Einschätzung durch uns.

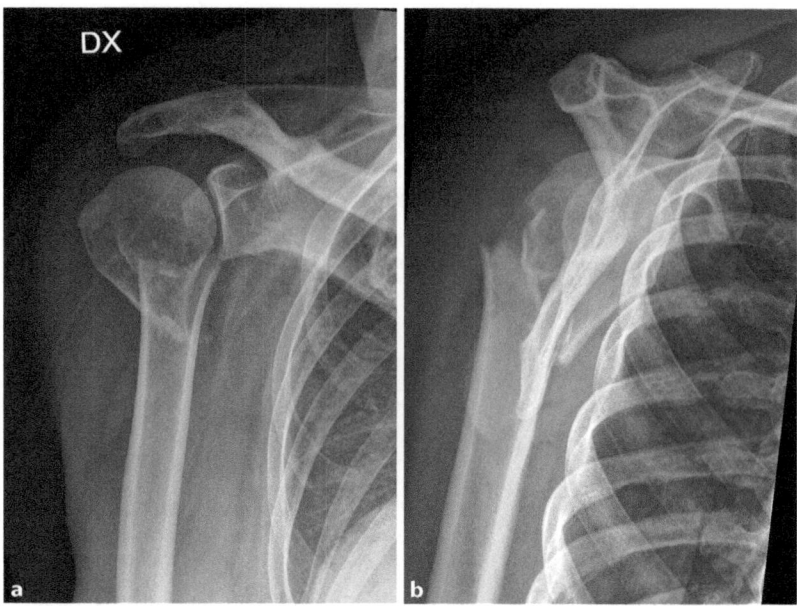

◘ Abb. 35.1

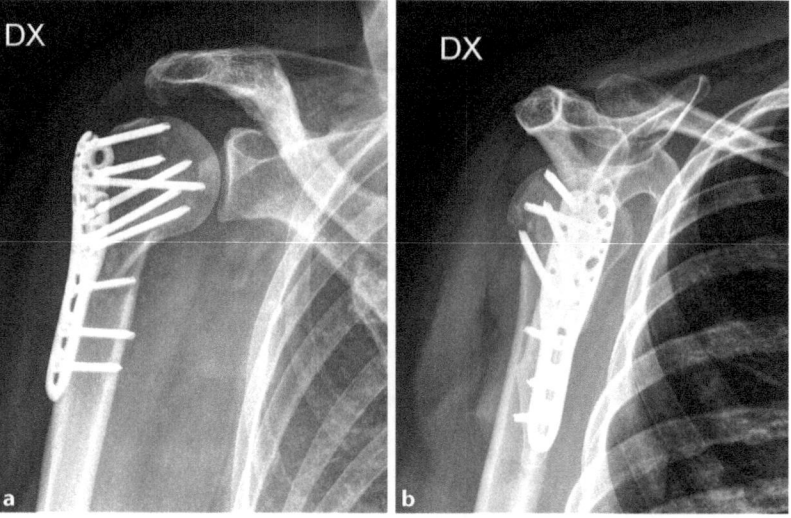

◘ Abb. 35.2

■ **Second Opinion**

Wir beurteilen die Patientin am 27.10.2011. Die inzwischen gut 50-jährige Frau, Rechtshänderin, arbeitet trotz Schulterschmerzen als Lehrerin immer zu 100 %. Die Schultergelenkbeweglichkeit rechts ist deutlich eingeschränkt und beträgt in Abduktion knapp 80°, beim Vorwärts-/Rückwärtsheben 110/0/30°, bei Außen-/Innenrotation in Abduktion 30/0/40°. Die Rotatorenmanschette ist wegen der Bewegungsschmerzen klinisch nicht konklusiv beurteilbar. Neurologisch finden sich keine pathologischen Befunde. Die Röntgenkontrolle zeigt eine Pseudarthrose am proximalen Humerus mit deutlicher Varuskippung, insbesondere in der Außenrotationsaufnahme (◘ Abb. 35.4). Die Sonographie der rechten Schulter ergibt eine intakte Rotatorenmanschette. Wir schlagen die Reosteosynthese mit Pseudarthroseanfrischung, Korrektur der Varusstellung, Interposition eines trikortikalen Beckenspans, Anlagerung von autologer und

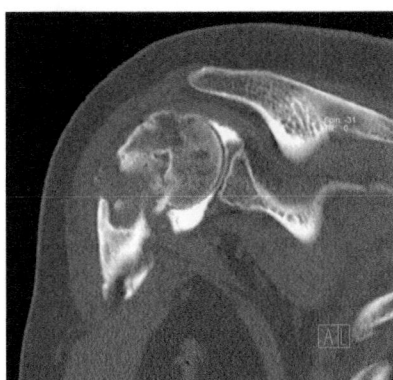

■ Abb. 35.3

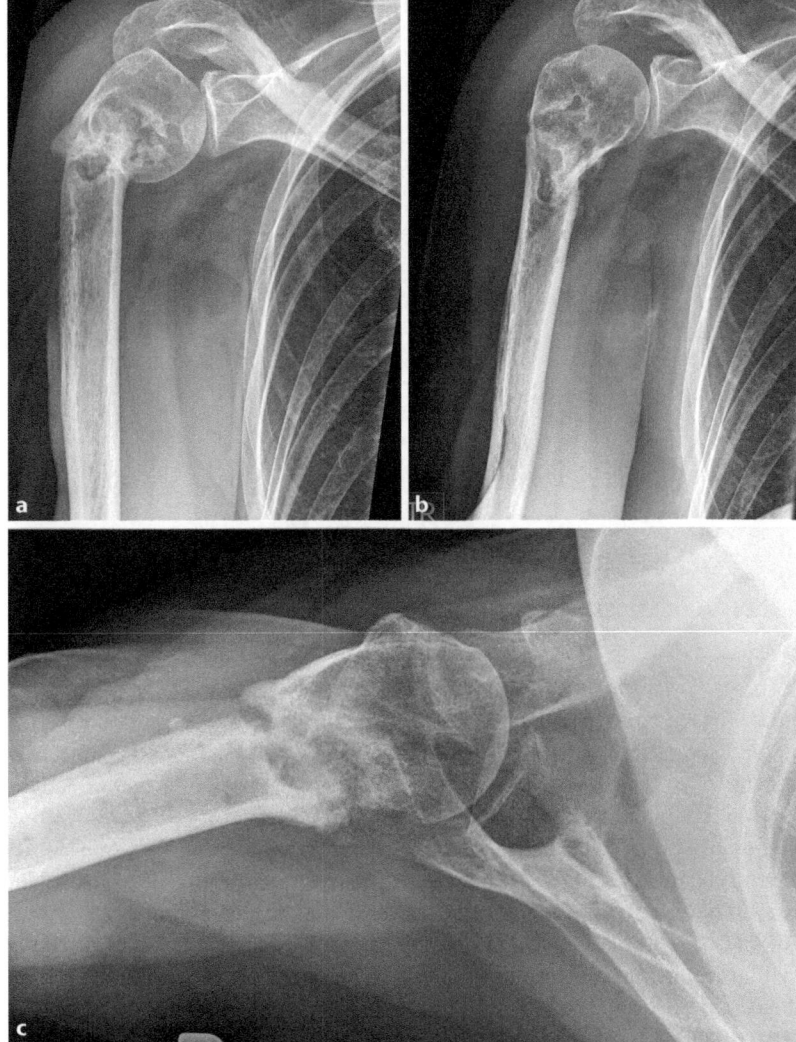

■ Abb. 35.4

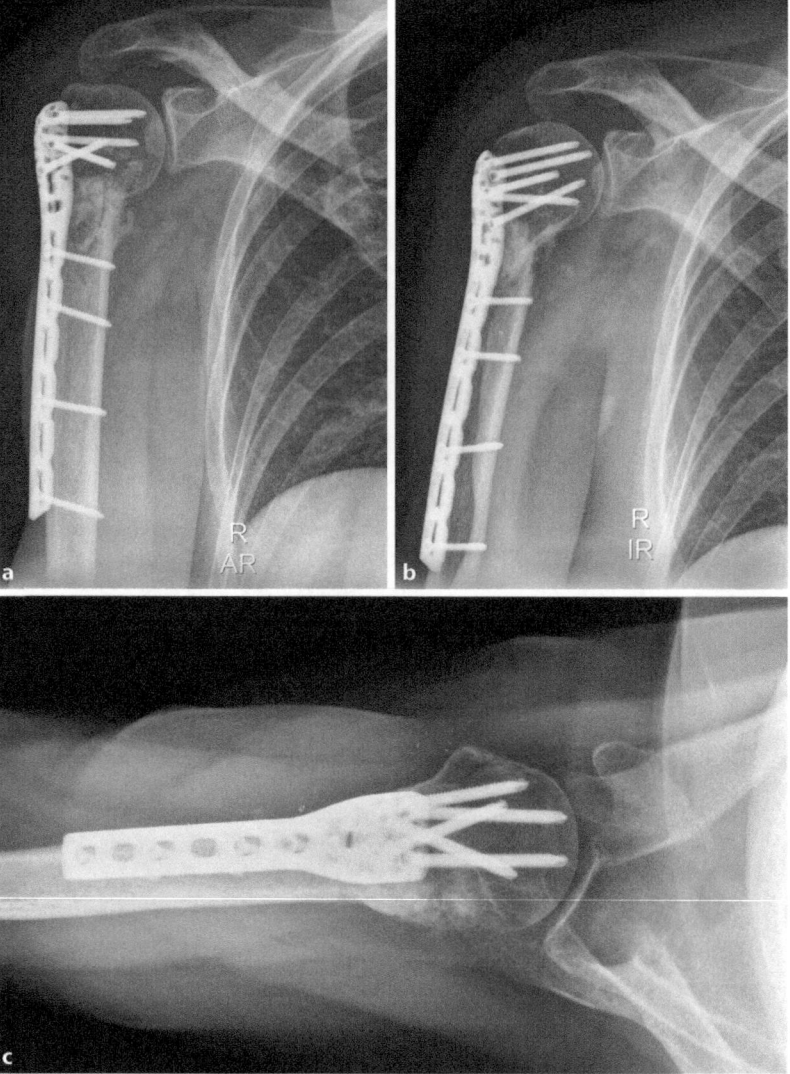

◘ Abb. 35.5

heterologer Spongiosa sowie Fixation mit einer langen Philosplatte vor. Aus beruflichen Gründen wird der Eingriff dann 4 Monate später, am 27.02.2012, durchgeführt. Die postoperativen Röntgenbilder zeigen bei korrekter Platten-lage die komplett auskorrigierte Varusfehlstellung mit korrekter Zentrierung glenohumeral in der axialen Aufnahme (◘ Abb. 35.5). Der Verlauf gestaltet sich problemlos. Die Patientin ist 6 Monate nach dem Eingriff beschwerde-frei und erreicht eine Bewegungsamplitude der rechten Schulter von 90° in Abduktion, beim Vorwärts-/Rückwärtsheben 160/0/40° bei in Neutralstellung symmetrischer Außen-/Innenrotation. Radiologisch ist die Pseudarthrose in korrekten Stellungsverhältnissen durchgebaut. Der Beckenspan ist integriert (◘ Abb. 35.6). Eine Kontrolle sehen wir 1 Jahr nach Reosteosynthese vor.

■ **Analyse**

Bei diesem Frakturtyp ist die Indikation zur primären Plattenosteosynthese mit winkelstabiler Platte sicher gegeben. Auch eine Konsolidierung wäre hier zu erwarten gewesen. Die Probleme entstehen in der ungenügenden Nach-

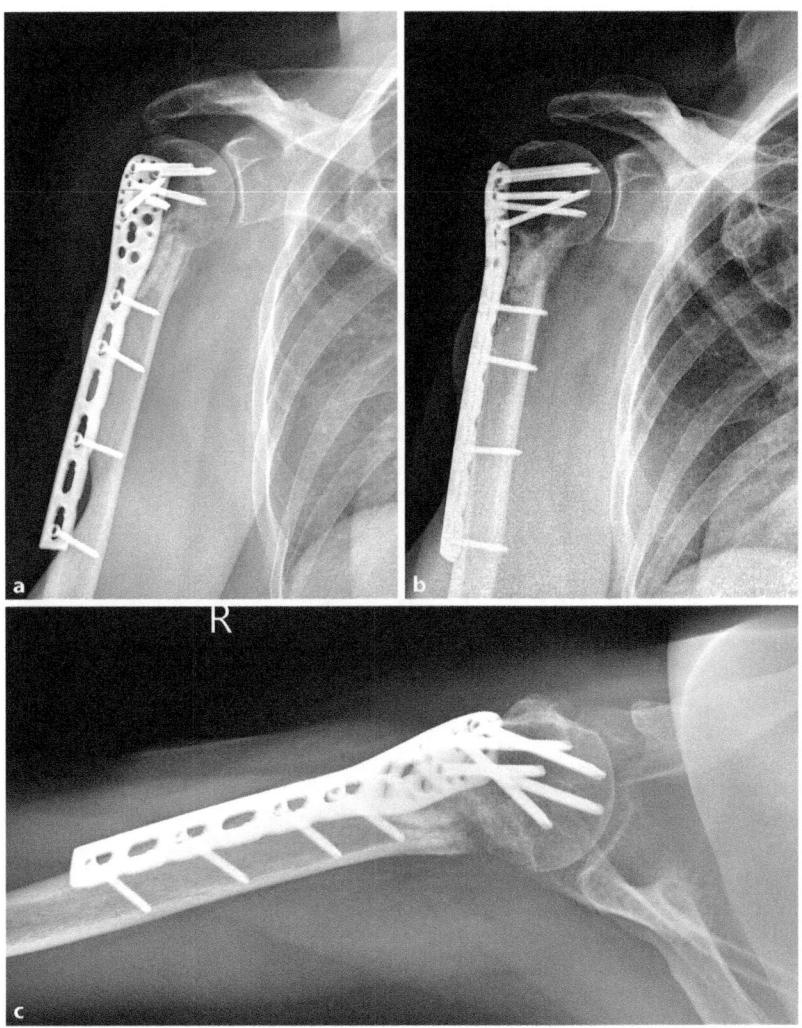

◘ Abb. 35.6

sorge. Ohne genauere radiologische Klärung des Stands der Frakturheilung wird die Platte 8 Monate nach der Osteosynthese entfernt. Dass die sich nun entwickelnde straffe Pseudarthrose nicht diagnostiziert wird, ist ebenso auf eine ungenügende Überwachung der Patientin zurückzuführen. Wegen der persistierenden Beschwerden mit Bewegungseinschränkung wird dann der Schauplatz gewechselt und eine Rotatorenmanschettenläsion postuliert. Über Ultraschall, Arthro-MRI und CT nähert man sich schließlich der Diagnose, die durch adäquate Nachsorge der Patientin mit konventionellen Röntgenbildern einfacher zu haben gewesen wäre. Das positive Fazit ist: 1½ Jahre nach dem Unfall mit Primärosteosynthese resp. 6 Monate nach Reosteosynthese ist die Patientin geheilt, und eine weitgehende Restitutio ist eingetreten.

Second Opinion bei verzögerter Konsolidierung einer osteosynthetisch versorgten subkapitalen Humerusfraktur

F. Moro, R.P. Meyer

R. Meyer et al. (Hrsg.), *Die Zweitmeinung in der Schulterchirurgie – ein Muss*,
DOI 10.1007/978-3-642-37094-6_36, © Springer-Verlag Berlin Heidelberg 2013

▪ Der Fall

Ein 47½-jähriger Mann stürzt am 05.08.2012 von einem Stuhl und zieht sich dabei eine subkapitale Humerusfraktur rechts bei Rechtshändigkeit zu (◘ Abb. 36.1). Die Fraktur wird gleichentags am nahegelegenen Krankenhaus mit Plattenosteosynthese versorgt (◘ Abb. 36.2). Durch eine Glenoiddysplasie bedingt, bestand schon zuvor eine deutliche Omarthrose an der rechten Schulter. Der postoperative Verlauf gestaltet sich kompliziert, teils wegen der osteosynthetisch in Varusstellung fixierten Fraktur, teils wegen der zuvor schon bestehenden Omarthrose. Bereits 3 Monate nach der Osteosynthese spricht der Operateur von einer möglichen Humeruskopfnekrose und denkt über einen prothetischen Ersatz nach (◘ Abb. 36.3). Daraufhin überweist der Hausarzt den Patienten zur Einholung einer Zweitmeinung an uns.

▪ Second Opinion

Wir untersuchen den Patienten am 19.12.2012. Der knapp 48-jährige Mann klagt über beträchtliche Restbeschwerden im rechten Schultergürtel. Klinisch liegt eine Pseudoparalyse der rechten Schulter vor. Die Abduktion beträgt knapp 40°, das Vorwärts-/Rückwärtsheben 60/0/20°. Die Außenrotation ist massiv eingeschränkt. Die Rotatorenmanschette ist klinisch nicht beurteilbar. Die konventionellen Röntgenbilder zeigen eine erhebliche Varusstellung des Humeruskopfs. Die Frakturspalten sind einsehbar, das Osteosynthesematerial ist partiell gelockert. Die axiale Aufnahme dokumentiert die Glenoiddysplasie mit vermehrter Retroversion und deutlicher Omarthrose. Zeichen einer Humeruskopfnekrose können auf diesen Röntgenaufnahmen nicht ausgemacht werden (◘ Abb. 36.4). Sonographisch liegen eine Totalruptur der Supraspinatussehne, eine transmurale Ruptur der kranialen Infraspinatussehne sowie eine Partialruptur der Subskapularissehne vor. Die lange Bizepssehne ist intakt. Zur weiteren Entscheidungsfindung hinsichtlich einer Reintervention sehen wir eine CT-Untersuchung mit 3D-Rekonstruktion sowie eine neurologische Beurteilung vor. Elektrophysiologisch ist der Nervus axillaris unauffällig. Die Computertomographie bestätigt die „delayed union" ohne ossäre Brückenbildung im proximalen Humerus mit Schraubenlockerung. Ebenso zeigt sich ein deutlich dysplastisches und abgeflachtes Glenoid (◘ Abb. 36.5). Wir schlagen dem Patienten in Anbetracht des Alters trotz der Glenoiddysplasie mit beginnender Omarthrose und trotz der Rotatorenmanschettenruptur die Reosteosynthese vor.

Die Reintervention erfolgt am 07.01.2013. Nach diagnostisch-therapeutischer Schulterarthroskopie rechts mit Tenotomie der langen Bizepssehne wird

◘ Abb. 36.1

◘ Abb. 36.2

◘ Abb. 36.3

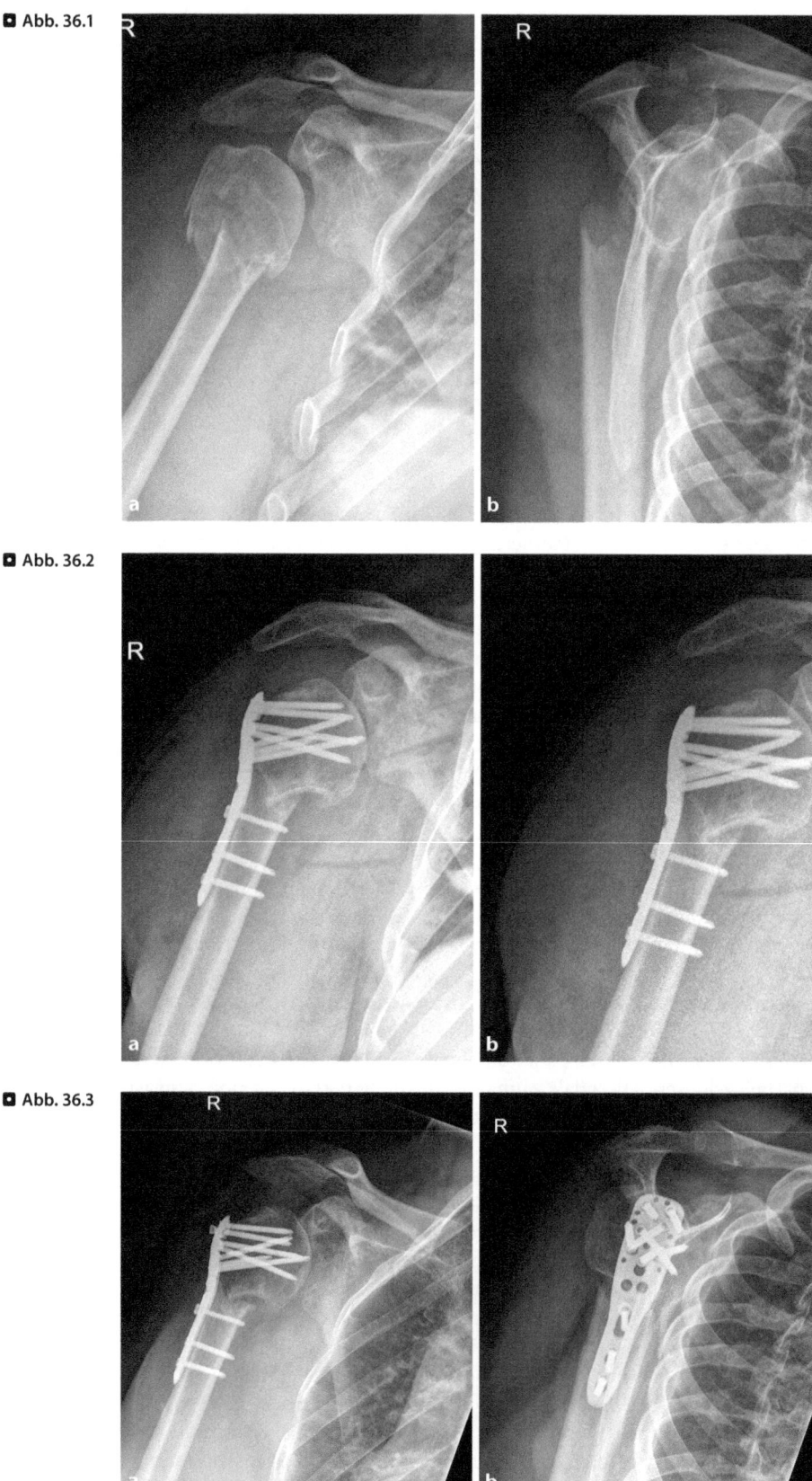

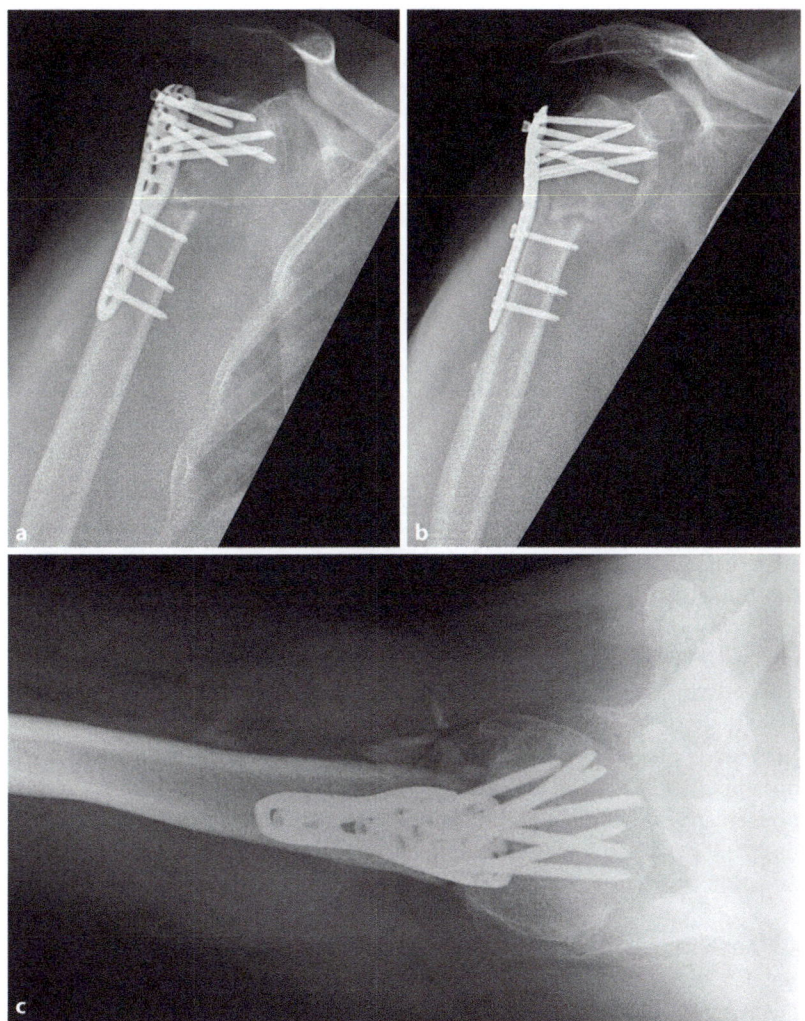

■ Abb. 36.4

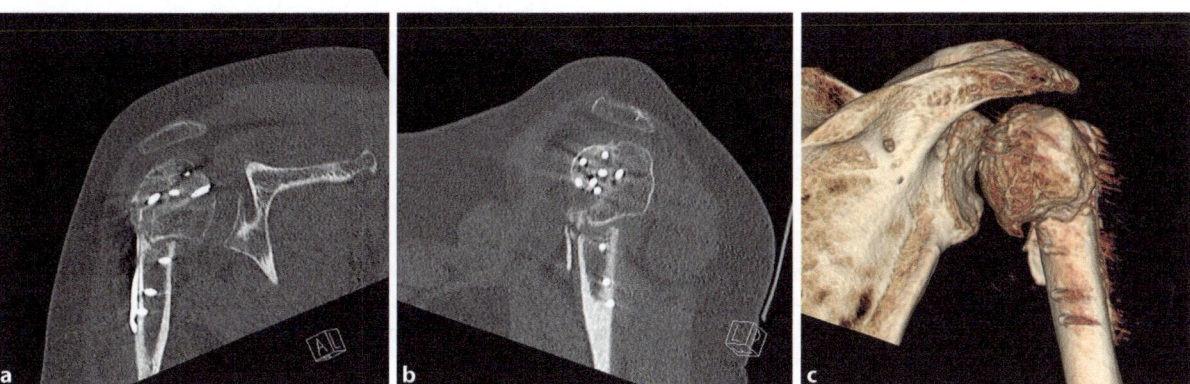

■ Abb. 36.5

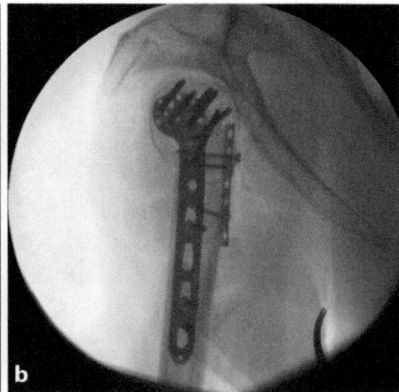

◨ Abb. 36.6

nach Entfernung des Osteosynthesematerials die Pseudarthroseanfrischung vorgenommen. Nach Reposition und Einpassen eines trikortikalen Beckenspans erfolgt die Osteosynthese mit proximaler Humerusplatte. Zur Sicherung des Beckenspans wird zusätzlich eine 2,7-mm-Abstützplatte angebracht. Homologe und heterologe Spongiosa wird angelagert (◨ Abb. 36.6). Der postoperative Verlauf ist subjektiv und objektiv zufriedenstellend. 6 Wochen nach Reosteosynthese sind die Schmerzen deutlich regredient. Die Schultergelenkbeweglichkeit rechts beträgt in Abduktion aktiv gut 60°, passiv knapp 90°, beim Vorwärts-/Rückwärtsheben aktiv 60/0/30°, in Neutralstellung sind die Rotationsamplituden frei. Die Röntgenkontrolle zeigt keine Frühlockerungszeichen oder einen sekundären Repositionsverlust (◨ Abb. 36.7). Wir gehen davon aus, dass 12 Wochen nach Reintervention die rechte Schulter je nach radiologischer Situation zum langsamen Kraftaufbau freigegeben werden kann.

▪ Analyse

Bei der Primärosteosynthese wird die Fraktur approximativ reponiert. Es verbleibt eine Varusstellung des Humeruskopfs mit entsprechend schlechter biomechanischer Ausgangslage. Dadurch bedingt tritt eine frühzeitige Lockerung des Osteosynthesematerials mit weiterer Zunahme der Varusfehlstellung ein. Eine Konsolidierung ist bei diesen biomechanisch ungünstigen Bedingungen nun kaum mehr möglich. Der Erstoperateur bringt anlässlich seiner 3-Monats-Kontrolle den Gedanken einer Humeruskopfnekrose ins Spiel. Zum Ersten ist der hier vorliegende Frakturtyp bezüglich Humeruskopfnekrose wenig gefährdet. Zum Zweiten ist das Auftreten einer Nekrose bereits so kurze Zeit nach dem Eingriff unüblich. Die Implantation einer inversen Schultertotalprothese würde die Sache operationstechnisch und in der Nachsorge vereinfachen. Omarthrose und Cuffläsion sprechen für den Gelenkersatz, das Alter jedoch massiv dagegen. Überdies sind durch die osteosynthetische Zweitversorgung die Voraussetzungen für einen späteren Gelenkersatz besser. Ob und wann es dann zu einem eventuellen prothetischen Ersatz kommt, wird der Verlauf zeigen.

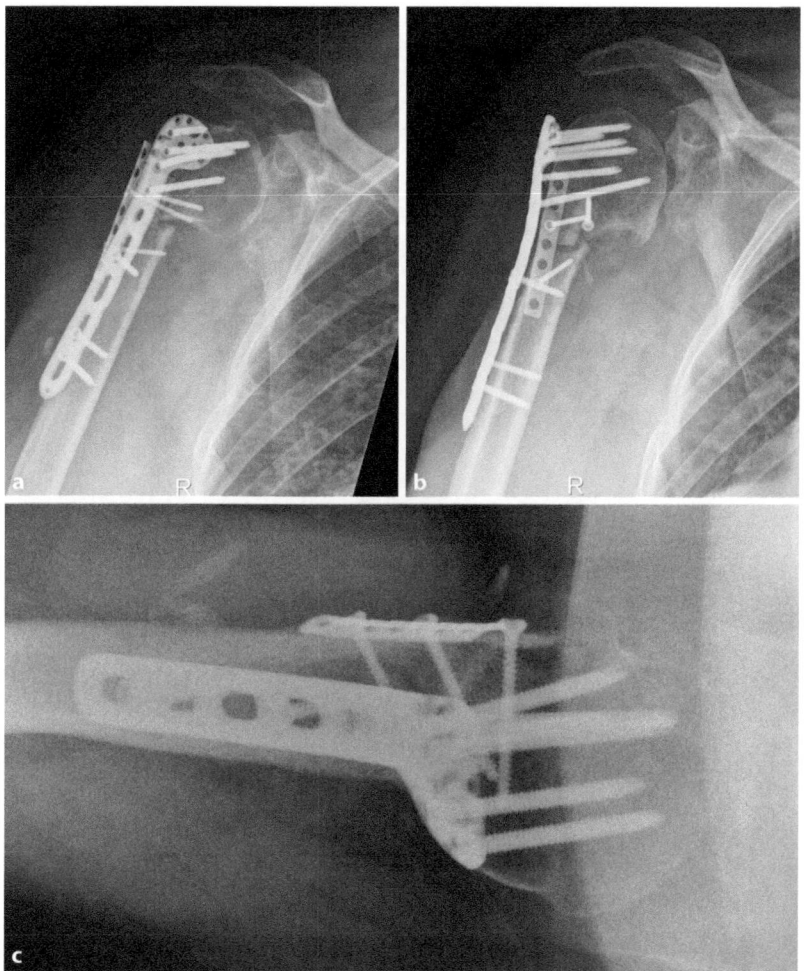

◻ Abb. 36.7

Second Opinion bei Osteosynthese einer 4-Segment-Humeruskopffraktur mit konsekutiver Humeruskopfnekrose

H.K. Schwyzer, R.P. Meyer

R. Meyer et al. (Hrsg.), *Die Zweitmeinung in der Schulterchirurgie – ein Muss,*
DOI 10.1007/978-3-642-37094-6_37, © Springer-Verlag Berlin Heidelberg 2013

- **Der Fall**

Am 29.09.2010 stürzt eine damals 74-jährige Frau bei einem Spaziergang mit ihrem Hund. Sie zieht sich dabei eine valgusimpaktierte 4-Segment-Humeruskopffraktur links bei Linkshändigkeit zu (◘ Abb. 37.1). Die Plattenosteosynthese erfolgt 2 Tage später im benachbarten Krankenhaus. Die postoperativen Röntgenbilder zeigen eine in guter Position stabilisierte Fraktur bei korrekter Plattenlage (◘ Abb. 37.2). Die Patientin verbringt nach dem Eingriff 2 Wochen in einer stationären Rehabilitation und wird knapp 6 Wochen postoperativ vom Operateur beurteilt. Die Schulterbeweglichkeit links ist befriedigend. Die Röntgenbilder dokumentieren ein stabiles Osteosynthesematerial ohne Anzeichen für eine beginnende Humeruskopfnekrose (◘ Abb. 37.3). Nun verlieren sich die Spuren. Weitere Kontrollen beim Operateur sind nicht dokumentiert, obwohl eine Kontrolle 4 Wochen später nochmals geplant war. In der Folge lässt die Remobilisation der linken Schulter trotz ständiger Physiotherapie zu wünschen übrig. Wegen Schulterbeschwerden findet beim Hausarzt am 26.03.2012 eine Kontrolle statt. Die Schulterbeweglichkeit links ist massiv eingeschränkt und schmerzhaft. Die Röntgenbilder zeigen eine ausgedehnte Humeruskopfnekrose mit zum Teil nekrosebedingt vorstehenden Schrauben (◘ Abb. 37.4). Die Physiotherapie wird weitergeführt. 10 Monate nach dieser Kontrolle wird die Patientin wegen starker Ruheschmerzen am linken Schultergürtel und massiver Bewegungseinschränkung an uns überwiesen.

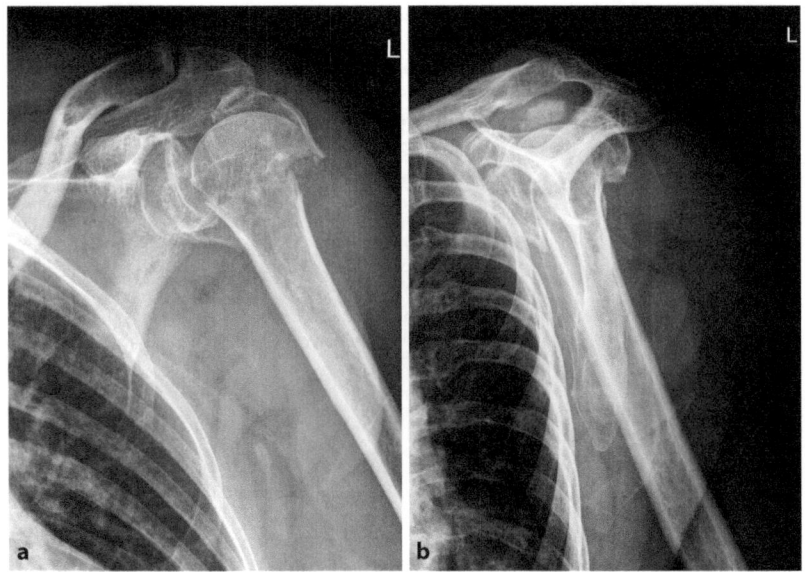

◻ Abb. 37.1

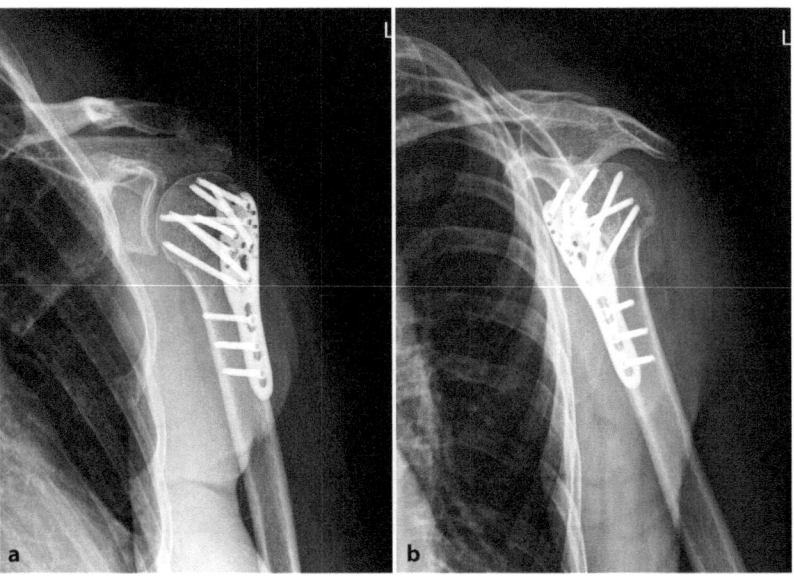

◻ Abb. 37.2

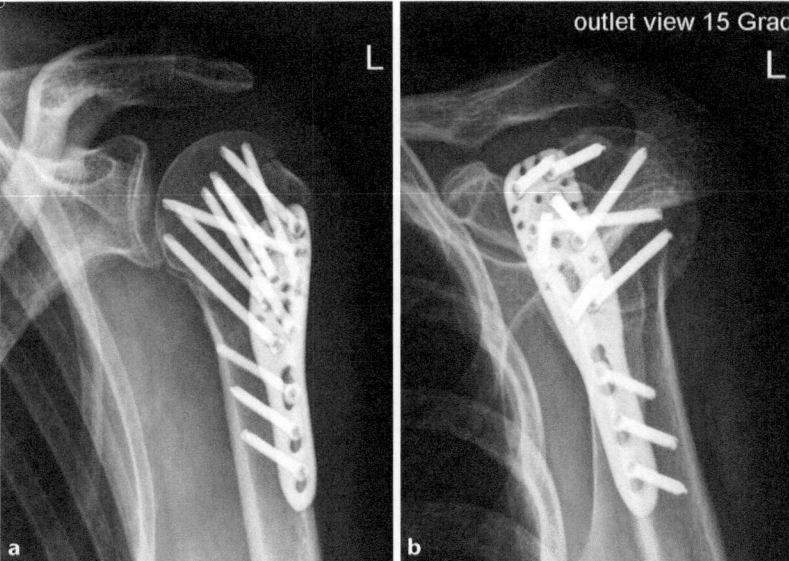

◘ Abb. 37.3

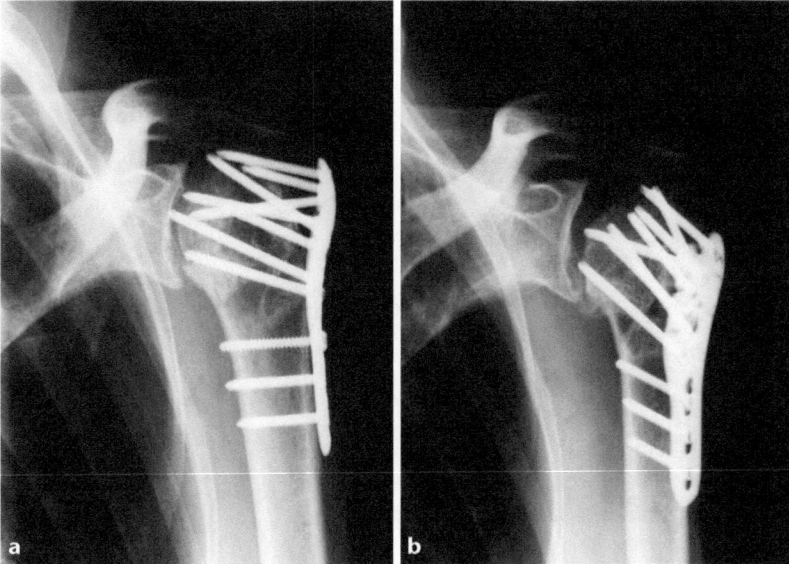

◘ Abb. 37.4

■ **Second Opinion**

Wir beurteilen die inzwischen gut 76-jährige Frau am 31.01.2013. Die Schrägin-
zision im Sulcus deltopectoralis links ist reizlos. Die Schultergelenkbeweglichkeit
links beträgt in Abduktion 60°, beim Vorwärts-/Rückwärtsheben 70/0/30°, bei
Außen-/Innenrotation in Neutralstellung 5/0/15°, in Abduktion praktisch blo-
ckiert. Die Rotatorenmanschette ist klinisch nicht prüfbar. Der Nervus axillaris
ist intakt. Die Röntgenbilder zeigen eine ausgedehnte Humeruskopfnekrose
bei noch liegendem Osteosynthesematerial. Die nekrosebedingt vorstehenden
Schrauben arrodieren das Glenoid (◘ Abb. 37.5). Die Ultraschalluntersuchung
ergibt eine teilkonsumierte Rotatorenmanschette bei fehlender langer Bizepssehne. Wir empfehlen die Metallentfernung bei gleichzeitiger Implantation einer
inversen Schulterprothese. Die Patientin wünscht den Eingriff möglichst rasch.

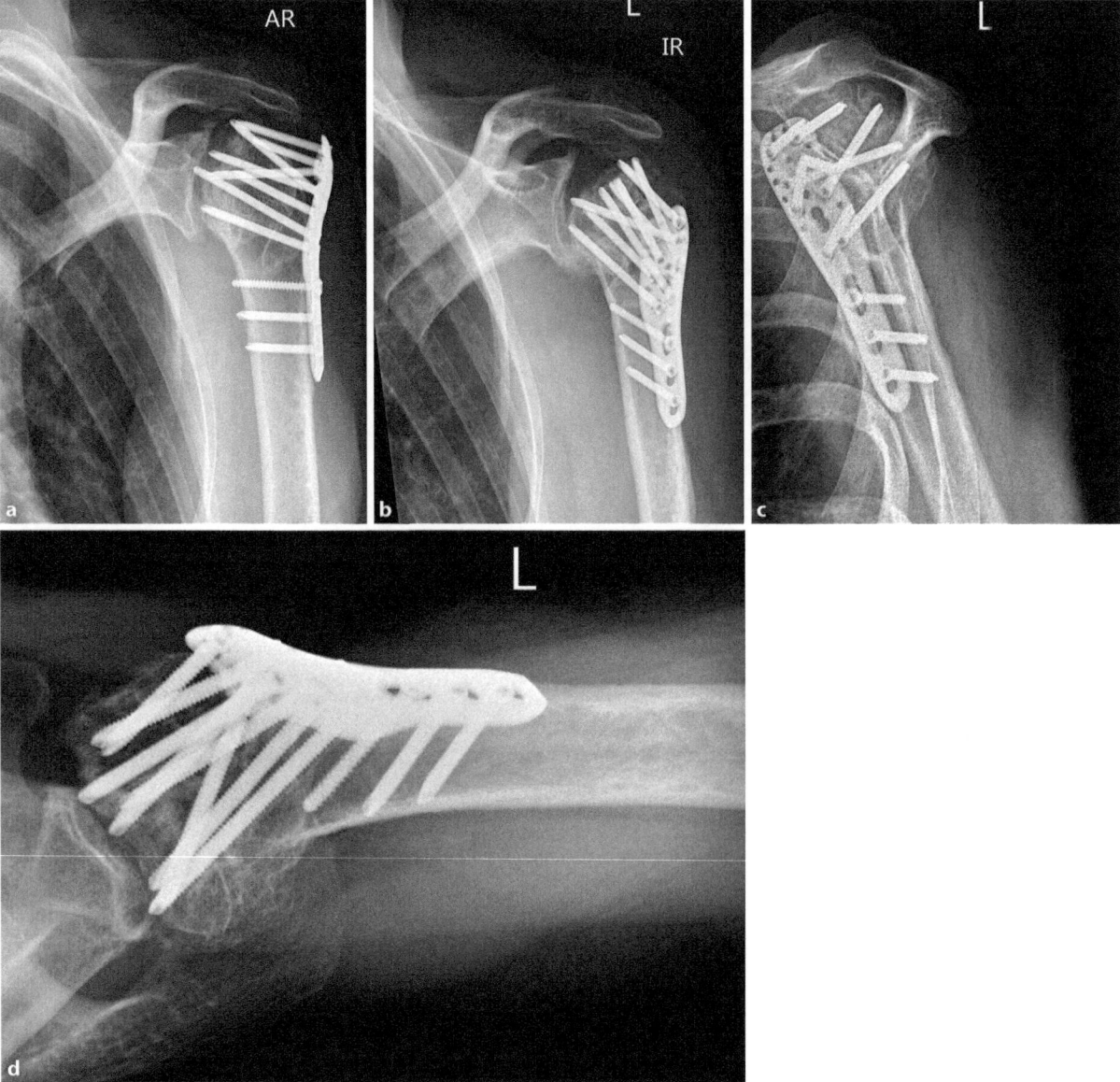

◻ Abb. 37.5

■ **Analyse**

Die osteosynthetische Versorgung dieser Fraktur erfolgt fristgerecht und technisch korrekt. Es liegt hier allerdings ein Frakturtyp vor, der in dieser Alterskategorie gehäuft zu Humeruskopfnekrosen führen kann. Eine entsprechend engmaschige Nachkontrolle durch den Operateur ist daher angezeigt. Wieso diese Nachkontrollen hier nicht stattfinden, bleibt unklar. Der Hausarzt ist ohne Mithilfe des Operateurs überfordert. So lässt sich erklären, weshalb die Überweisung an eine Spezialklinik nicht bereits Ende März 2012, d. h. bei Vorliegen der eindeutigen Röntgenbefunde, erfolgt. Der Patientin hätten durch eine rechtzeitige Zuweisung ein gutes Jahr Schmerzen und Funktionsausfall an der linken Schulter erspart werden können.

Second Opinion bei 95-jährigem Mann mit subkapitaler Humeruspseudarthrose

B.R. Simmen, R.P. Meyer

R. Meyer et al. (Hrsg.), *Die Zweitmeinung in der Schulterchirurgie – ein Muss*,
DOI 10.1007/978-3-642-37094-6_38, © Springer-Verlag Berlin Heidelberg 2013

■ Der Fall

Ein heute über 95-jähriger Mann stürzt vor knapp 3 Jahren am 08.02.2010 in seinem Feriendomizil auf Teneriffa. Er zieht sich dabei eine subkapitale Humerusfraktur rechts bei Rechtshändigkeit zu. Der polymorbide Patient – mit einem Herzschrittmacher versorgt und dauerantikoaguliert – wird am 24.02.2010 in einer Privatklinik auf Teneriffa an seinem rechten Humerus operativ versorgt. Es werden vier Prevot-Nägel eingebracht, der Patient anschließend in die Schweiz zurücktransferiert. Im Krankenhaus am Wohnort des Patienten findet die klinische und radiologische Nachsorge statt. Auf den postoperativen Röntgenbildern vom 25.02.2010 findet sich ein Status bei Bündelnagelung mit nur partiell gefasstem, nach dorsal abgekipptem Humeruskopf und entsprechender Perforation der Nagelspitzen (■ Abb. 38.1). Der Patient leidet unter massiven Bewegungsschmerzen. Eine Remobilisation der rechten Schulter ist unter diesen Bedingungen nicht möglich. Die behandelnden Chirurgen führen am 12.03.2010, d. h. knapp 3 Wochen nach der Primärversorgung, die vorzeitige Metallentfernung durch in der Hoffnung auf eine Spontankonsolidierung der Fraktur (■ Abb. 38.2). Der Patient wird zur stationären Rehabilitation in ein Kurhaus überwiesen. Die Physiotherapie wird mit Pendelübungen weitergeführt. Die weitere Remobilisation gestaltet sich schwierig. Die Röntgenkontrolle an der Rehaklinik vom 25.03.2010 zeigt eine massiv in Varus abgekippte, subkapitale Humerusfraktur mit einem Unruhekallus ohne Zeichen einer Konsolidierung (■ Abb. 38.3). Die Angehörigen sind überzeugt, dass im Verlauf der Remobilisation in der Rehaklinik beim Patienten „die Schulter gebrochen" worden sei, und wenden sich an einen orthopädischen Facharzt. Die von diesem durchgeführte Röntgenkontrolle ergibt keine neuen Aspekte. Der Unruhekallus ist etwas ausgeprägter, die Varusabkippung je nach Strahlengang etwas mehr oder weniger ausgeprägt (■ Abb. 38.4). Eine weiterhin konservative Therapie wird empfohlen. In der Folge verlagern sich die Probleme beim Patienten wegen einer sich verstärkenden Falltendenz etwas von der frakturierten Schulter weg. Nach ausführlicher neurologischer Untersuchung und Neueinstellung der Medikation verbessert sich die zerebrale Situation. Die Pseudoparalyse am rechten Arm stört den Patienten tagsüber wenig. Schmerzen bestehen kaum. Nachts jedoch ist der Patient, und mit ihm seine Frau, gestört wegen einer ausgeprägten Nykturie. Die Familie drängt nun auf eine operative Sanierung der rechten Schulter und wünscht diese bei uns.

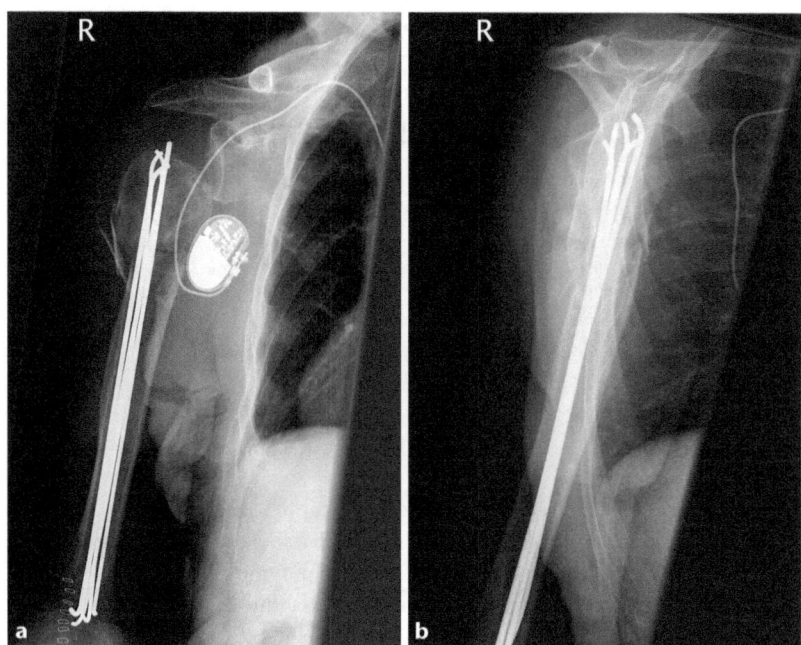

◘ Abb. 38.1

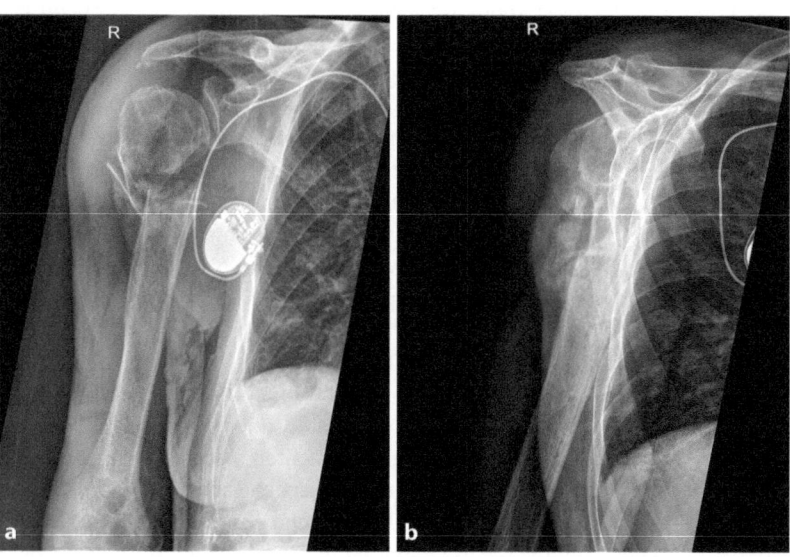

◘ Abb. 38.2

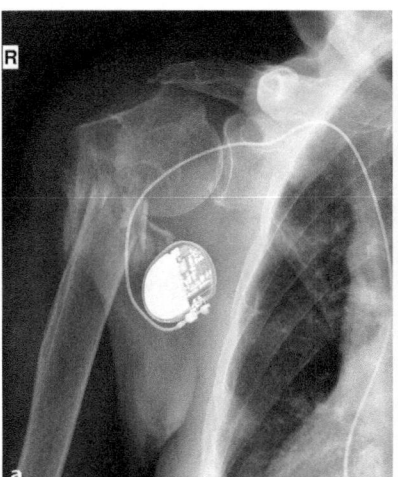
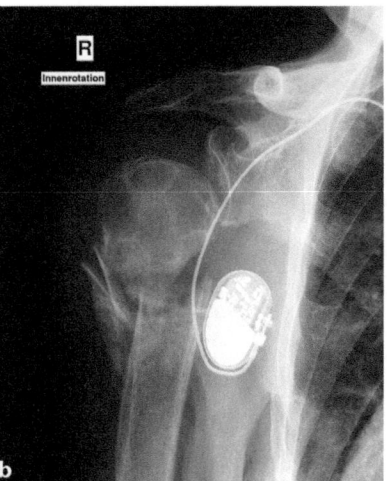

◘ Abb. 38.3

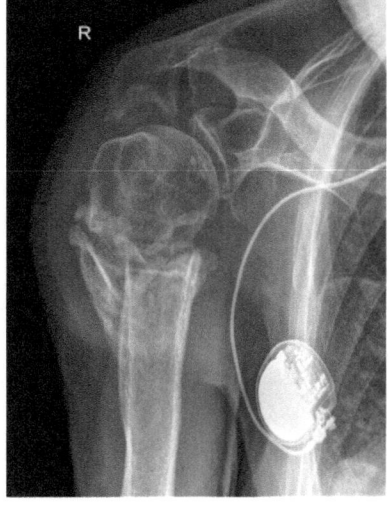

◘ Abb. 38.4

▪ Second Opinion

Wir beurteilen den Patienten am 04.12.2012, d. h. knapp 3 Jahre nach dem Unfall. Es besteht eine deutliche Inaktivitätsatrophie der gesamten rechtsseitigen Schultergürtelmuskulatur. Die passive Schulterbeweglichkeit rechts ist mäßig schmerzhaft. Eine aktive Bewegungsamplitude lässt sich bei Pseudoparalyse nicht ausmessen. Die Rotatorenmanschette ist klinisch nicht beurteilbar. Der Nervus axillaris ist intakt. Sonographisch besteht eine Totalruptur der Rotatorenmanschette mit ausgedünnten Resten der Infraspinatussehne kaudal. Die Röntgenbilder zeigen eine Pseudarthrose am proximalen Humerus subkapital mit Varus- und Dorsalkippung des Humeruskopfs (◘ Abb. 38.5). Rein theoretisch ließe sich diese proximale Humeruspseudarthrose durch Implantation einer inversen Schultertotalprothese angehen. Wegen der nahezu 3-jährigen Inaktivität besteht jedoch eine ausgeprägte Muskelatrophie. Auch bei technisch korrekter Prothesenimplantation ist mit einer ausgesprochen lange dauernden Rehabilitation zu rechnen. Auch darf bei diesem kardial und zerebral beeinträchtigten, inzwischen 95-jährigen Patienten das perioperative Risiko nicht unterschätzt werden. Trotz erheblichen Drängens der bei der Untersuchung anwesenden Familie zu einem operativen Eingriff empfehlen wir unter Berücksichtigung aller Fakten eine defensive, nicht operative Haltung.

▪ Analyse

Die beim damals 93-jährigen Patienten vorliegende Fraktur hätte primär mit Plattenosteosynthese und je nach intraoperativer Situation zusätzlich mit einem endomedullären Span versorgt werden müssen. Die Prevot-Bündelnagelung ist für diesen Frakturtyp in dieser Alterskategorie ungeeignet. Bei der Entfernung der Prevot-Nägel 3 Wochen nach dem Eingriff ist die Überlegung des Operateurs, dass diese Fraktur auch ohne Osteosynthese konsolidiert, wohl etwas gar optimistisch. Es hätte hier erneut nach Nagelentfernung die Plattenosteosynthese vorgesehen werden müssen. In der Folge schreitet die Biologie unerbittlich vorwärts. Neben dem Handicap an der rechten Schulter bestehen unter anderem zerebrale, kardiale und urologische Probleme. Der Wunsch der Angehörigen, das Schulterproblem operativ zu lösen, ist verständlich. Sie unterschätzen dabei jedoch das operative Risiko und überschätzen die Verbesserung der Gesamtsituation nach Schulterprothesenimplantation. Durch die früher getroffenen Fehlentscheidungen verbleibt nun sowohl vonseiten des Patienten und seiner Familie wie auch von unserer Seite ein Gefühl der Hilflosigkeit.

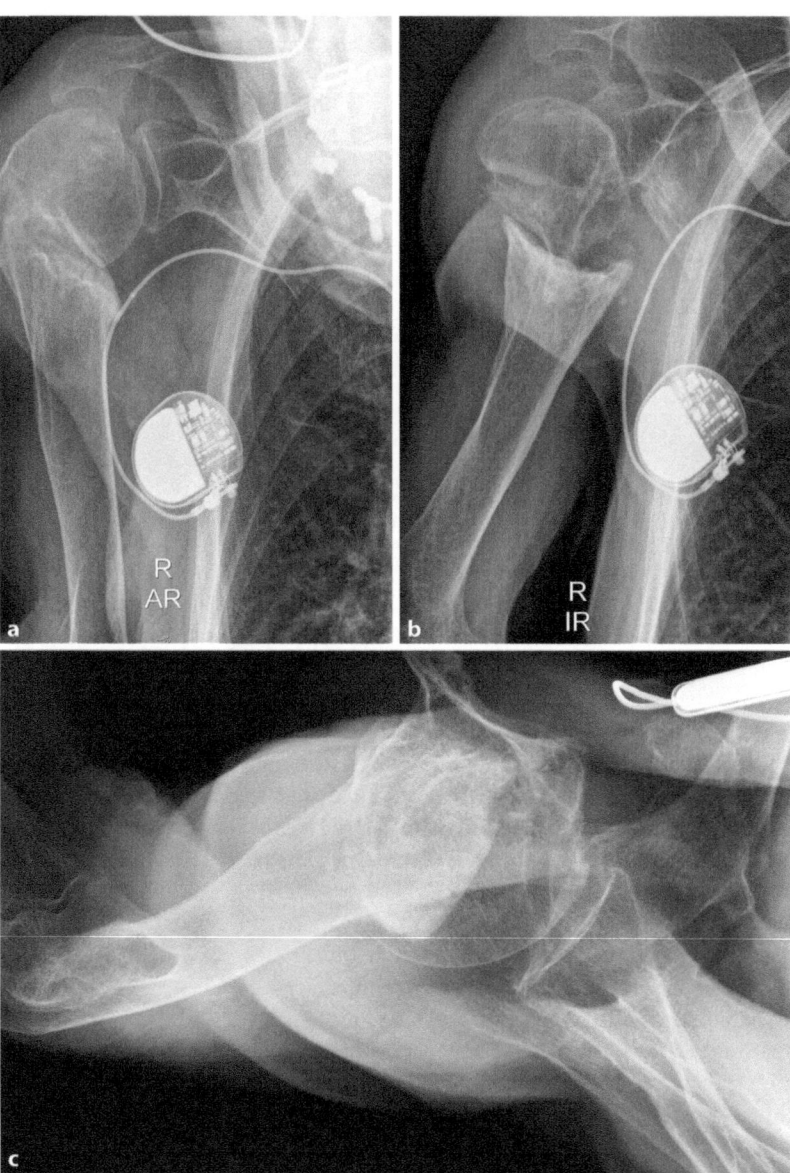

◘ Abb. 38.5

Omarthrose

Gut zu wissen …

Omarthrosepatienten werden von ihren Hausärzten meist primär zur Einschätzung und Therapie an eine geeignete Spezialklinik überwiesen. Es ist doch ein erheblicher Unterschied, auch für den Laien, ob eine Klinik 300 oder bloß 3 Kunstgelenke jährlich an der Schulter implantiert. Es geht dann vor allem auch darum, dass das Maximalwissen und das langjährige Erfahrungspotenzial der beratenden Ärzte dem Patienten entsprechend gut übermittelt werden können. Von den jungen Patienten, die eine Omarthrose durch Malformation erworbenen haben, wird oft ein geduldiges, nicht leicht vermittelbares Abwarten gefordert. Bei älteren Patienten mit degenerativer Cuffarthropathie ist eine offensive Haltung gerechtfertigt, werden doch die Langzeitresultate der heutigen Prothesenmodelle immer besser und die Prothesenwechsel und eventuellen Komplikationen auch immer besser therapierbar.

Second Opinion bei Schulterdeformität nach Säuglingsomarthritis

H.K. Schwyzer, R.P. Meyer

R. Meyer et al. (Hrsg.), *Die Zweitmeinung in der Schulterchirurgie – ein Muss*,
DOI 10.1007/978-3-642-37094-6_39, © Springer-Verlag Berlin Heidelberg 2013

■ Der Fall

Ein heute 29-jähriger Mann kam als Frühgeburt 3 Monate vor Termin zur Welt. Er wurde in der neonatologischen Abteilung der Universitätskinderklinik entsprechend betreut. Bei einem vermutlich durch Dauerinfusion am rechten Arm kubital gesetzten Infekt entwickelte sich eine septische Arthritis am rechten Schultergelenk. Das Gelenk wurde sofort gespült und drainiert. Durch Schädigung der Wachstumsfugen entwickelt sich in der Folge jedoch ein Fehlwachstum mit erheblicher Deformierung des Humeruskopfs und konsekutiv auch des Glenoids. Auch die proximale Humerusachse ist entsprechend alteriert. Bis zum 16. Altersjahr geht es dem Patienten gut. Bei größer werdendem Hebelarm und zunehmender beruflicher und sportlicher Belastung treten nun vermehrt Schmerzen im rechten Schultergürtel auf. Allerdings kann der sportliche Mann noch problemlos 4 Stunden Radfahren und auch Skilaufen. Das Tennisspielen musste bereits vor Jahren aufgegeben werden. Nächtliche Ruheschmerzen bestehen nicht. Beruflich ist der Patient in einem metallverarbeitenden Betrieb in führender Position voll aktiv, wobei es sich weitgehend um eine administrative Tätigkeit im Büro handelt.

An einer auswärtigen Klinik wird dem Patienten der Oberflächenersatz an der rechten Schulter vorgeschlagen, ihm gleichzeitig jedoch die Einholung einer Zweitmeinung empfohlen.

■ Second Opinion

Der 29-jährige, athletische Mann, Rechtshänder, weist die folgende Schultergelenkbeweglichkeit rechts auf: Abduktion knapp 80°, Vorwärts-/Rückwärtsheben 120/0/45°, Außen-/Innenrotation in Neutralstellung 60/0/65°, in Abduktion 60/0/20°. Extrembewegungen sind schmerzhaft. Klinisch bestehen keine pathologischen Rotatorenmanschettenzeichen. Die Nativröntgenbilder der rechten Schulter zeigen eine erhebliche Humeruskopfalteration mit ovaloider Deformierung und osteophytären Reaktionen an der proximalen und distalen Zirkumferenz. Das Glenoid ist ebenfalls degenerativ verändert ohne merkliche Abwetzung der dorsalen Glenoidkante (◘ Abb. 39.1). Die Computertomographie zeigt das ganze Ausmaß der Deformierung und der arthrotischen Veränderungen am Humeruskopf sowie am Glenoid (◘ Abb. 39.2). Die Arthro-MRI-Bilder dokumentieren einen deutlichen Knorpelabschliff in den kaudalen zwei Dritteln des Humeruskopfs sowie Knorpelalterationen auch am Glenoid. Die Rotatorenmanschette ist intakt (◘ Abb. 39.3).

◱ Abb. 39.1

■ **Analyse**

Bei diesem 29-jährigen Mann sollte mit dem Kunstgelenkersatz an der rechten Schulter zugewartet werden. Der Patient ist voll arbeitsfähig. Die zu 90 % administrative Arbeit passt ideal. Die sportlichen Aktivitäten können mit gewissen Abstrichen ausgeschöpft werden. Nächtliche Beschwerden bestehen nicht.

Niemand kann voraussagen, wie sich die Situation hier am rechten Schultergürtel entwickeln wird. Insbesondere kann auch nicht einfach von einer negativen Entwicklung mit Verlust des Knochenlagers am Glenoid ausgegangen werden. Es verhält sich hier ähnlich wie beim Morbus Perthes an der Hüfte. In der Regel dekompensieren diese durch Wachstumsfugenstörungen geschädigten Gelenke eher spät als früh. Im Übrigen ist die vorliegende Situation operationstechnisch alles andere als einfach. Das genaue Rotationszentrum bei diesem ovaloiden Humeruskopf ist kaum bestimmbar, sodass bei der Implantation einer Resurfacingprothese unter Umständen mehr Druck auf das Gelenk entsteht als in der heute vorliegenden Situation. Gegen ein chirurgisches Vorgehen spricht zusätzlich, dass das subjektive Beschwerdebild vollauf erträglich ist, und der Patient auch sportlich noch gut mithalten kann.

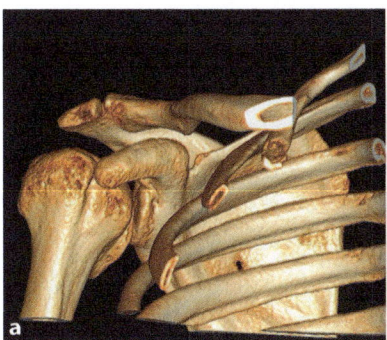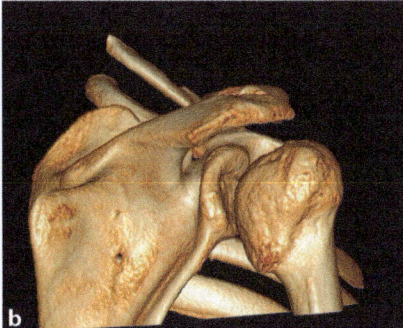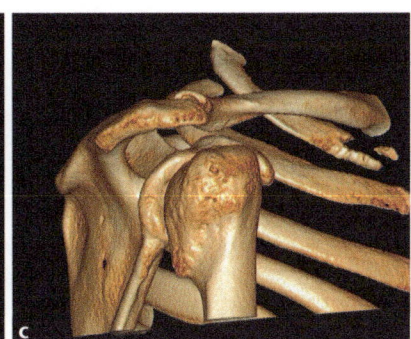

◘ Abb. 39.2

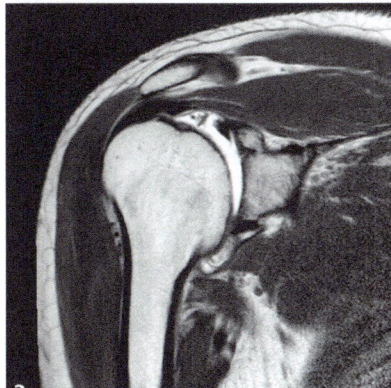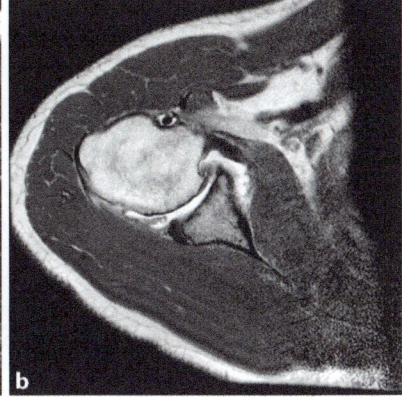

◘ Abb. 39.3

Wir empfehlen eine klinische und radiologische Kontrolle in 2-Jahres-Ab-ständen, wobei die radiologische Kontrolle zur Verminderung der Strahlenbe-lastung lediglich auf die axial zentrierte Aufnahme beschränkt werden kann.

Second Opinion bei Omarthrose beidseits

H.K. Schwyzer, R.P. Meyer

R. Meyer et al. (Hrsg.), *Die Zweitmeinung in der Schulterchirurgie – ein Muss*, DOI 10.1007/978-3-642-37094-6_40, © Springer-Verlag Berlin Heidelberg 2013

- **Der Fall**

Ein heute 66-jähriger, sportlicher Mann weist eine beidseits belastete Schulteranamnese auf. Der Rechtshänder luxierte sich bereits mit 18 Jahren seine linke Schulter erstmals bei adäquatem Trauma. Die konservative Therapie brachte einen nachhaltig guten Effekt. Anlässlich eines Sturzes beim Skilaufen luxiert sich der inzwischen 58-jährige Mann erneut seine linke Schulter. Wegen subjektiv persistierender und auch objektivierbarer anteroinferiorer glenohumeraler Instabilität wird die linke Schulter 1 Jahr nach Reluxation durch einen Traumatologen offen stabilisiert. In der Folge bleibt die linke Schulter stabil.

Die rechte Schulter traumatisiert sich der Patient ebenfalls bei einem Sturz mit 53 Jahren. Er zieht sich dabei eine Rotatorenmanschettenläsion rechts zu. Wegen persistierender Beschwerden wird 3 Jahre nach dem Unfallereignis die Rotatorenmanschette an der rechten Schulter durch denselben Unfallchirurgen offen refixiert. Wegen einer Reruptur ohne Unfallereignis wird die Rotatorenmanschette an der rechten Schulter 1 Jahr nach dem Ersteingriff revidiert.

Heute klagt der inzwischen 66-jährige Mann über Schmerzen an beiden Schultergürteln, links dominant, bei physischer Belastung, insbesondere beim Sport. Auch werden beidseits nächtliche Ruheschmerzen erwähnt. Die Bewegungsamplitude ist im Alltag für den Patienten beidseits suffizient. Allerdings besteht eine deutliche Kraftlosigkeit in beiden Armen. Der Patient wünscht eine Einschätzung und eventuelle Therapie durch uns.

- **Second Opinion**

Wir untersuchen den Patienten klinisch und konventionell radiologisch 10 Jahre nach der Rotatorenmanschettenrevision rechts resp. 7 Jahre nach der Stabilisierungsoperation an der linken Schulter. Es finden sich großzügige Bogeninzisionen im Sulcus deltopectoralis beidseits. Die Bewegungsamplitude beträgt an der rechten Schulter in Abduktion 80°, beim Vorwärts-/Rückwärtsheben 140/0/40°, bei Außen-/Innenrotation in Neutralstellung 55/0/knapp 60°, in Abduktion 70/0/10°. An der linken Schulter betragen die Werte in Abduktion 80°, beim Vorwärts-/Rückwärtsheben 140/0/40°, bei Außen-/Innenrotation in Neutralstellung knapp 60/0/55°, in Abduktion 70/0/0°. Die Rotatorenmanschette lässt sich schmerzbedingt weder rechts noch links klinisch konklusiv beurteilen. Die Röntgenaufnahmen der rechten Schulter zeigen eine deutliche Omarthrose mit Humeruskopfhochstand und diskreter Subluxation nach ventral bei liegendem Fixationsanker resp. Verankerungsplättchen (◘ Abb. 40.1). Die linke Schulter weist eine noch ausgeprägtere Omarthrose als die Gegenseite auf mit konsumiertem Gelenkspalt und reaktiver Osteophytose. 5 Fixationsanker liegen zum Teil an atypischer Stelle (◘ Abb. 40.2). In Anbetracht der Dauerschmerzen sowie der zunehmenden Funktionsein-

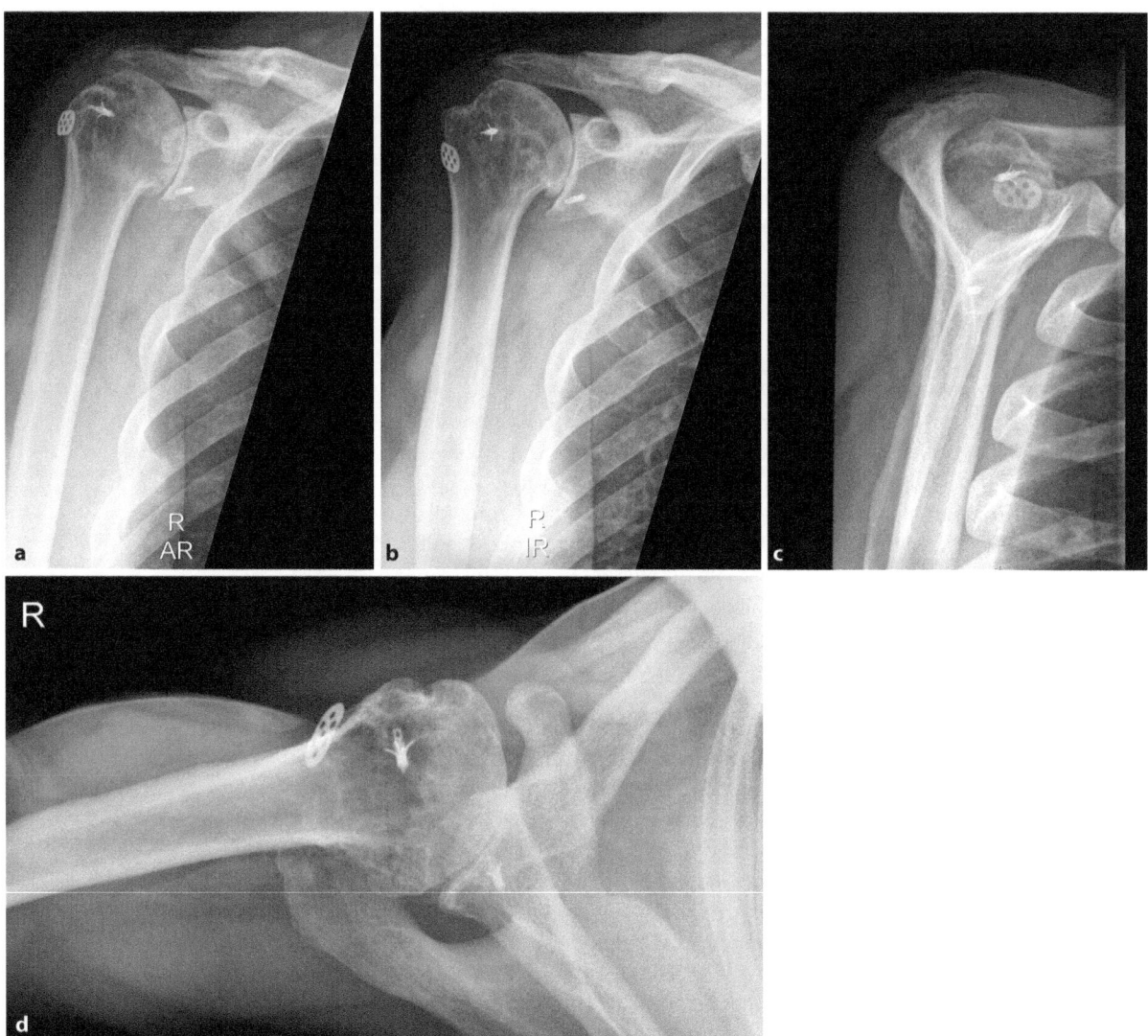

◘ Abb. 40.1

schränkung besteht chirurgischer Handlungsbedarf. Als effektive Therapie verbleibt hier lediglich die Implantation einer inversen Schulterprothese vorerst links, später auch rechts.

▪ Analyse

Es überrascht hier die massive Destruktion der linken Schulter knapp 7 Jahre nach Stabilisierungsoperation. Anhand der Position der liegenden Fixationsanker muss angenommen werden, dass auch nach der Intervention eine Restinstabilität verblieb und durch zusätzliche Destruktion der Rotatorenmanschette diese Omarthrose eintrat. An der rechten Schulter zeigt sich das Vollbild einer Cuffarthropathie. Inwieweit es dem Operateur 10 Jahre zuvor gelang, die Rotatorenmanschette 3 Jahre nach Ruptur funktionell befriedigend zu rekonstruieren, entzieht sich unserer Kenntnis. Interessant wäre zu sehen, wie sich die Situation an beiden Schultergelenken heute präsentieren würde, wäre weder rechts noch links operativ eingegriffen worden.

Analyse

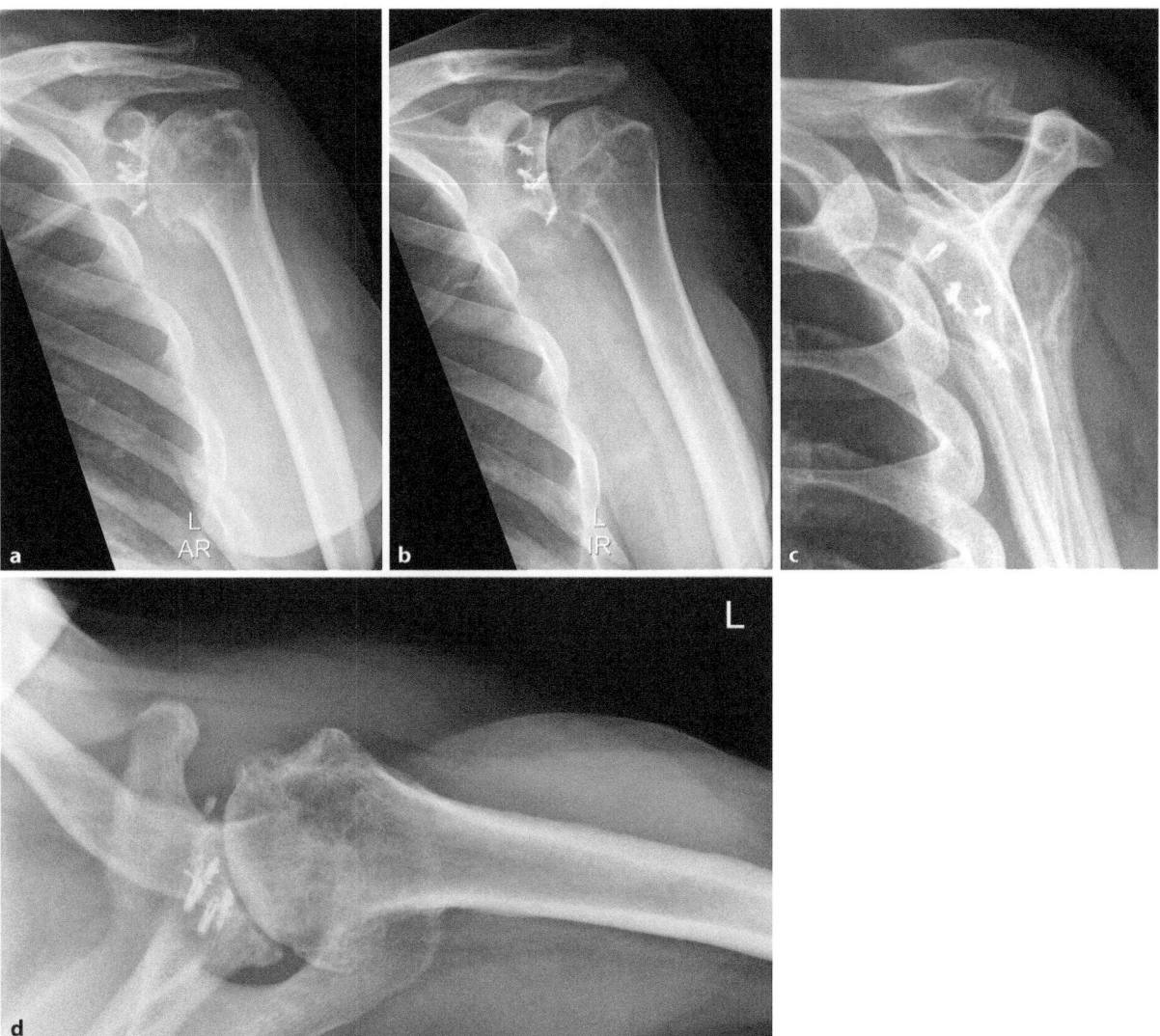

◪ Abb. 40.2

Second Opinion bei beginnender Omarthrose und sekundärem Impingement

H.K. Schwyzer, R.P. Meyer

R. Meyer et al. (Hrsg.), *Die Zweitmeinung in der Schulterchirurgie – ein Muss*,
DOI 10.1007/978-3-642-37094-6_41, © Springer-Verlag Berlin Heidelberg 2013

■ **Der Fall**

Seit gut 1 Jahr hat eine 43-jährige Frau Schmerzen in ihrer rechten Schulter. Ein Unfallereignis wird nicht erwähnt. Die Schmerzen haben Impingement-charakter, werden aber teilweise auch im ventralen Schulterbereich lokalisiert. Eine Kortisoninstillation subakromial bringt keinen Effekt. Eine zweite Kortisongabe glenohumeral einige Monate später verbessert die Beweglichkeit und führt zu einer leichten Beschwerdelinderung. Eine Arthro-MRI-Untersuchung vom 12.09.2012 zeigt eine AC-Gelenkarthrose, eine Insertionstendinopathie an der Supraspinatussehne sowie eine mögliche SLAP-Läsion. Die glenohumeralen Knorpelstrukturen werden vom befundenden Radiologen expressis verbis als normal bezeichnet (◘ Abb. 41.1). Die Patientin lässt sich an einer renommierten Schulterklinik beraten. Es wird ihr die arthroskopische Revision der Supraspinatussehne und – je nach Befund – die Revision der SLAP-Läsion vorgeschlagen. Die Patientin wünscht nun, insbesondere da die Dauerschmerzen persistieren, noch eine Einschätzung durch uns.

■ **Second Opinion**

Wir sehen die Patientin am 07.02.2013, ein gutes Jahr nach Auftreten der ersten Beschwerden. Die Schmerzen werden diffus im rechten Schultergürtel lokalisiert, teils auch mit Ausstrahlung nach ventral. Die Schultergelenkbeweglichkeit rechts beträgt in Abduktion 95°, beim Vorwärts-/Rückwärtsheben 170/0/45°, bei Außen-/Innenrotation in Neutralstellung 60/0/70°, in Abduktion 80/0/60°. Klinisch sind keine pathologischen Rotatorenmanschettenzeichen an der rechten Schulter fassbar. Die lange Bizepssehne ist im Sulcus druckdolent, das Sulcuszeichen beidseits positiv bei angedeutet positivem Apprehensionstest rechts. Die konventionellen Röntgenbilder zeigen eine mäßige AC-Gelenkarthrose, zystische Alterationen im Tuberculum majus sowie Arthrosezeichen glenohumeral mit Doppelkontur am Humeruskopf medial-distal. Auch in der axialen Inzidenz finden sich osteophytäre Ausziehungen am Glenoid, aber auch am Humeruskopf (◘ Abb. 41.2). Dieselben Arthrosezeichen dokumentieren bereits die MRI-Bilder vom 12.09.2012 (vgl. ◘ Abb. 41.1). Diese werden vom Radiologen jedoch negiert. Lägen hier keine Verdachtsmomente für eine Lange-Bizepssehnen-Pathologie vor, würden wir in Anbetracht der Arthrose ein striktes konservatives Vorgehen vorsehen. Da der Patientin jedoch je nach intraartikulärer Situation mit einer Tenodese der langen Bizepssehne etwas Schmerzreduktion gebracht werden kann, empfehlen auch wir die Arthroskopie. Der gedankliche Ansatz zur Arthroskopie ist für uns somit ein anderer als für den Erstuntersucher. Für uns ist die Insertionstendinopathie der Supraspinatussehne ein Nebenbefund und in Anbetracht der Arthrose ein chirurgisches „no-touch". Bei

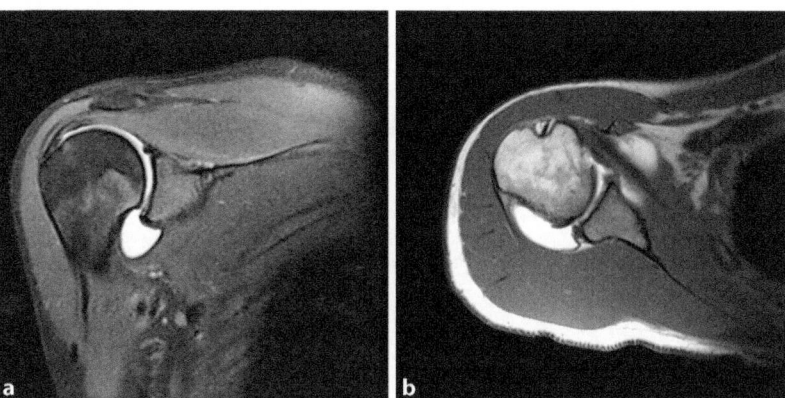

◘ Abb. 41.1

der Arthroskopie, ob mit oder ohne Lange-Bizepssehnen-Tenodese, kann dann auch eine präzise Einschätzung der Knorpelstrukturen erfolgen.

■ **Analyse**

Es ist erstaunlich, wie Patienten aus eigener Initiative oft eine Zweitmeinung suchen. Instinktiv verspüren sie eine innere Unsicherheit. Trotz genauer Aufklärung durch den Operateur und Einholen von Maximalwissen im Internet suchen sie weiteren Rat – oft mit gutem Grund. Wieso übersieht ein versierter, habilitierter Radiologe die vorliegende Arthrose? Wieso schlägt der erfahrene Schulterchirurg ohne Berücksichtigung der arthrotischen Komponente eine Rotatorenmanschettenrevision vor? Wird eine Cuffrevision bei zuvor bestehender Arthrose durchgeführt, endet dies oft in einer Katastrophe. Nicht selten entwickelt dann die Arthrose postoperativ ihre unerfreuliche Eigendynamik.

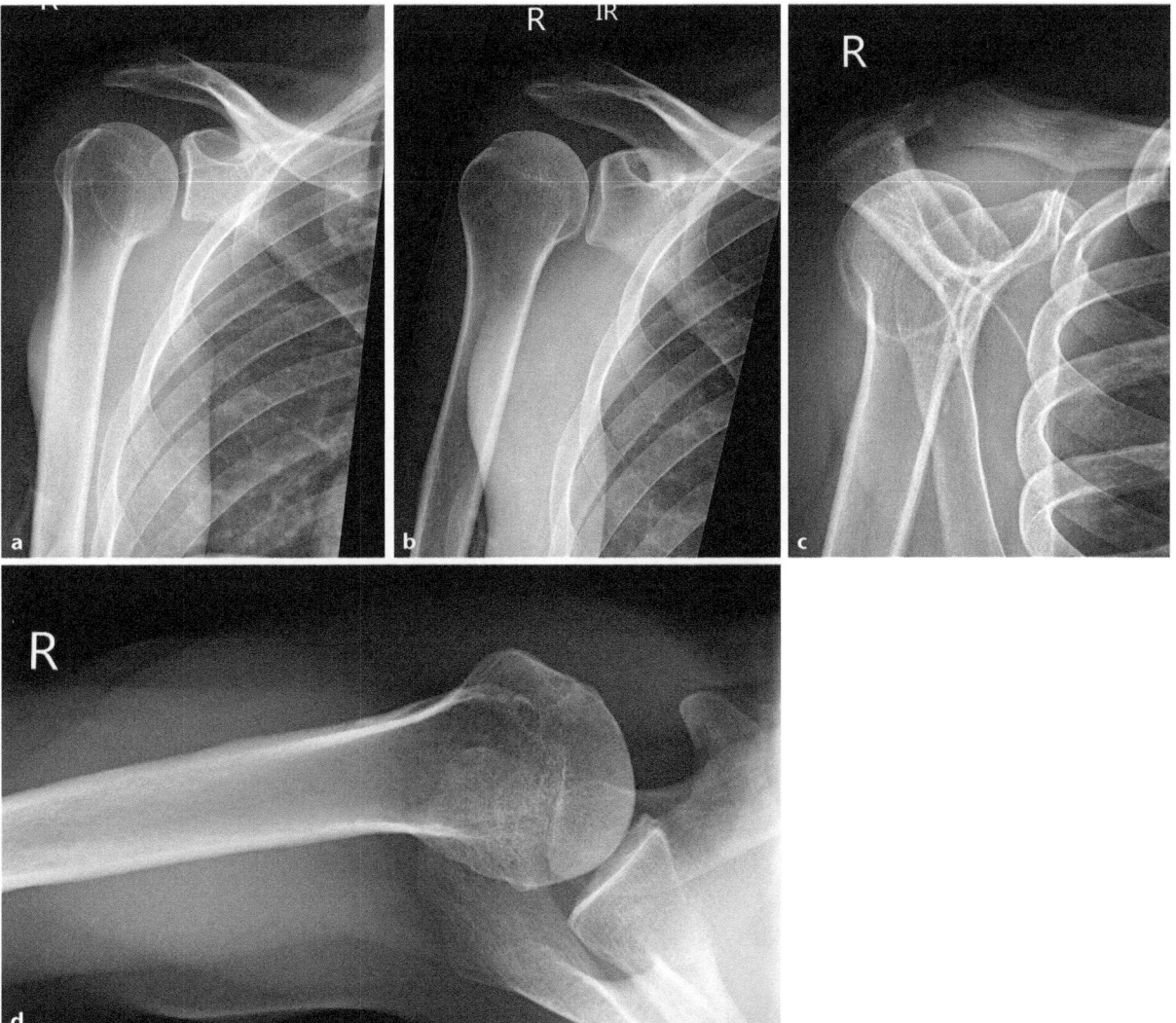

◻ Abb. 41.2

Second Opinion bei Glenoiddysplasie mit sekundärer Omarthrose

H.K. Schwyzer, R.P. Meyer

R. Meyer et al. (Hrsg.), *Die Zweitmeinung in der Schulterchirurgie – ein Muss*,
DOI 10.1007/978-3-642-37094-6_42, © Springer-Verlag Berlin Heidelberg 2013

■ **Der Fall**

Ein 35-jähriger Mann hatte bis zum März 2012 keinerlei Probleme mit seinem rechten Schultergürtel bei Rechtshändigkeit. Dann verspürt der Patient beim Anheben einer schweren Last ein plötzliches Reißgeräusch in der rechten Schulter gefolgt von Schmerzen. Diese Beschwerden klingen in der Folge nie mehr ganz ab. Zur genauen Abklärung überweist der Hausarzt den Patienten an die orthopädische Klinik des Kreiskrankenhauses. Die konventionellen Röntgenbilder sowie eine kombinierte Arthro-/CT-/MRI-Untersuchung dokumentieren eine Glenoiddysplasie mit sekundärer Ausbildung einer Omarthrose sowie eine ventrale Partialläsion der Supraspinatussehne. Der Patient arbeitet in führender Stellung in einem metallverarbeitenden Betrieb bei vorwiegend administrativer Tätigkeit. Wegen der Restbeschwerden an der rechten Schulter ist das Arbeitspensum zurzeit auf 50 % reduziert. Medikamente werden keine eingenommen. Dem Patienten wird die Implantation einer Schultertotalprothese empfohlen. Er wird zwecks Durchführung dieses Eingriffs an unsere Klinik überwiesen.

■ **Second Opinion**

Wir beurteilen den Patienten am 16.07.2012 klinisch und anhand des bereits vorliegenden Bildmaterials. Die Schultergelenkbeweglichkeit ist links altersentsprechend frei. Rechts betragen die Abduktion knapp 80°, das Vorwärts-/Rückwärtsheben 130/0/35°, die Außen-/Innenrotation in Neutralstellung 55/0/50°, in Abduktion 70/0/10°. Die Rotatorenmanschette ist wegen der Bewegungsschmerzen rechts klinisch nur bedingt beurteilbar. Der Jobe-Test ist angedeutet positiv. Die lange Bizepssehne ist im Sulcus druckdolent. Die mitgegebenen konventionellen Röntgenbilder der rechten Schulter vom 21.05.2012 zeigen eine deutliche Omarthrose mit reaktiver Osteophytose und glenohumeraler Dezentrierung nach dorsal bei Glenoiddysplasie (◘ Abb. 42.1). Die Arthro-CT-Bilder vom 08.06.2012 bestätigen den Befund der Omarthrose mit posteriorer Subluxation und entsprechender Glenoidalteration im dorsalen Bereich (◘ Abb. 42.2). Die Arthro-MRI-Untersuchung, in gleicher Sitzung vorgenommen, zeigt eine ventrale Partialruptur der Supraspinatussehne bei im Übrigen intaktem Cuff mit kräftiger Muskulatur (◘ Abb. 42.3).

Die hier vorliegende Problemstellung ist komplex. Es handelt sich nicht bloß um ein anatomisches, sondern um ein mindestens ähnlich großes soziales Problem. Dank des großzügigen Entgegenkommens des aktuellen Arbeitgebers ist der Patient in seinem angestammten Beruf einsatzfähig. Wir empfehlen vorerst eine Steigerung der Arbeitsbelastung auf 100 %, sobald dies schmerzbedingt möglich ist. Parallel dazu muss der Vertrauensarzt der Versicherung jedoch Alternativen für jenen Zeitpunkt erarbeiten, an dem der Patient seine berufliche

◻ **Abb. 42.1**

Leistung nicht mehr zu erbringen vermag. Es ist nicht auszuschließen, dass bei einem weniger kooperativen Arbeitgeber der Patient später in eine Zwangslage geraten kann. Für den Patienten ist es auch wichtig zu wissen, dass er nach der Implantation einer Schultertotalprothese nicht mehr in einem physisch fordernden Beruf tätig sein kann. Wir spekulieren darauf, dass hier nun wiederum spontan der Status quo ante eintritt und der Eingriff noch möglichst lange hinausgezögert werden kann. Wir sehen den Patienten klinisch, radiologisch und mit Ultraschallkontrolle in 1 Jahr wieder.

▪ **Analyse**

Bei anatomischen Malformationen ist es oft außerordentlich schwierig, den richtigen Zeitpunkt für ein interventionelles Vorgehen zu finden. Ein Abwarten ist meist nicht falsch, muss jedoch die entsprechenden hinzukommenden negativen Parameter sorgfältig berücksichtigen. Im vorliegenden Fall geht es darum, neben der Progredienz der Beschwerden vor allem den zunehmenden Verschleiß des Glenoids in seinem dorsalen Anteil zu überwachen. Zur sicheren Verankerung der Glenoidkomponente braucht es einen entsprechend kräftigen glenoidalen Knochenblock. Regelmäßige klinische und radiologische Kont-

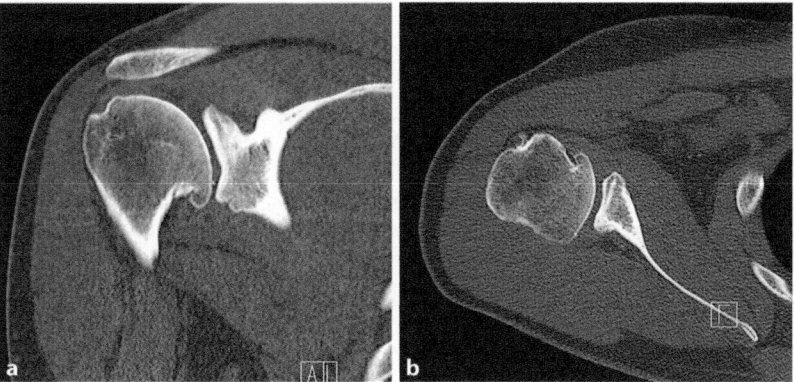

☐ Abb. 42.2

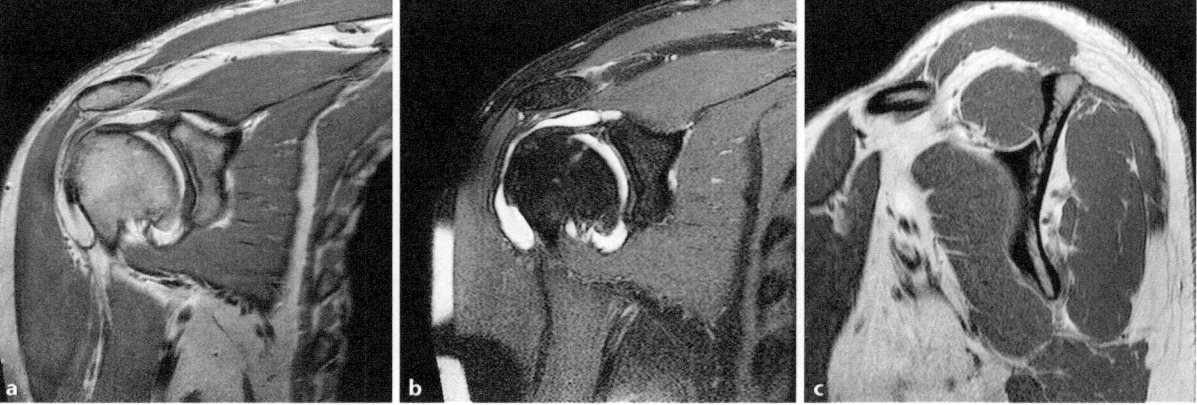

☐ Abb. 42.3

rollen mindestens in Jahresabständen sind daher notwendig. Von Bedeutung ist auch, dass berufliche Fragen inklusive einer eventuellen Umschulung und vorzusehende Versicherungsleistungen vor dem Tag X geklärt werden. Hier ist – wie so oft – die umfassende Gesamtbeurteilung ebenso wichtig wie das operationstechnische Vorgehen.

Kunstgelenke

Gut zu wissen …

Der Kunstgelenkersatz an der Schulter entspricht heute bei adäquater Prothesenmodellwahl und technisch korrekter Implantation bezüglich Funktion und Langzeitresultaten weitgehend den Hüft- und Knietotalprothesen. Die postoperative Morbidität ist sogar noch geringer als beim prothetischen Ersatz an der unteren Extremität. Oft braucht es jedoch viel Geduld und Zeit, um den Patienten diese Fakten nahezubringen. In Kapitel XII werden solche Situationen genauer erläutert. Der Kunstgelenkersatz gehört in die Hand des Spezialisten, was heute noch weitgehend respektiert wird. Es ist wichtig, dass dies auch in Zukunft so bleibt. Die Entwicklung in der prothetischen Chirurgie, gerade auch im Schulterbereich, ist zu vehement und zu einschneidend, als dass diese Chirurgie „mit links" praktiziert werden kann.

Second Opinion bei Hemiprothese mit Supraspinatussehnenreruptur

H.K. Schwyzer, R.P. Meyer

R. Meyer et al. (Hrsg.), *Die Zweitmeinung in der Schulterchirurgie – ein Muss*,
DOI 10.1007/978-3-642-37094-6_43, © Springer-Verlag Berlin Heidelberg 2013

■ Der Fall

Eine 63-jährige Frau zieht sich im Frühjahr 2011 eine Fraktur am Sprunggelenk links zu, die konservativ behandelt werden kann. Durch das mehrwöchige Stockgehen entwickeln sich bei der Rechtshänderin Schulterbeschwerden rechts. Die genauere Abklärung ergibt als Schmerzursache eine idiopathische, avaskuläre Humeruskopfteilnekrose sowie eine transmurale Ruptur der Supraspinatussehne. Am 16.06.2011 wird eine Humeruskopfhemiprothese vom Typ Hemicap implantiert. Gleichzeitig werden die Supraspinatussehnenrekonstruktion, die AC-Gelenkresektion und die Tenodese der langen Bizepssehne vorgenommen. Die Nachsorge erfolgt mit Abduktionskeil für 6 Wochen und begleitender Physiotherapie. Der Patientin geht es in der Folge gut. Anlässlich der Jahreskontrolle klagt die Frau jedoch erneut über Schmerzen im rechten Schultergürtel. Die Schmerzen werden bei Belastung, aber auch in Ruhe nachts vermerkt. Die Patientin kann ihre sportlichen Aktivitäten nicht mehr ausüben. Wegen des zunehmenden Leidensdrucks veranlasst der Operateur am 21.12.2012 eine Arthro-CT-Untersuchung. Diese zeigt eine anterodistal ausgedünnte und zerklüftete Supraspinatussehne mit kleiner Lückenbildung bei korrekt eingeheilter Hemiprothese (◘ Abb. 43.1). Der Operateur schlägt der Patientin die offene Rekonstruktion der Supraspinatussehne vor. Die Patientin wird jedoch vom Operateur darauf hingewiesen, dass die Prognose bei liegender Hemiprothese bei Rotatorenmanschettenrekonstruktion bezüglich Beschwerdeminderung reserviert sei. Ein provisorischer Operationstermin wird fixiert. Die Patientin wünscht nun vor dem Eingriff noch eine Zweitmeinung durch uns.

■ Second Opinion

Wir untersuchen die Patientin klinisch und konventionell-radiologisch am 05.02.2013, d. h. gut 1½ Jahre nach dem Ersteingriff. Die 65-jährige Frau klagt über impingementähnliche Beschwerden an der rechten Schulter. Teils seien die Schmerzen aber auch diffus im ganzen Schultergürtel zu verspüren. Arbeiten über der Horizontale könne sie mit dem rechten Arm nicht mehr durchführen. Eine sportliche Aktivität sei nicht mehr möglich. Mit der heutigen Situation könne sie sich nicht abfinden. An der rechten Schulter findet sich eine reizlose Längsinzision im Sulcus deltopectoralis. Die Schultergürtelmuskulatur ist rechts etwas schwächer als links bei unauffälliger Neurologie. Die Schultergelenkbeweglichkeit rechts beträgt in Abduktion knapp 90°, beim Vorwärts-/Rückwärtsheben 170/0/40°, bei Außen-/Innenrotation in Neutralstellung 50/0/60°, in Abduktion 70/0/30°. Die Bewegungen lösen ein schmerzhaftes Schnappgeräusch an der rechten Schulter aus. Der Jobe-Test ist rechts positiv. Die Röntgenbilder zeigen den Status bei liegender Hemiprothese mit Schraubfixation ohne Locke-

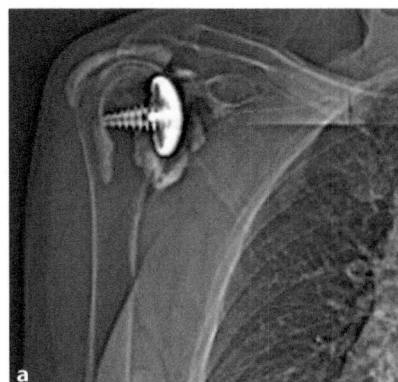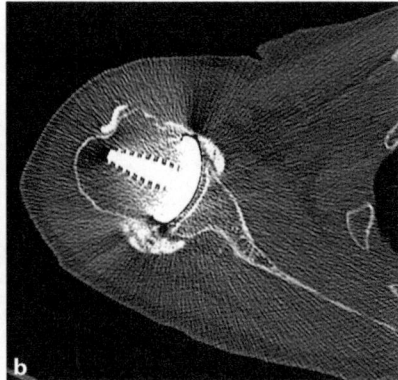

□ **Abb. 43.1**

rungszeichen. Es findet sich kein Humeruskopfhochstand. Der Prothesenkopf ist axial korrekt zentriert. Das AC-Gelenk ist reseziert (□ Abb. 43.2). Die Ultraschalluntersuchung dokumentiert eine anterodistal inhomogene Supraspinatussehne mit möglicher Partialläsion, jedoch ohne Kontinuitätsunterbruch. Der restliche Cuff ist intakt. Eine chronische Bursitis subacromialis liegt vor.

Unseres Erachtens bringt eine reine Revision der Supraspinatussehne bei liegender Hemiprothese hier kaum eine wesentliche Schmerzlinderung. Wir denken, dass ein Teil der Beschwerden durch die gestörte Kinematik bedingt ist. Möglicherweise provoziert auch ein beginnender glenoidaler Knorpeldekubitus gewisse Schmerzen. Aus diesen Gründen empfehlen wir den Prothesenwechsel. Vor dem Eingriff sehen wir zum Infektausschluss noch eine Szintigraphie sowie ein differenziertes Blutbild vor. Die Patientin ist mit unseren Vorschlägen einverstanden und wünscht den Eingriff möglichst bald.

▪ Analyse

Hier können bei der Erstintervention keine Fehler ausgemacht werden. Die implantierte Hemiprothese sitzt korrekt. Allerdings ist eine schmerzfreie Laufdauer von unter einem Jahr auch für eine Hemiprothese kurz. Man muss sich bloß vorstellen, dass man selbst Träger einer solchen Prothese ist. Die vorliegende Supraspinatussehnenteilruptur ist unseres Erachtens – wenn überhaupt – nur in geringem Maß für die Beschwerden verantwortlich. Muss eine schmerzhafte Hemiprothese revidiert werden, erfolgt an unserer Klinik in der Regel gleichzeitig auch der Glenoidersatz.

Durch das Einholen einer Zweitmeinung konnte hier eine zusätzliche, nach unserer Meinung wirkungslose Intervention verhindert werden.

43

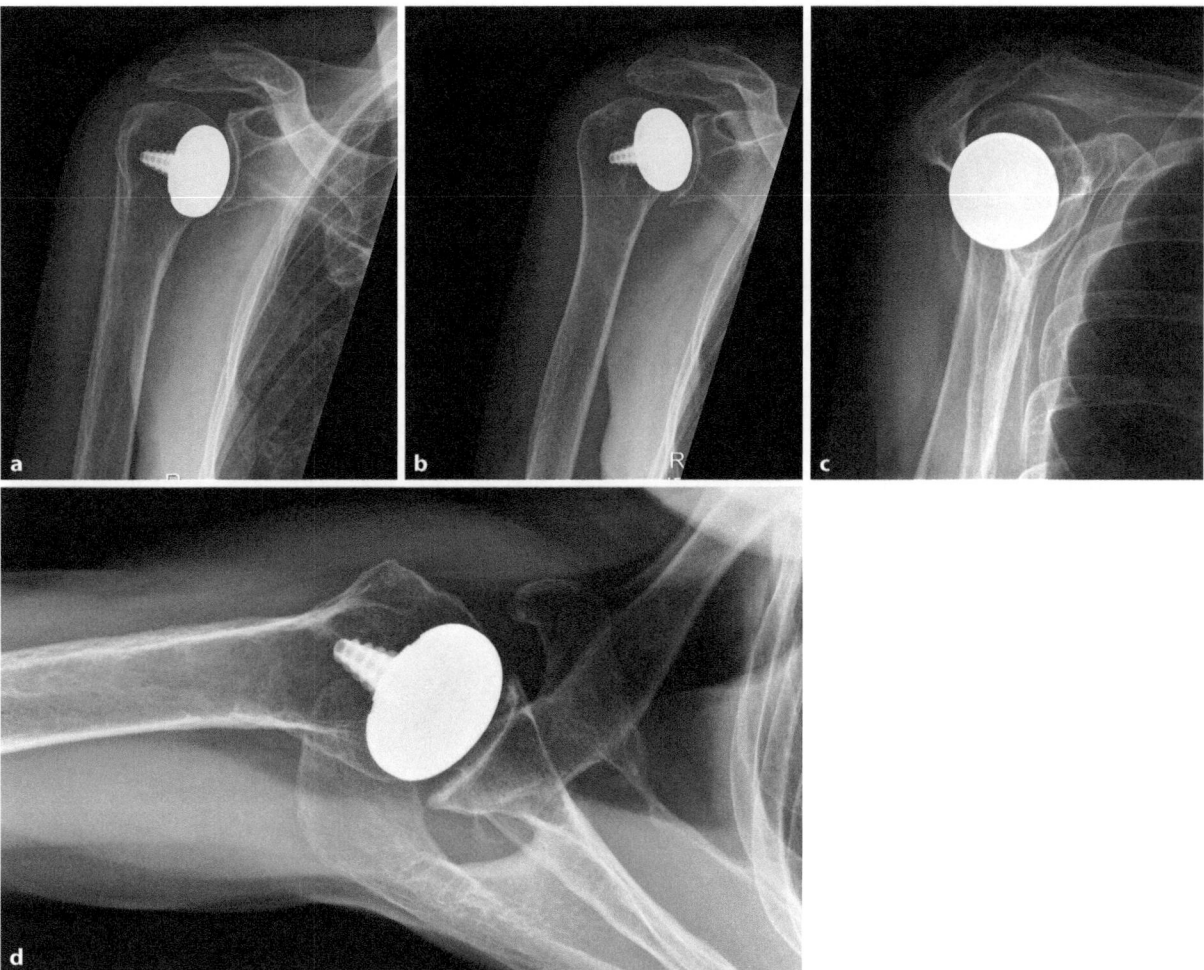

◘ Abb. 43.2

Second Opinion bei funktionsuntüchtiger Schulterhemiprothese

H.K. Schwyzer, R.P. Meyer

R. Meyer et al. (Hrsg.), *Die Zweitmeinung in der Schulterchirurgie – ein Muss,*
DOI 10.1007/978-3-642-37094-6_44, © Springer-Verlag Berlin Heidelberg 2013

- **Der Fall**

Am 28.04.2009 stürzt eine 78-jährige Frau und zieht sich dabei eine mehrfragmentäre Humerusfraktur an der rechten, dominanten Schulter zu (◘ Abb. 44.1). Die zusätzlich zu den konventionellen Röntgenbildern veranlasste präoperative CT-Untersuchung bestätigt den mäßig dislozierten Frakturtyp (◘ Abb. 44.2). Die Patientin wird gleichentags operiert. In einer Privatklinik wird eine Kopfprothese implantiert. Dem Operationsbericht lassen sich keine schlüssigen Angaben über den Zustand der Rotatorenmanschette entnehmen. Die postoperativen Röntgenbilder dokumentieren die unvollständig gefassten Tubercula (◘ Abb. 44.3). Der postoperative Verlauf gestaltet sich trotz intensiver Krankengymnastik beschwerlich. Regelmäßig durchgeführte klinische und radiologische Kontrollen durch den Operateur zeigen keine Verbesserung der Schulterfunktion. Die Röntgenkontrolle 1 Jahr nach dem Eingriff dokumentiert eine Proximalisierung des Prothesenkopfs (◘ Abb. 44.4). Ein weiteres Jahr später präsentiert sich die Situation klinisch und radiologisch identisch. Ohne nennenswerte Beschwerden bleibt die rechte Schulter weitgehend funktionsuntüchtig. Radiologisch verstärkt sich die Proximalisierung des Prothesenkopfs mit beginnender Durchscheuerung der benachbarten Akromioklavikularstrukturen (◘ Abb. 44.5). 3 Jahre nach dem Eingriff kann die Patientin ihren rechten Arm weiterhin nicht relevant einsetzen. Die verbleibenden Restbeschwerden sind zu vernachlässigen. Im Vordergrund steht die Funktionslosigkeit der rechten Schulter. Die Patientin ist im Alltag auf Hilfe angewiesen. 1 Jahr vor der Schulteroperation wurde bei kardialer Insuffizienz eine aortokoronare Bypassoperation vorgenommen. Den Gewinn aus dieser kardialen Intervention kann die Patientin wegen des Schulterhandicaps nicht mehr ausschöpfen. Auf Wunsch der Angehörigen sowie der inzwischen 81-jährigen Patientin wird eine Standortbestimmung durch uns gewünscht.

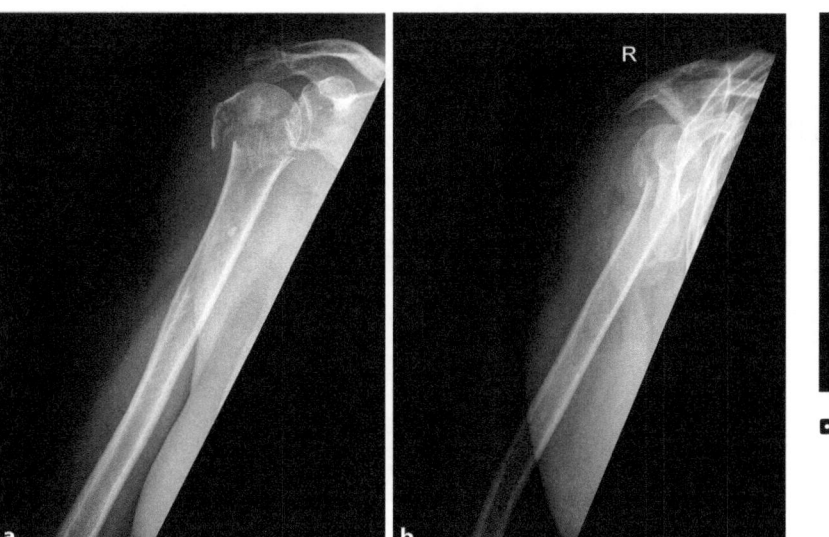

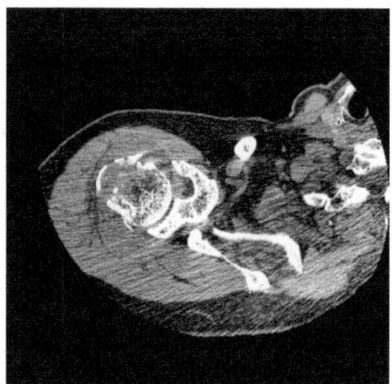

❏ Abb. 44.2

❏ Abb. 44.1

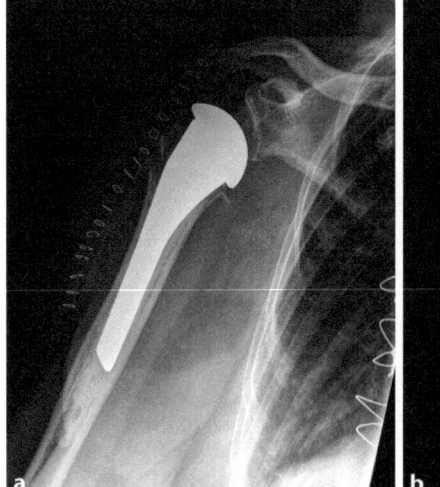

❏ Abb. 44.3

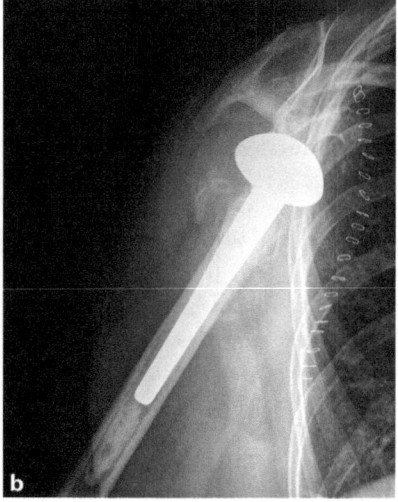

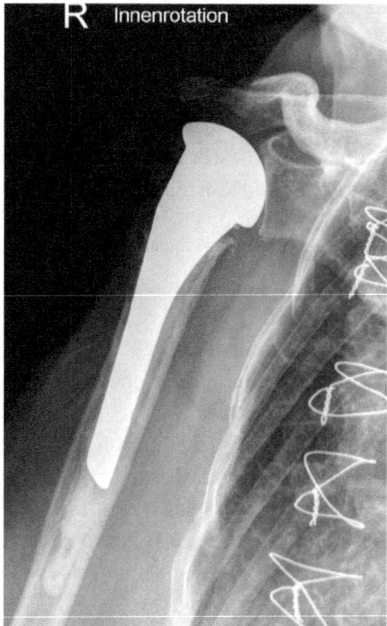

❏ Abb. 44.4

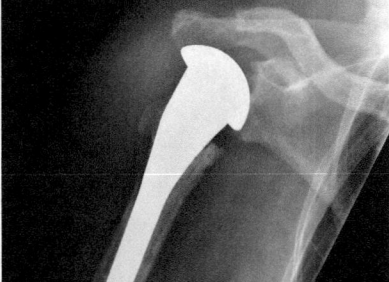

☐ Abb. 44.5

■ **Second Opinion**

Die Untersuchung in unserer Klinik findet am 03.05.2012, d. h. gut 3 Jahre nach der Operation, statt. Die 81-jährige Frau klagt über geringfügige Bewegungsschmerzen. Ruheschmerzen werden nicht erwähnt. Die Schultergelenkbeweglichkeit rechts beträgt in Abduktion passiv knapp 60°, beim Vorwärts-/Rückwärtsheben 70/0/30°, bei Außen-/Innenrotation in Neutralstellung 0/0/40°, in Abduktion 0/0/10°. Alle Bewegungen im rechten Schultergürtel sind schmerzauslösend. Klinisch finden sich keine Hinweise für einen pathologischen neurologischen Befund. Die konventionellen Röntgenbilder zeigen den Status bei implantierter Schulterhemiprothese mit massivem Kopfhochstand und deutlicher Arrosion der Akromionunterfläche sowie der AC-Gelenk- und distalen Klavikularegion (☐ Abb. 44.6). Die dynamische Ultraschalluntersuchung der rechten Schulter ergibt eine nicht mehr vorhandene Rotatorenmanschette. Die zusätzlich veranlasste CT-Untersuchung bestätigt das beeindruckend große Ausmaß der ossären Zerstörung im Akromioklavikularbereich (☐ Abb. 44.7). Die 3-Phasen-Skelettszintigraphie ergibt keine Anhaltspunkte für einen Infekt. Wir empfehlen den Prothesenwechsel mit Ausbau der Kopfprothese und Implantation einer inversen Schultertotalprothese. Aus unserer Sicht genügt der ossäre Ausleger des Akromions noch für die zu erwartende Mehrbelastung durch die Deltoidmuskulatur bei diesem Prothesentyp. Allerdings können wir eine spätere Ermüdungsfraktur des Akromions auch nicht mit Sicherheit ausschließen. Die operative Belastung ist aus physischer/kardialer Sicht der Patientin zuzumuten. Mental/psychisch ist sie jedoch nicht mehr in der Lage, sich zum vorgeschlagenen Eingriff zu entschließen. Die 81-jährige Frau lehnt die Reintervention ab.

■ **Analyse**

Die Chance, dass bei einer 78-jährigen Frau mit 4-Segment-Humeruskopffraktur die Rotatorenmanschette präoperativ intakt ist, ist ausgesprochen gering. Bei der durch den Operateur präoperativ veranlassten CT-Untersuchung hätte mit zusätzlicher Kontrastmittelgabe bei gleichem Aufwand der Rotatorenmanschettendefekt bestätigt werden können. Konsequenterweise muss daher bei vorliegender Rotatorenmanschetteninsuffizienz primär eine inverse Schulterprothese implantiert werden. Die hier eingebaute Hemiprothese kann aus rein physikalischen Gründen nicht funktionieren. Der Verlauf bestätigt dies in eindrücklicher Weise. Das Handicap einer funktionslosen rechten Schulter bei Rechtshändigkeit führt die inzwischen 81-jährige Frau in zunehmende Abhän-

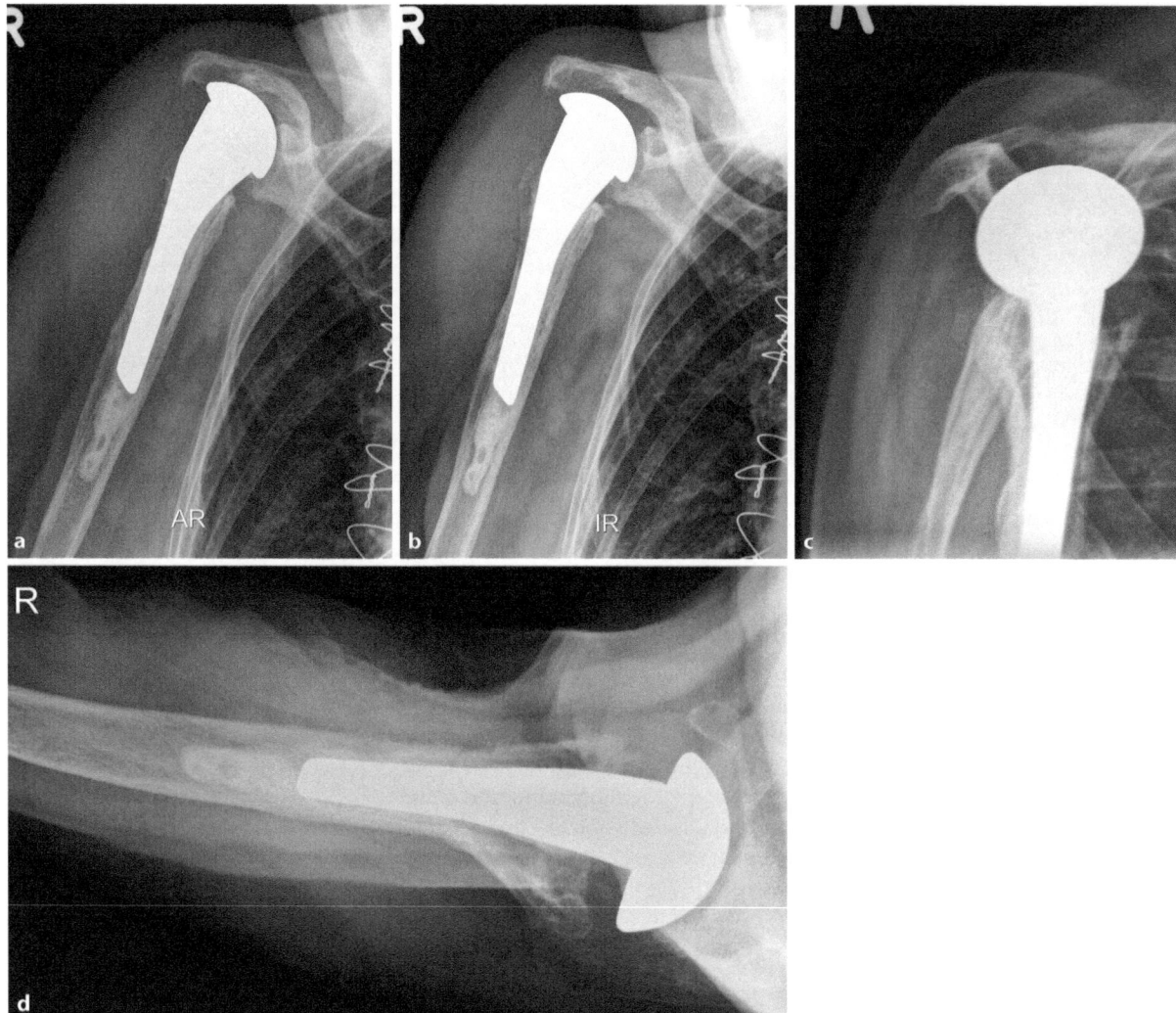

■ Abb. 44.6

gigkeit von Fremdhilfe. Dies wiegt mental schwer und manifestiert sich schluss-
endlich in der heute vorliegenden Entschlussunfähigkeit zur Reintervention.
Die primäre Fehlentscheidung bei der Wahl des Prothesenmodells reduziert die
Lebensqualität dieses Menschen erheblich und damit auch die Lebensfreude.

Analyse

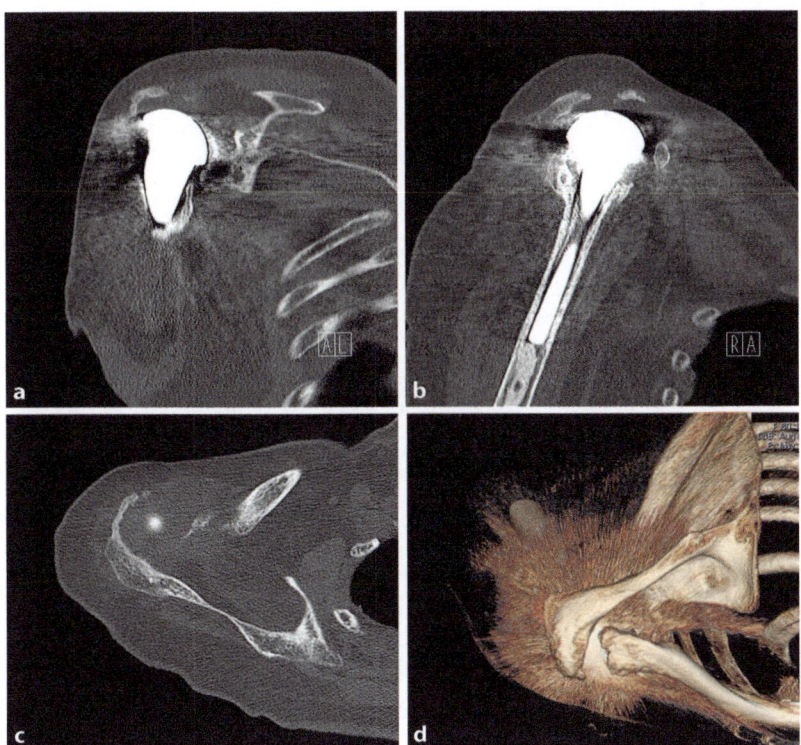

◘ Abb. 44.7

Second Opinion bei mit Hemiarthroplastik versorgter 4-Segment-Fraktur des proximalen Humerus

H.K. Schwyzer, R.P. Meyer

R. Meyer et al. (Hrsg.), *Die Zweitmeinung in der Schulterchirurgie – ein Muss*,
DOI 10.1007/978-3-642-37094-6_45, © Springer-Verlag Berlin Heidelberg 2013

- **Der Fall**

Eine 67-jährige Frau stürzt am 29.03.2008, einem Samstag, und erleidet dabei eine 4-Segment-Fraktur des proximalen Humerus mit Luxation des Kopfkalottenfragments nach dorsal (◘ Abb. 45.1). Die Patientin wird am 30.03.2008, einem Sonntag, von einem Notfalldienst leistenden Chirurgen an einer Privatklinik operiert. Es wird eine Hemiprothese an der rechten Schulter implantiert. Gemäß Operationsbericht werden die in sich frakturierten Tuberculum-majus- und -minus-Fragmente mit Osteosuturen refixiert (◘ Abb. 45.2). Postoperativ geht es der Patientin vorerst für einige Wochen gut. Die Schmerzen sind erträglich. Trotz Physiotherapie bleibt die Funktion der rechten Schulter jedoch unbefriedigend. Es besteht eine zunehmende Abduktions- und Außenrotationsschwäche. Die Schmerzen sind leicht progredient. Anlässlich der Jahreskontrolle stellt der Operateur eine deutlich eingeschränkte, rein passive Beweglichkeit fest. Die Röntgenkontrolle zeigt eine Redislokation beider Tubercula mit Malunion. Das Tuberculum majus ist mit ausgedehnten Ossifikationen dorsal fehleingeheilt (◘ Abb. 45.3). Der Operateur überweist die Patientin zwecks Einholung einer Zweitmeinung an einen versierten Schulterchirurgen. Dieser lehnt eine Revision mit Refixation der Tubercula wegen des unsicheren Resultats ab. Auch der Prothesenwechsel auf eine inverse Schultertotalprothese wird als zu riskant verworfen. Die Patientin kann sich wegen der zunehmenden Schmerzen bei weitgehend funktionsloser rechter Schulter und Rechtshändigkeit mit dieser Einschätzung nicht zufriedengeben und wünscht eine Neubeurteilung durch uns.

- **Second Opinion**

Wir untersuchen die Patientin am 01.03.2010. Die inzwischen 69-jährige Frau klagt über eine massiv eingeschränkte Beweglichkeit mit Bewegungsschmerzen an ihrer rechten Schulter. Die Bogeninzision im Sulcus deltopectoralis rechts ist reizlos. Die Schulterbeweglichkeit rechts beträgt in Abduktion knapp 60°, beim Vorwärts-/Rückwärtsheben 70/0/40°, bei Außen-/Innenrotation in Neutralstellung 40/0/65°. Die Deltoidmuskulatur ist kräftig, der Nervus axillaris klinisch intakt. Die Röntgenkontrolle zeigt den Status bei implantierter Hemiprothese mit deutlichem Prothesenhochstand. Das Tuberculum majus ist nach dorsal disloziert und mit ausgedehnten Ossifikationen am Glenoid verwachsen. Das Tuberculum minus ist nicht definierbar. Zusätzlich liegt ventrokaudal Zement (◘ Abb. 45.4). Im Ultraschall ist die Rotatorenmanschette rechts konsumiert, die lange Bizepssehne ist nicht vorhanden. Wir empfehlen den Prothesenwechsel mit Implantation einer inversen Schultertotalprothese, Remobilisation und Refi-

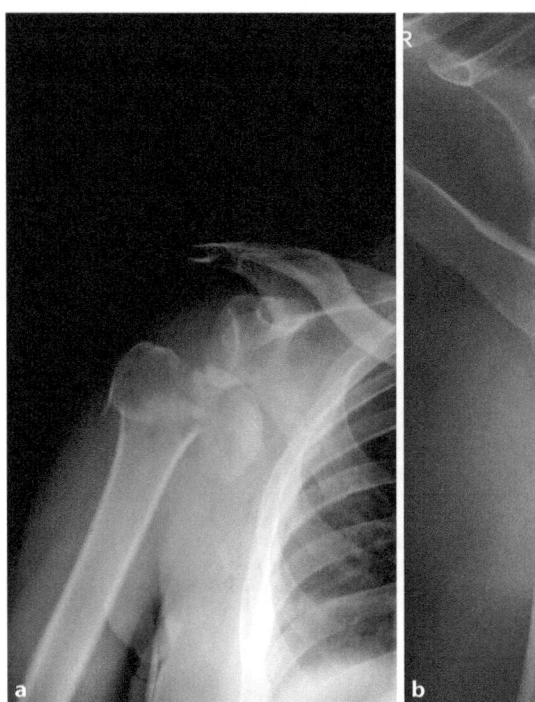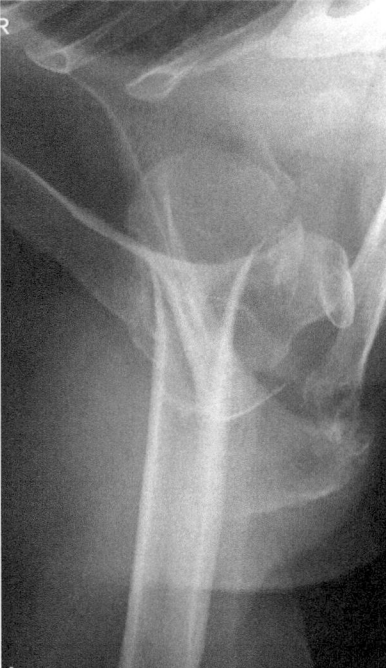

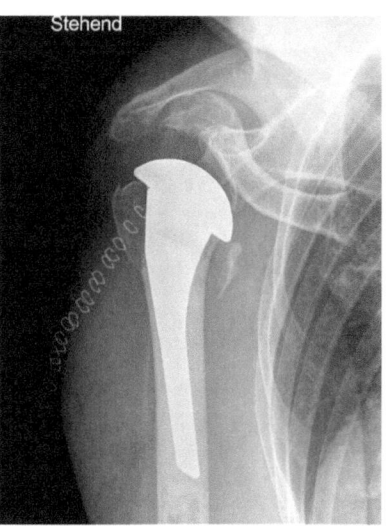

�‍ Abb. 45.2

◍ Abb. 45.1

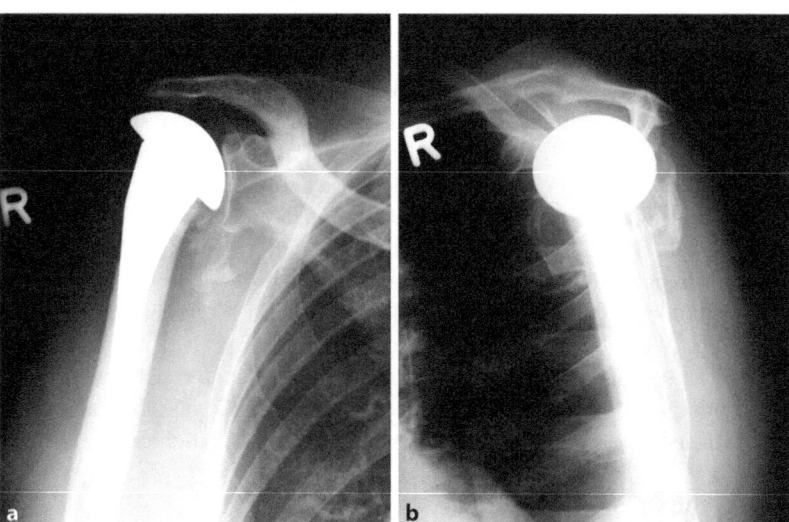

◍ Abb. 45.3

xation der Tubercula sowie einen Latissimus-dorsi-Transfer. Dieser Eingriff wird am 05.05.2010, d. h. gute 2 Jahre nach der Primärintervention, durchgeführt. Der Latissimus-dorsi-Transfer ist technisch nicht machbar, da ein vollständiger Knochendefekt im Bereich der ventrolateralen, proximalen Humerusdiaphyse besteht (◍ Abb. 45.5). 2 Jahre nach dem Eingriff ist die Patientin praktisch beschwerdefrei und kann wieder Gartenarbeiten verrichten. Verblieben ist das Außenrotationsdefizit, an das die Patientin sich im Alltag jedoch gut gewöhnt hat. Die Schultergelenkbeweglichkeit rechts beträgt bei aktiver Flexion/Elevation/ Abduktion 110°, bei Außenrotation in Neutralstellung aktiv 10°, passiv 40°, in Abduktion aktiv 30°, passiv 80°. Radiologisch zeigt sich ein fester, korrekter Sitz

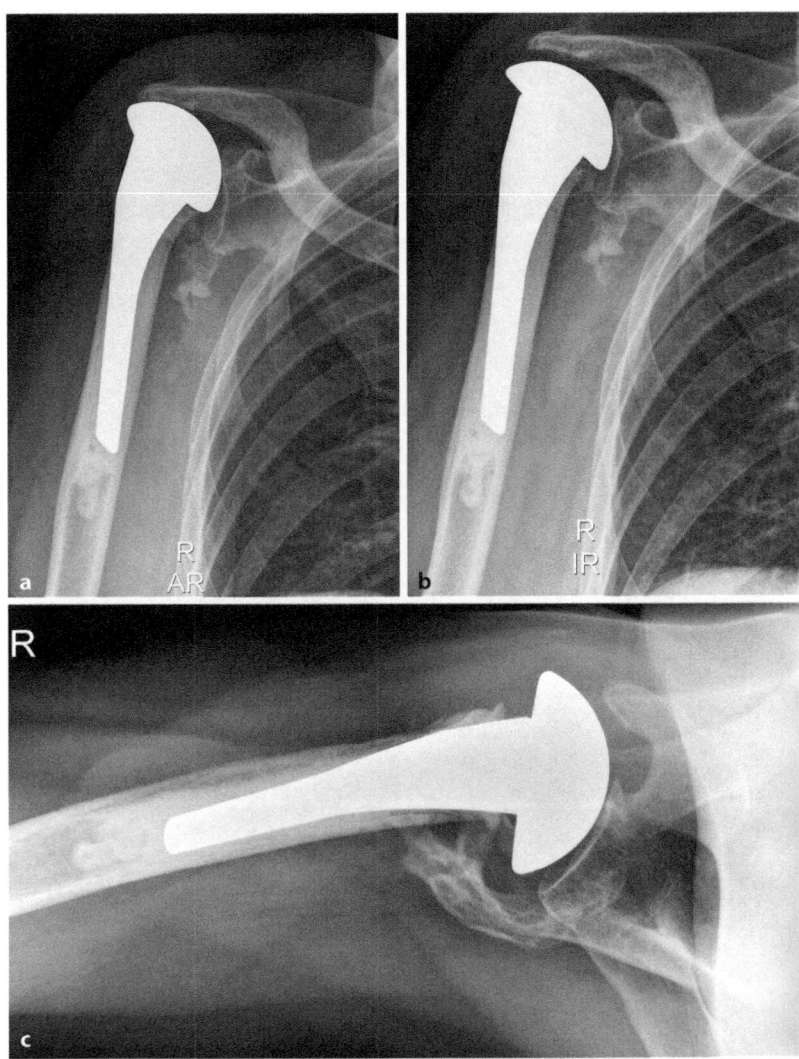

◻ Abb. 45.4

der Prothesenkomponenten. Das Tuberculum majus ist in Position (◻ Abb. 45.6). Wir sehen die Patientin im Rahmen unserer Endoprothesenkontrollen in 3 Jahren, d. h. 5 Jahre nach Implantation der inversen Schultertotalprothese, wieder.

▪ Analyse

Wieso die Patientin ohne genauere radiologische Abklärung, d. h. ohne Computertomographie, bereits kurze Zeit nach dem Unfallereignis notfallmäßig operiert wird, ist nicht ganz nachvollziehbar. Neurologische oder vaskuläre Symptome zwangen nicht dazu. Anhand eines präoperativen Nativ-CTs hätte auch die Rotatorenmanschette approximativ beurteilt werden können. Somit wäre bei der Wahl des Prothesentyps eine bessere Differenzierung möglich gewesen. Dass die gemäß dem Operationsbericht korrekt fixierten Tubercula kurze Zeit nach dem Eingriff erneut dislozieren, kommt nicht so selten vor. Nach Redislokation der Tubercula ist der weitere Verlauf jedoch zwangsläufig ungünstig. Die Rotatorenmanschette wird funktionell wirkungslos. Es tritt eine Proximalisierung der Hemiprothese ein, wodurch diese biomechanisch weitge-

☐ Abb. 45.5

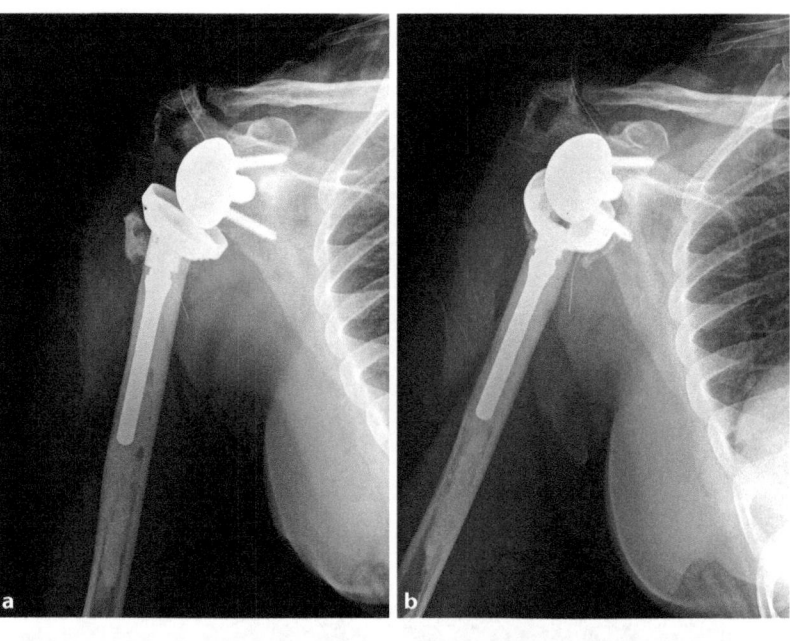

☐ Abb. 45.6

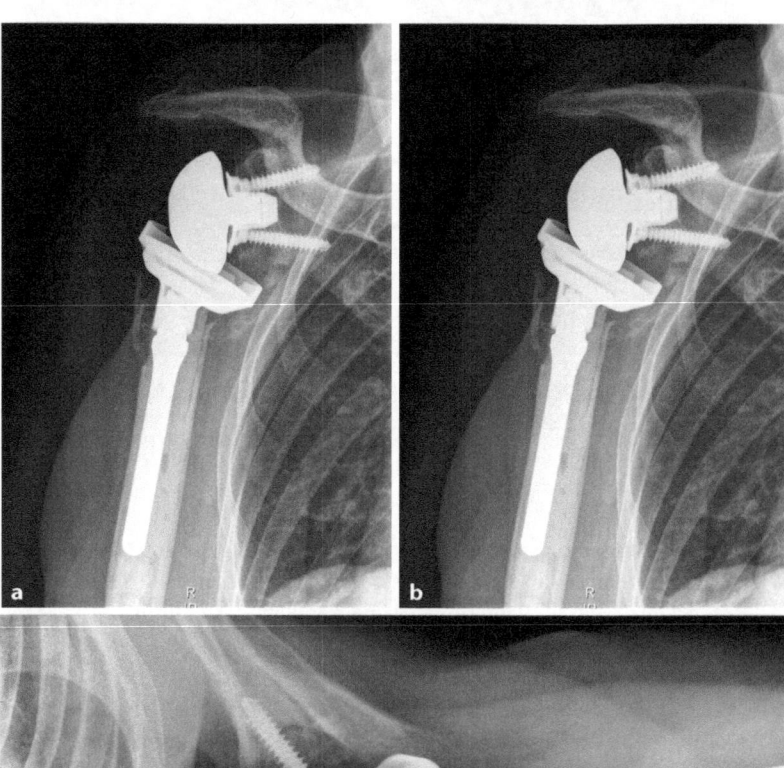

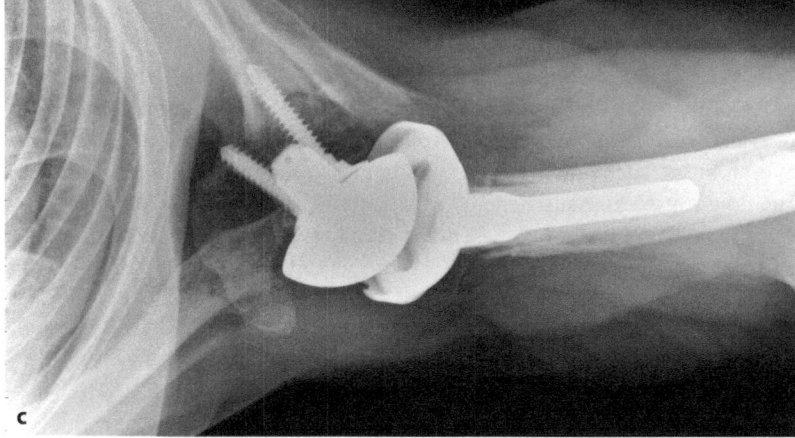

hend funktionslos wird. Der Prothesenkopf bewirkt einen schmerzhaften subakromialen Dekubitus. Die Patientin drängt nun verständlicherweise auf eine
operative Sanierung. Durch den Wechsel auf eine inverse Schultertotalprothese
erhält die Patientin wieder eine gute Lebensqualität. Da der Latissimus-dorsi-
Transfer technisch nicht möglich war, bleibt als Wermutstropfen eine merkliche
Außenrotationsschwäche.

Second Opinion bei funktionsuntüchtiger Schulter nach Wechsel von einer inversen Schultertotalprothese auf eine Hemiprothese

H.K. Schwyzer, R.P. Meyer

R. Meyer et al. (Hrsg.), *Die Zweitmeinung in der Schulterchirurgie – ein Muss*,
DOI 10.1007/978-3-642-37094-6_46, © Springer-Verlag Berlin Heidelberg 2013

- **Der Fall**

Wegen einer schmerzhaften Cuffarthropathie rechts wird einer 75½-jährigen Frau von einem versierten Schulterchirurgen am 21.06.2010 eine inverse Schultertotalprothese implantiert. Vermutlich wegen zu extensiver Verlängerung treten postoperativ ausgeprägte Muskelschmerzen mit massiver Bewegungseinschränkung auf. Diese zwingen den Operateur bereits 3 Monate nach dem Ersteingriff zur Reintervention. Am 20.09.2010 wird eine ausgedehnte Arthrolyse durchgeführt und gleichzeitig das Inlay von +6 auf +3 reduziert. Es verbleiben auch nach diesem Revisionseingriff erhebliche Restbeschwerden. Eine 3-Phasen-Skelettszintigraphie 1 Jahr nach dem Primäreingriff zeigt eine verzögerte Integration, jedoch keine eigentliche Prothesenlockerung. Auch fehlen Hinweise für einen entzündlichen Prozess. Am 25.08.2011 wird vom Operateur eine Zweitmeinung durch unsere Klinik gewünscht, nachdem sich die Patientin bereits einen weiteren Schulterspezialisten digital ausgesucht hatte. Bei massiv eingeschränkter, schmerzhafter Schulterbeweglichkeit rechts und Hautrötung im ventralen Akromionbereich wird die Schulter durch uns punktiert. Auch nach Bebrütung zeigt sich kein Wachstum. Die Röntgenbilder vom 25.08.2011 dokumentieren eine stabile Lage der glenoidalen Komponente. Im Bereich des zementfrei eingebrachten Schafts besteht distal eine minimale Saumbildung (◨ Abb. 46.1). Wir plädieren für einen Prothesenwechsel – je nach intraoperativer Situation zweizeitig – mit Reimplantation einer inversen Schultertotalprothese. Nun bricht die Patientin den Kontakt zum Erstoperateur und auch zu uns ab. Sie orientiert sich an einem weiteren Schulterspezialisten. Dieser führt am 22.11.2011 bei Verdacht auf Schaftlockerung den Prothesenwechsel durch. Die inverse Schultertotalprothese wird ersetzt durch eine zementierte Hemiprothese. Im Operationsprotokoll wird zusätzlich eine glenoidseitige „Spongiosaauffüllung" erwähnt (◨ Abb. 46.2). Postoperativ geht es der Patientin für ca. 6 Monate gut. Bei zunehmender Belastung durch aufbauendes Krafttraining treten jedoch progrediente Schmerzen auf, die zu einer weitgehend funktionslosen Schulter führen. Nun wird erneut eine Einschätzung durch uns gewünscht. Der zuweisende Hausarzt spricht von einer eventuellen Überweisung an einen Schmerztherapeuten.

- **Second Opinion**

Wir beurteilen die Patientin am 11.02.2013 klinisch und konventionell radiologisch. Die mittlerweile 78-jährige Frau trägt ihren rechten Arm funktionslos

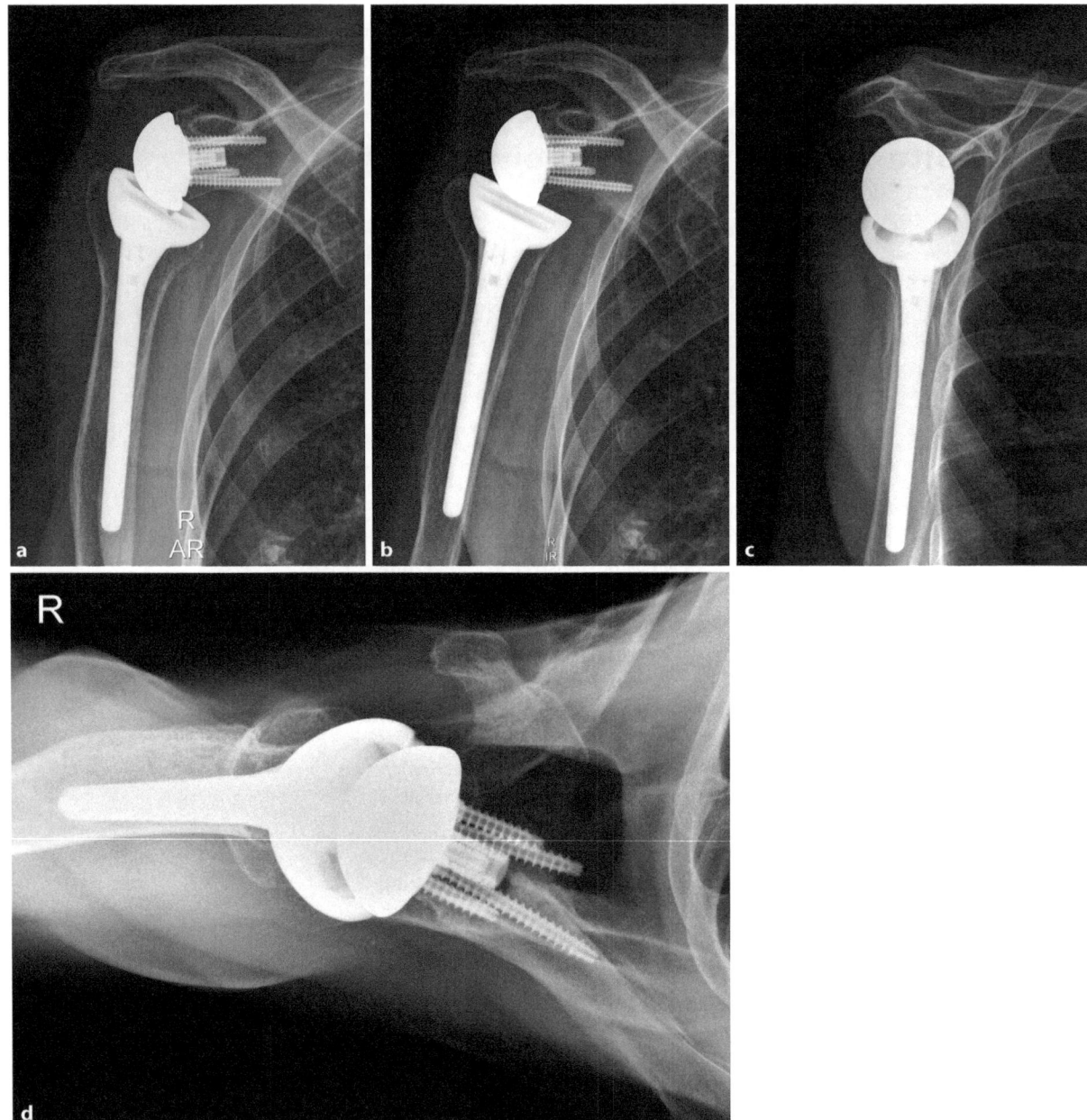

☐ Abb. 46.1

in einer Armschlinge. Es besteht eine ausgeprägte Atrophie der Schultermuskulatur rechts. Im vom Nervus axillaris innervierten Hautbezirk findet sich eine fragliche Hyposensibilität. Die Schultergelenkbeweglichkeit rechts ist rudimentär mit einer Abduktion von 25°, einem Vorwärts-/Rückwärtsheben von 50/0/20° und einer Außen-/Innenrotation in Neutralstellung von 30/0/50°, in Abduktion nicht prüfbar. Auch die Rotatorenmanschette ist schmerzbedingt nicht beurteilbar. Die Sonographie ergibt eine Totalruptur der Supraspinatussehne bei intakter Infraspinatus- und Subskapularissehne. Radiologisch besteht ein Status bei Hemiprothese mit merklichem Prothesenkopfhochstand (☐ Abb. 46.3). Bevor wir uns zu einem erneuten Prothesenwechsel äußern, sehen wir eine SPECT-CT-Untersuchung sowie eine neurologische Kontrolle vor. Es ist zu hoffen, dass mit einem Hemiprothesenausbau und erneuter Im-

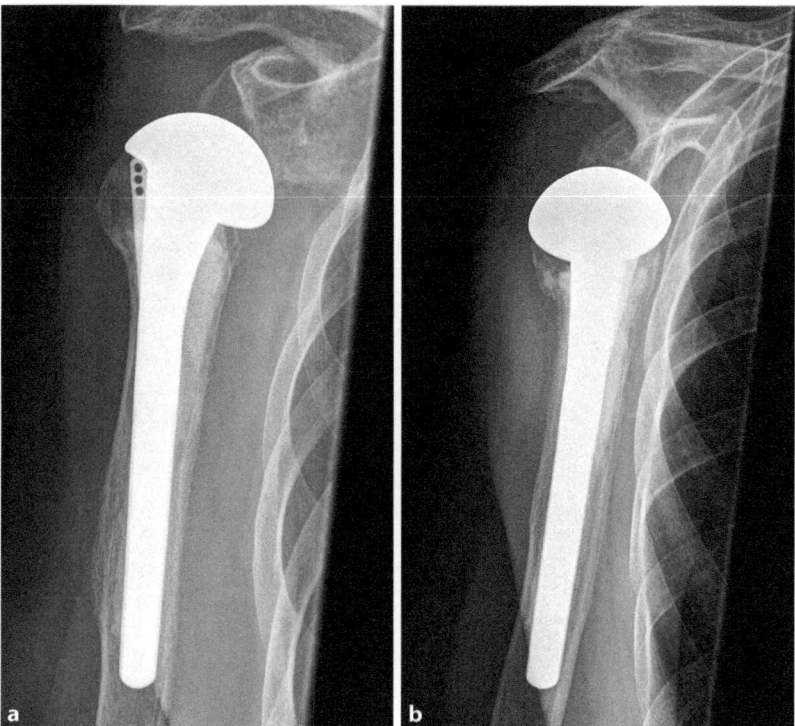

◘ Abb. 46.2

plantation einer inversen Schultertotalprothese der Patientin in der Folge dann auch geholfen werden kann.

▪ Analyse

Hier liegt primär ein „ungünstiger Start" vor. Die Indikation zur Implantation einer inversen Schultertotalprothese ist korrekt. Die technische Ausführung führt jedoch durch die zu starke Extension zu einem massiven Schmerzschub. Die Situation kann auch durch Inlaywechsel und Arthrolyse nicht mehr gerettet werden und endet in einer schmerzhaften Arthrofibrose. Der anschließende Wechsel von einer inversen Schultertotalprothese zu einer Hemiprothese ist in dieser Situation doch eher ungewöhnlich. Dies führt bei arrodiertem Cuff zu einem Prothesenhochstand und somit zu einem biomechanischen Patt. Was hier nun mit erneuter Implantation einer inversen Schultertotalprothese an Funktion und Schmerzreduktion wiedergewonnen werden kann, ist unsicher. Die verbleibende Muskelqualität und eventuelle neurologische Alterationen werden die entscheidenden Faktoren sein.

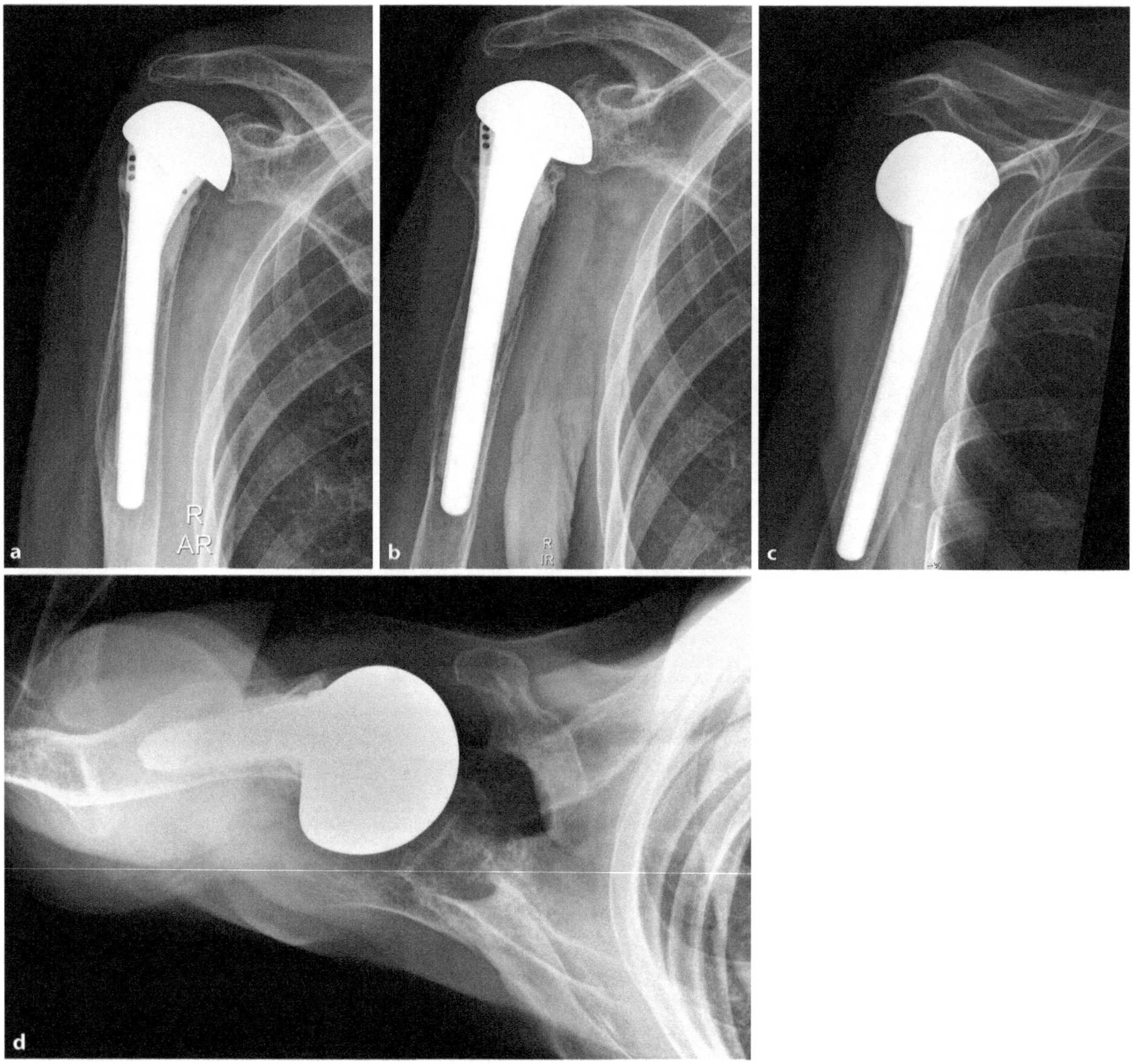

❏ Abb. 46.3

Second Opinion bei funktionsloser inverser Schultertotalprothese

H.K. Schwyzer, R.P. Meyer

R. Meyer et al. (Hrsg.), *Die Zweitmeinung in der Schulterchirurgie – ein Muss*,
DOI 10.1007/978-3-642-37094-6_47, © Springer-Verlag Berlin Heidelberg 2013

- **Der Fall**

Eine 85-jährige Frau stürzt am 14.09.2009 auf ihre rechte, dominante Schulter und zieht sich dabei eine 3-Segment-Fraktur am proximalen Humerus rechts zu. Nach ausführlicher Abklärung inklusive Magnetresonanzuntersuchung, die eine zuvor bestehende, ausgedehnte Rotatorenmanschettenalteration zeigt, wird die Patientin am 21.09.2009 an der rechten Schulter prothetisch versorgt. Von einem versierten Extremitätenchirurgen wird korrekterweise eine inverse Schultertotalprothese implantiert. Der Patientin geht es postoperativ gut. Sie hat erneut eine funktionstüchtige rechte Schulter. 4 Monate nach dem Eingriff treten ohne Unfallereignis Schmerzen an der rechten Klavikula mit Einschränkung der Bewegungsamplitude im rechten Schultergürtel auf. Bei zunehmender Funktionsuntüchtigkeit der prothetisch versorgten rechten Schulter findet Ende Januar 2010 eine ausführliche radiologische Abklärung inklusive Computertomographie statt. Es zeigt sich eine Ermüdungsfraktur der Klavikula am Übergang mittleres/distales Drittel sowie zusätzlich auch eine basisnahe Ermüdungsfraktur der Spina scapulae (◘ Abb. 47.1). Der Operateur sieht in dieser Situation keine substanziellen chirurgischen Möglichkeiten mehr und plädiert neben physiotherapeutischen Maßnahmen für eine weitgehende Schonung des rechten Schultergürtels. Die rechte Schulter steift in der Folge zunehmend ein. Die Beschwerden persistieren. Eine Röntgenkontrolle der rechten Schulter vom 24.03.2011, d. h. 1½ Jahre nach Implantation der inversen Schulterprothese, dokumentiert eine korrekte Zentrierung der Prothesenkomponenten bei guter Verankerung derselben und bekannter Klavikulapseudarthrose (◘ Abb. 47.2). Da die Beschwerden im rechten Schultergürtel mit Ausstrahlung in den Oberarm sowie in die Nackenregion persistieren, wünscht die Patientin eine Einschätzung durch uns.

- **Second Opinion**

Wir beurteilen die inzwischen 87-jährige Patientin am 26.07.2011 klinisch und radiologisch in unserer Sprechstunde. Die Süditalienerin weist mit 153 cm Körpergröße und einem Gewicht von 52 kg einen kleinwüchsigen Habitus auf. Gut sicht- und palpierbar ist die Klavikulapseudarthrose rechts. Die Bewegungsamplitude der rechten Schulter beträgt in Abduktion 50°, beim Vorwärts-/Rückwärtsheben 70/0/30°, bei Außen-/Innenrotation in Neutralstellung 10/0/45°, in Abduktion 10/0/20°. Alle Bewegungen im rechten Schultergürtel sind deutlich schmerzauslösend. Die Rotatorenmanschette ist klinisch nicht prüfbar. An der Klavikulapseudarthrose besteht ein leichter Verschiebeschmerz. Die Schultergürtelmuskulatur ist atroph. Der Nervus axillaris ist klinisch intakt. Radiologisch zeigt sich ein Status bei inverser Schultertotalprothese mit

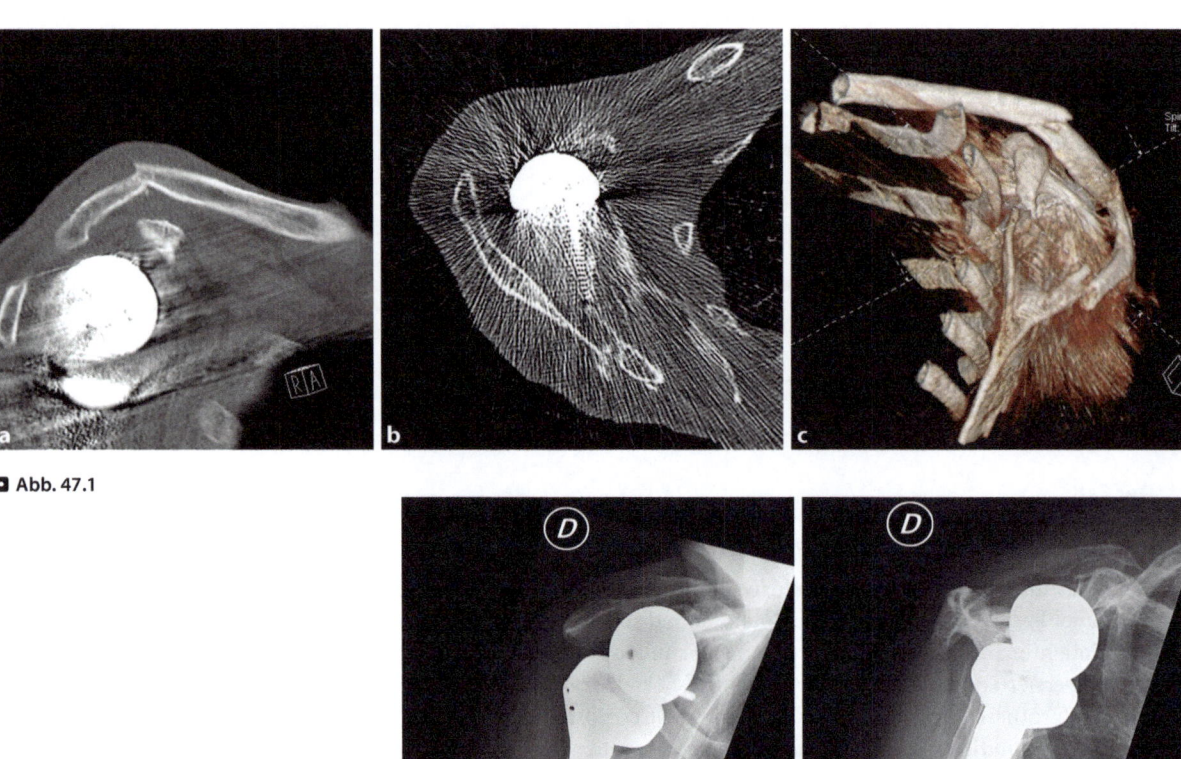

◨ Abb. 47.1

◨ Abb. 47.2

korrekter Zentrierung der Prothesenkomponenten und, soweit beurteilbar, stabilem Prothesensitz (◨ Abb. 47.3). Eine Ultraschalluntersuchung bestätigt die ausgedehnte Rotatorenmanschettenläsion bei stark atropher Supra- und Infraspinatusmuskulatur. Die hier vorliegende komplexe Situation am rechten Schultergürtel mit sekundären Ermüdungsfrakturen an der Klavikula und der Spina scapulae bei korrekt implantierter inverser Schultertotalprothese ist unseres Erachtens irreparabel. Wir schließen uns dem Statement des Operateurs an und bestätigen seine defensive Haltung. Erleichtert wird diese Entscheidung dadurch, dass die Patientin ihrerseits die Kraft für eine eventuelle anspruchsvolle Revisionsoperation mit ungewissem Ausgang nicht mehr aufzubringen vermag.

■   **Analyse**

Hier wurde von allen Beteiligten alles richtig gemacht. Die 3-Segment-Fraktur am proximalen Humerus bei zuvor bestehender ausgedehnter degenerativer Rotatorenmanschettenruptur kann wegen dieses Manschettendefekts nicht mehr osteosynthetisch versorgt werden. Sie bedarf der Primärimplantation einer inversen Schultertotalprothese. Der Eingriff wird technisch korrekt durchgeführt. Bei der implantierten Prothese handelt es sich um ein seit Jahren bewährtes Modell. Der postoperative Verlauf bestätigt die Richtigkeit des Vorgehens.

Das Problem tritt jedoch einige Monate nach der Operation wegen der schlechten Knochenqualität auf. Bei der 85-jährigen Frau liegt aus verschiede-

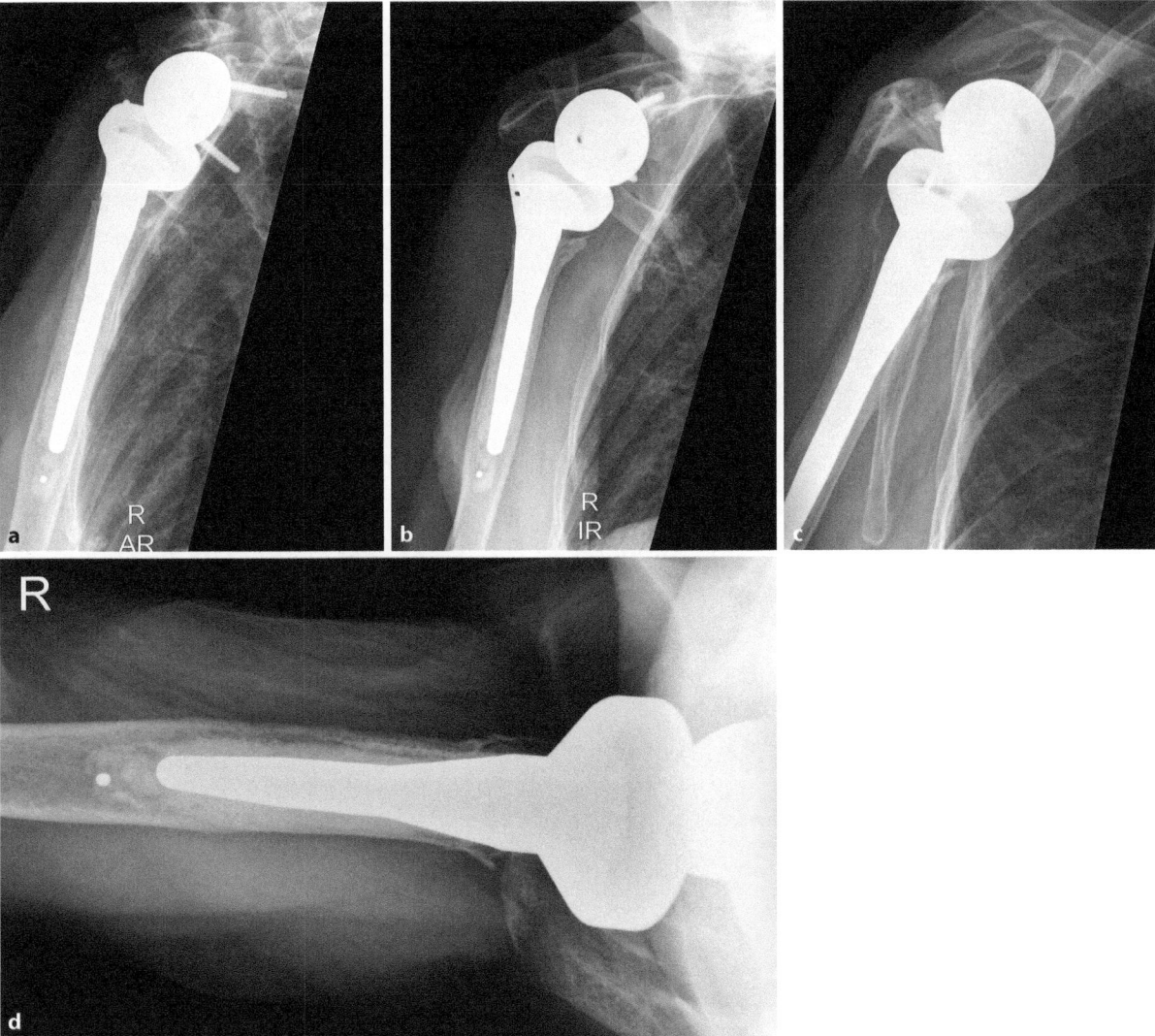

◻ Abb. 47.3

nen Gründen eine erhebliche Osteoporose vor: Alter, Geschlecht, eine gewisse Altersinaktivität, vermutlich auch der Morphotyp wirken sich hier negativ aus. Bei einmal implantierter inverser Schultertotalprothese manifestieren sich dann schonungslos die physikalischen Gesetze, denen diese Prothesenform unterworfen ist. Sporadisch finden sich bei inversen Schulterprothesen nach einer gewissen Laufdauer Ermüdungsfrakturen im Akromionbereich. Diese konsolidieren bei Schonung in der Regel meist spontan. Die Kombination einer Klavikula- und Spina-scapulae-Stressfraktur ist sicher selten. Eine erfolgreiche osteosynthetische Versorgung dieser beiden Frakturen bei der vorliegenden ausgeprägten Osteoporose wäre ein gewagtes Unterfangen. Dass die Patientin sich auf eine so unsichere operative Prognose in ihrem Alter nicht mehr einlassen möchte, ist mehr als verständlich.

Infekte

Gut zu wissen …

Ein postoperativer Infekt kann einem Operateur selten zum Vorwurf gemacht werden – außer die Infekte häufen sich. Die hier analysierten Infektsituationen hätten bei korrekter Nachsorge oder adäquatem operativem Vorgehen vermieden oder zumindest in einem früheren Stadium erfasst und therapiert werden können. Die postoperative Betreuung des Patienten ist ebenso wichtig wie die korrekte Indikationsstellung und die technische Ausführung eines Eingriffs. Enorme Fortschritte bringt die enge Zusammenarbeit mit einem spezialisierten Knocheninfektiologen. Die minutiöse Betreuung durch den Infektiologen mit entsprechend engen Nachkontrollen zeitigt Erfolge, die noch vor Kurzem gar nicht für möglich gehalten wurden.

Second Opinion bei verpasster septischer Arthritis

H.K. Schwyzer, R.P. Meyer

R. Meyer et al. (Hrsg.), *Die Zweitmeinung in der Schulterchirurgie – ein Muss*,
DOI 10.1007/978-3-642-37094-6_48, © Springer-Verlag Berlin Heidelberg 2013

▪ Der Fall

Ein 65-jähriger, ausgesprochen sportlicher Mann ist als Karatelehrer tätig. Vor 12 Jahren wurde bei ihm eine Rotatorenmanschettenläsion an der linken Schulter erfolgreich offen revidiert. Im Januar 2011 verletzt sich der Mann bei einem Karateinstruktionskampf erneut an seiner linken Schulter. Im Arthro-MRI wird eine SLAP-Läsion festgehalten. Diese wird arthroskopisch mit Tenodese der langen Bizepssehne im Juni 2011 saniert. Die präoperativen Nativröntgenbilder der linken Schulter zeigen eine altersentsprechende Skelettsituation (◨ Abb. 48.1). Kurz nach dem Eingriff desinseriert bei einer brüsken Bewegung die tenodesierte lange Bizepssehne. Der Operateur plädiert dafür, abzuwarten. Eine Arthro-MRI-Untersuchung der linken Schulter Ende September – wegen anhaltender Beschwerden veranlasst – dokumentiert den Ausriss der tenodesierten langen Bizepssehne. Zusätzlich wird im MRI ein persistierendes Knochenmarködem im Humeruskopf festgehalten, das als postoperatives Residuum interpretiert wird. Wegen zunehmender Beschwerden wird Mitte November 2011 eine weitere MRI-Untersuchung durchgeführt. Diese zeigt einen hochgradigen Verdacht auf Osteomyelitis des Humeruskopfs mit Übergreifen auf das Glenoid. Eine arthroskopische Spülung wird durchgeführt. Labortechnisch werden laut Operateur keine Infektzeichen festgehalten. Wegen ausgedehnter Knorpelläsionen wird mittelfristig die Versorgung mit einer Totalprothese vorgeschlagen. Die Beschwerden persistieren weiter. Eine Mitte Januar 2012 durchgeführte MRI-Untersuchung zeigt eine deutliche Sinterung des Humeruskopfs, die vom Radiologen als Osteonekrose interpretiert wird. Der Patient meldet sich wegen deutlicher Zunahme der Schmerzen mit praktisch funktionsloser linker Schulter Mitte Februar 2012 in unserer Klinik.

▪ Second Opinion

Der 65-jährige, athletische Mann, Rechtshänder, weist eine weitgehend funktionslose, schmerzhafte Schulter links auf. Das Arthroskopieportal auf Höhe des Sulcus bicipitalis ist leicht gerötet und eingezogen. Die Schultergelenkbeweglichkeit links ist schmerzbedingt massiv eingeschränkt. Die Rotatorenmanschette ist klinisch wegen der Beschwerden nicht prüfbar. Radiologisch zeigt sich eine ausgedehnte Humeruskopfresorption mit arrodierter Glenoidfläche und liegendem Schraubenanker (◨ Abb. 48.2). Die Laborparameter mit einem CRP von 37,4 begründen den dringenden Verdacht auf einen persistierenden, postoperativen Infekt. Am 27.02.2012 wird bei arthritischer Destruktion der linken Schulter im Rahmen eines postoperativen Infekts das offene Débridement mit ausgedehnter Jet-Lavage und Anker-/Fadenentfernung durchgeführt. Anker und Fäden werden zur Sonication eingeschickt. Zusätzlich werden mehrere Gewebsproben zur bakteriologischen Untersuchung entnommen. In den Gewebsproben finden sich Staphylococcus-aureus-Keime. Die antibiotische

☐ Abb. 48.1

Therapie wird entsprechend adaptiert. Bei der durch den Infekt ebenfalls alterierten Rotatorenmanschette wird nach Abheilung des Infekts die Implantation einer inversen Schulterprothese zu diskutieren sein (☐ Abb. 48.3).

■ **Analyse**

Die Indikation zur langen Bizepssehnentenodese wegen schmerzhafter SLAP-Läsion bei diesem 65-jährigen Sportlehrer und Karateinstruktor ist sicher korrekt. Dass diese Sehnenverankerung bei einem brüsken Manöver in der Folge ausreißen kann, liegt in der Natur der Sache. Die persistierenden und progredienten Schmerzen lassen dann aber hellhörig werden. Auch die mehrfache Wiederholung der MRI-Untersuchungen mit persistierendem Knochenmarködem im Humeruskopfbereich gibt Hinweise auf eine Akzentuierung der Situation. Die dann folgerichtig durchgeführte Rearthroskopie bringt keine Beschwerdelinderung. Auch wenn zu jenem Zeitpunkt die Infektparameter angeblich unauffällig waren, bleibt in der Differenzialdiagnose die Infektgenese bestehen. Die klinisch, radiologisch und laborchemisch engmaschige Überwachung drängt sich somit auf. Spätestens zu diesem Zeitpunkt hätte die Diagnose erzwungen werden müssen. Der Patient wird jedoch nicht mehr einbestellt und entgleitet so den notwendigen Kontrollen. Die Entwicklung der septischen Arthritis wird verpasst. Die rasch progrediente Destruktion des Gelenks nimmt ihren Lauf. Zum Zeitpunkt der Einholung einer Second Opinion bleibt bloß noch die Schadenbegrenzung. Im besten Fall kann nach Ausheilung des Infekts dem Patienten mit der Implantation einer inversen Schulterprothese wieder eine für den Alltag funktionstüchtige Schulter gegeben werden. Ein Einsatz als Sportlehrer und Karateinstruktor ist jedoch kaum oder nur noch in reduziertem Maß denkbar.

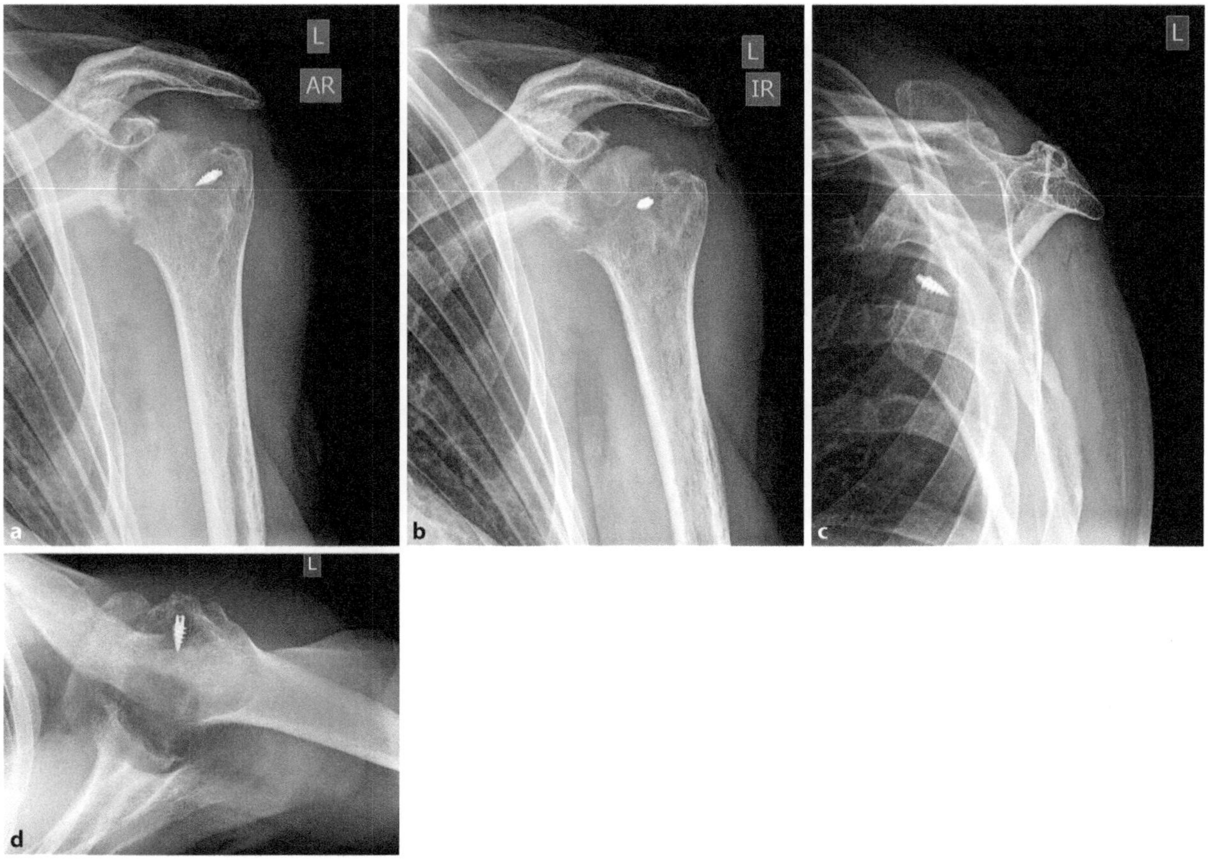

Analyse

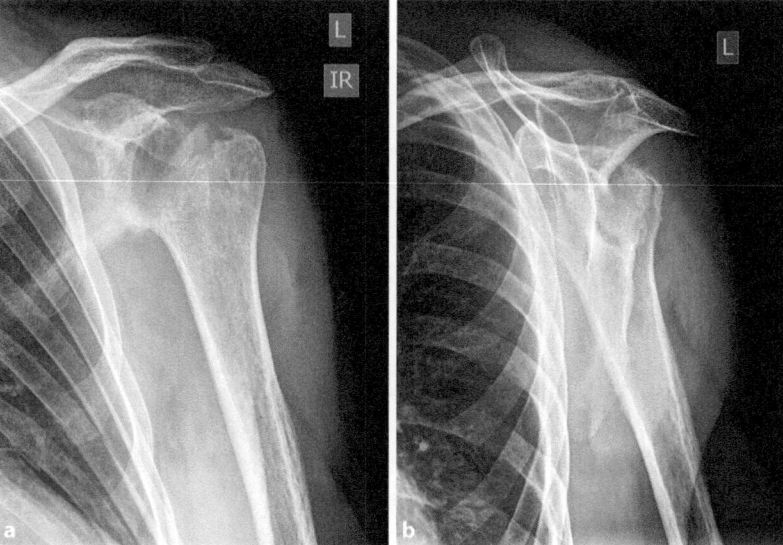

◻ Abb. 48.2

◻ Abb. 48.3

Second Opinion bei Frakturhemiprothese mit chronischem Infekt

H.K. Schwyzer, R.P. Meyer

R. Meyer et al. (Hrsg.), *Die Zweitmeinung in der Schulterchirurgie – ein Muss*,
DOI 10.1007/978-3-642-37094-6_49, © Springer-Verlag Berlin Heidelberg 2013

▪ Der Fall

Ein 74½-jähriger Mann genießt in fortgeschrittenem Alter bei guter Fitness noch das Rollerbladen. Dabei stürzt er dann auch am 07.10.2010 auf seine linke Schulter und zieht sich eine 3-Segment-Humeruskopfluxationsfraktur mit partiellem Head-Split links zu (▪ Abb. 49.1). Die chirurgische Versorgung erfolgt gleichentags durch Implantation einer Frakturhemiprothese (▪ Abb. 49.2). Der postoperative Verlauf gestaltet sich protrahiert. Trotz intensiver Physiotherapie verbleibt eine anhaltend eingeschränkte Beweglichkeit. Der Patient wünscht deshalb eine Einschätzung und Weiterbehandlung an der rheumatologischen Abteilung unserer Klinik. Anlässlich der ersten Konsultation am 20.12.2010 wird klinisch die Diagnose einer Nervus-axillaris-Parese gestellt, die sich elektrophysiologisch im Sinne einer axonalen Läsion bestätigt. Aus diesem Grund wird weiter bis zur Erholung der Axillarisläsion eine konservative Therapie durchgeführt. Nach Restitution der Axillarisparese persistiert weiterhin eine schlechte Schulterfunktion. Es wird der Wechsel auf eine inverse Arthroplastik diskutiert. Im Anschluss an eine fragliche Sinusitis ca. 5½ Monate nach der Schulterhemiprothesenimplantation findet sich eine Erhöhung der Blutsenkungsreaktion auf >50 mm/h sowie 2-fach erhöhte CRP-Werte um 20 mg/l. Die daraufhin veranlasste 3-Phasen-Skelettszintigraphie ergibt eine deutliche Anreicherung im Bereich der linken Schulter. Der Patient meldet sich notfallmäßig bei uns.

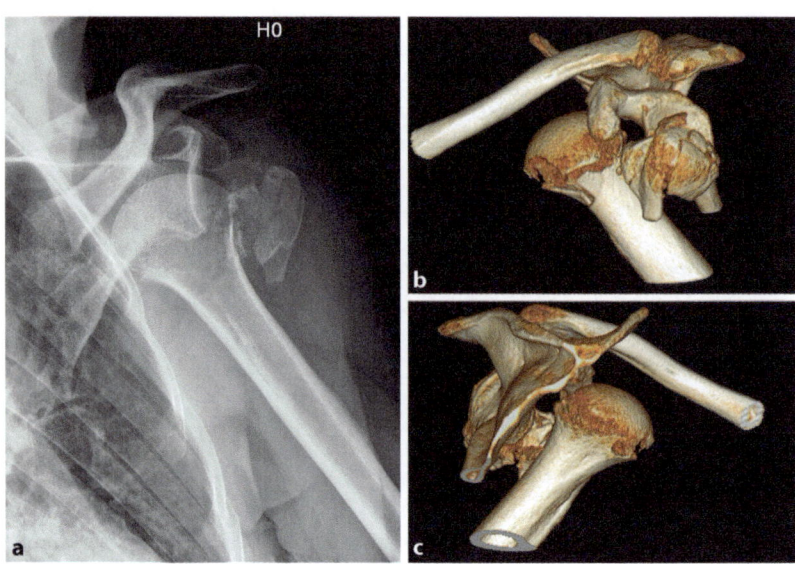

◻ Abb. 49.1

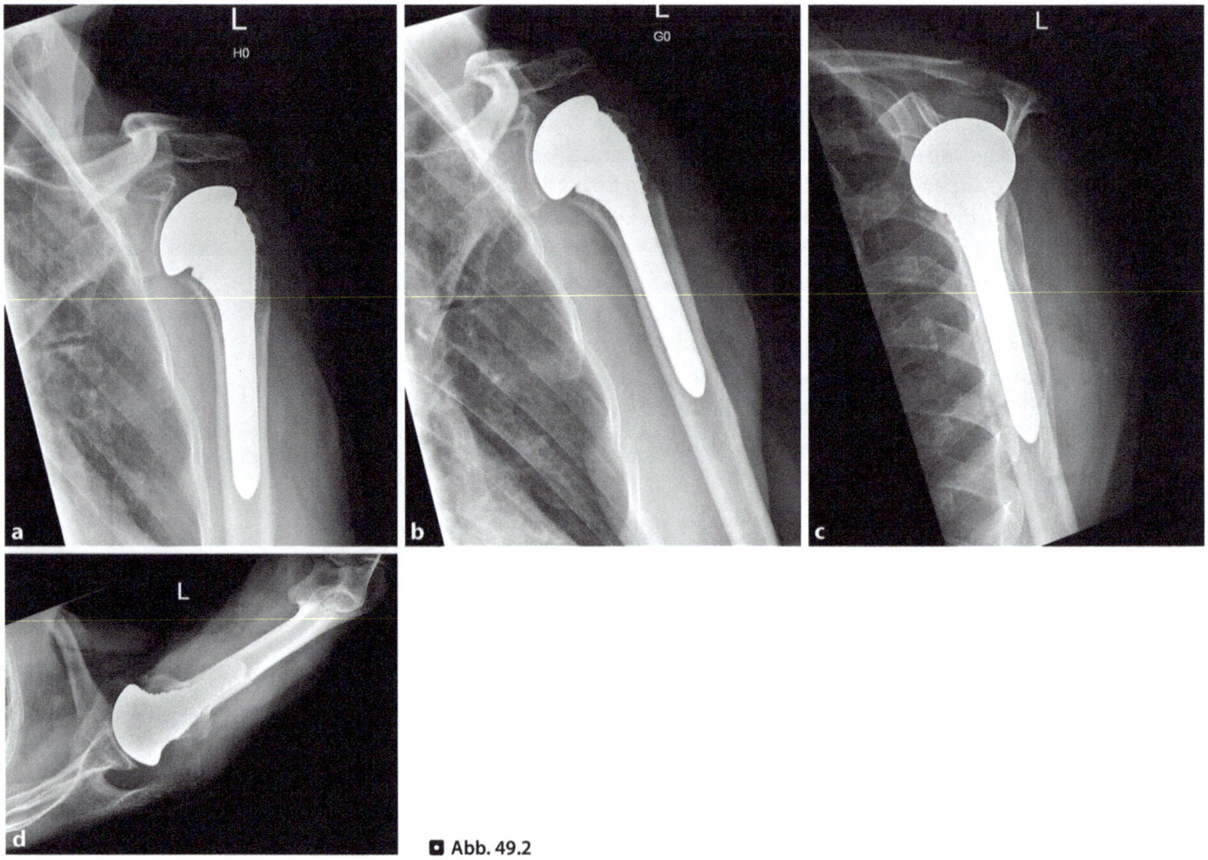

◻ Abb. 49.2

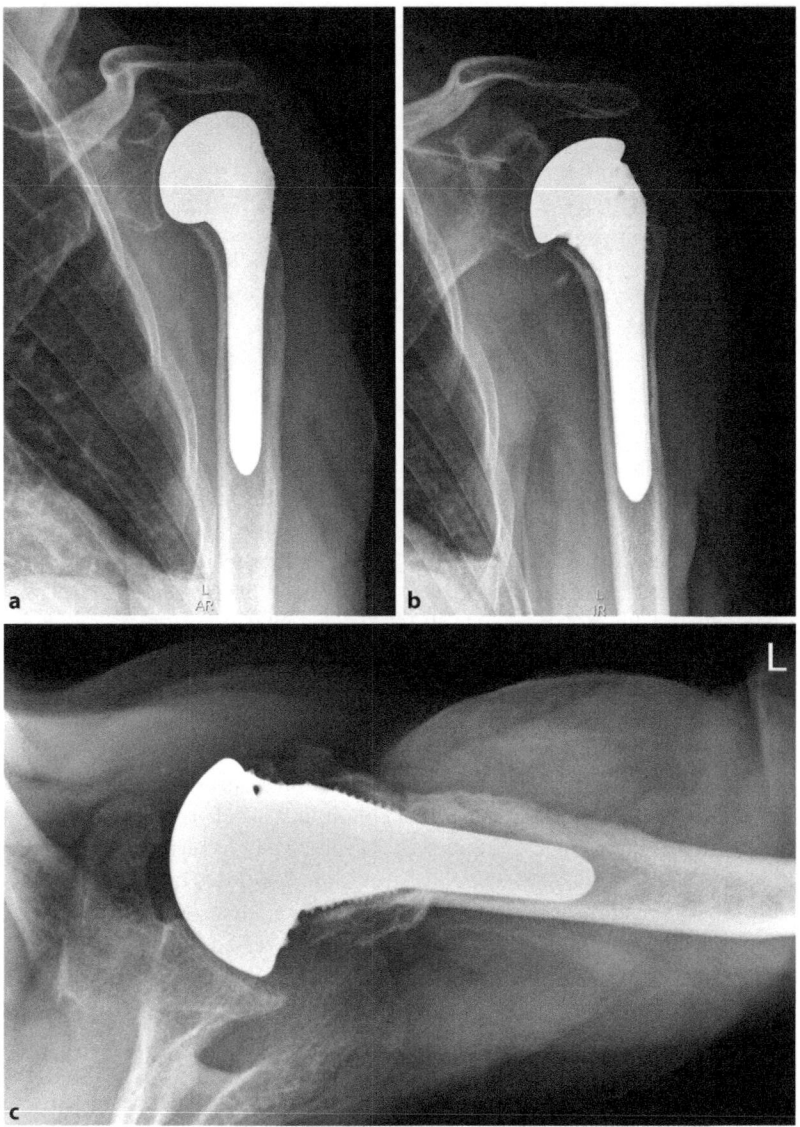

◘ Abb. 49.3

■ **Second Opinion**

Wir untersuchen den Patienten am 18.04.2011, d. h. ein halbes Jahr nach der Erstintervention. Eine klinische Untersuchung der linken Schulter ist schmerzbedingt konklusiv nicht möglich. Lokal findet sich eine leichtgradige livide Verfärbung im ventralen Narbenbereich. Die Röntgenbilder zeigen eine Resorption der Tubercula sowie periprothetische, feine Lysesäume insbesondere medial-proximal und lateral. Auch besteht eine mäßiggradige Kranialisation des Prothesenkopfs im Glenoid (◘ Abb. 49.3). In der Sonographie findet sich eine intakte Rotatorenmanschette bei ausgedehntem, subakromialem Erguss. Die Punktion ergibt blutig tingierten Eiter. Wir schlagen den möglichst raschen Prothesenausbau vor mit Wiedereinbau einer inversen Arthroplastik – je nach Keimart und Verlauf in 6–12 Wochen. Die Entfernung der Hemiprothese mit Débridement und Spülung der linken Schulter erfolgt am 19.04.2011 (◘ Abb. 49.4). Die zur bakteriologischen Untersuchung entnommenen Gewebeproben ergeben einen Propioni-acnes-Infekt. Das

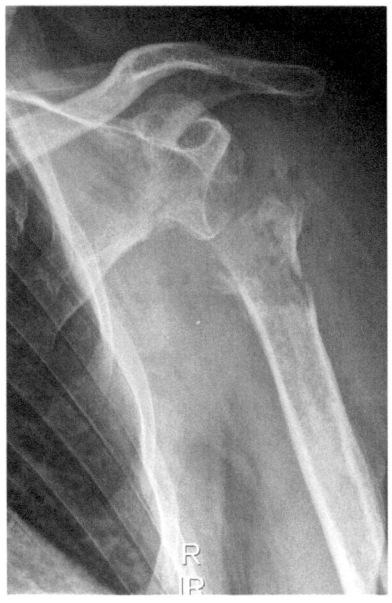

Abb. 49.4

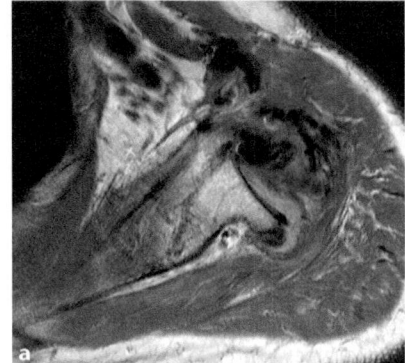
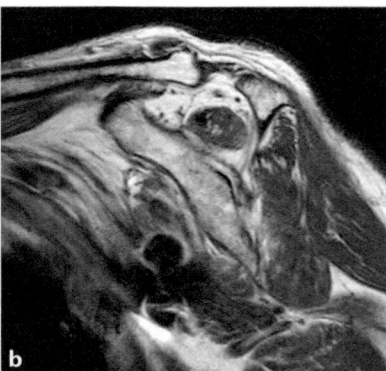

Abb. 49.5

infektiologische Management wird durch unseren konsiliarischen Infektiologen übernommen. 3 Monate nach Prothesenentfernung, resistenzgerechter antibiotischer Therapie und Normalisierung der Blutwerte nach einem 2-wöchigen antibiotikafreien Intervall wird die Reimplantation einer inversen Schultertotalprothese vorgesehen. Die präoperative Nativ-MRI-Kontrolle zeigt keine infektverdächtigen Herde bei Volumenatrophie und mittelgradiger Verfettung der Supraspinatus- und Infraspinatusmuskulatur. Die Tubercula sind nicht eingeheilt (**Abb. 49.5**). Die Implantation der inversen Schulterarthroplastik bei gleichzeitiger Refixation des Tuberculum majus und minus erfolgt am 19.07.2011 (**Abb. 49.6**). Der postoperative Rehabilitationsverlauf ist korrekt. 1 Jahr nach zweizeitigem Schulterprothesenwechsel ist der Patient schmerzfrei und im Alltag nicht behindert. Auch Tennisspielen kann der Rechtshänder wieder. Die Schulterbeweglichkeit links beträgt in Flexion/Elevation/Abduktion 110°, bei Außenrotation in Adduktion 5°, in Abduktion 45°. Die Kraft für die Abduktion ist links 7 kg, rechts 9 kg. Radiologisch zeigt sich ein korrekter Sitz der zementierten inversen Arthroplastik. Das Tuberculum majus ist konsolidiert (**Abb. 49.7**). Die weiteren Kontrollen erfolgen im Rahmen unserer Kunstgelenknachsorge, d. h. das nächste Mal in einem Jahr.

▪ Analyse
Die primäre Implantation einer Hemiprothese bei dieser 3-Segment-Humeruskopfluxationsfraktur ist nicht zuletzt auch in Anbetracht des Alters des Patienten korrekt. Dass die refixierten Tubercula in der Folge nicht konsolidieren, ist bei der Komplexität dieses Fraktursystems nicht so selten. Bedauerlich ist, dass die posttraumatische Axillarisparese über Monate nicht diagnostiziert wird. Der nach 6 Monaten manifest werdende Protheseninfekt ist schicksalhaft. Der hier geschilderte Verlauf zeigt einmal mehr, wie wichtig die postoperative Nachsorge durch den Operateur selbst oder sein Team ist. Die Nachkontrollen sollten nach einem genau definierten Zeitmuster erfolgen.

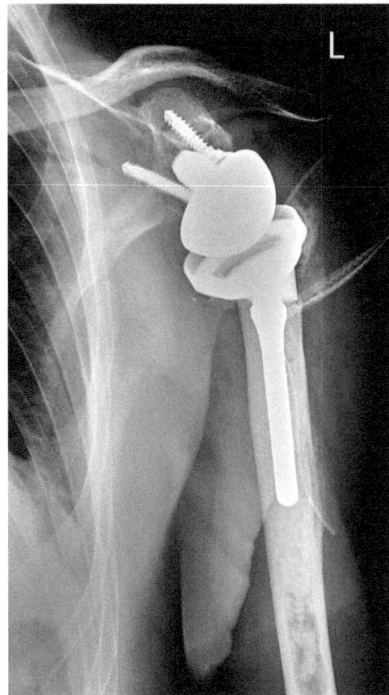

◘ Abb. 49.6

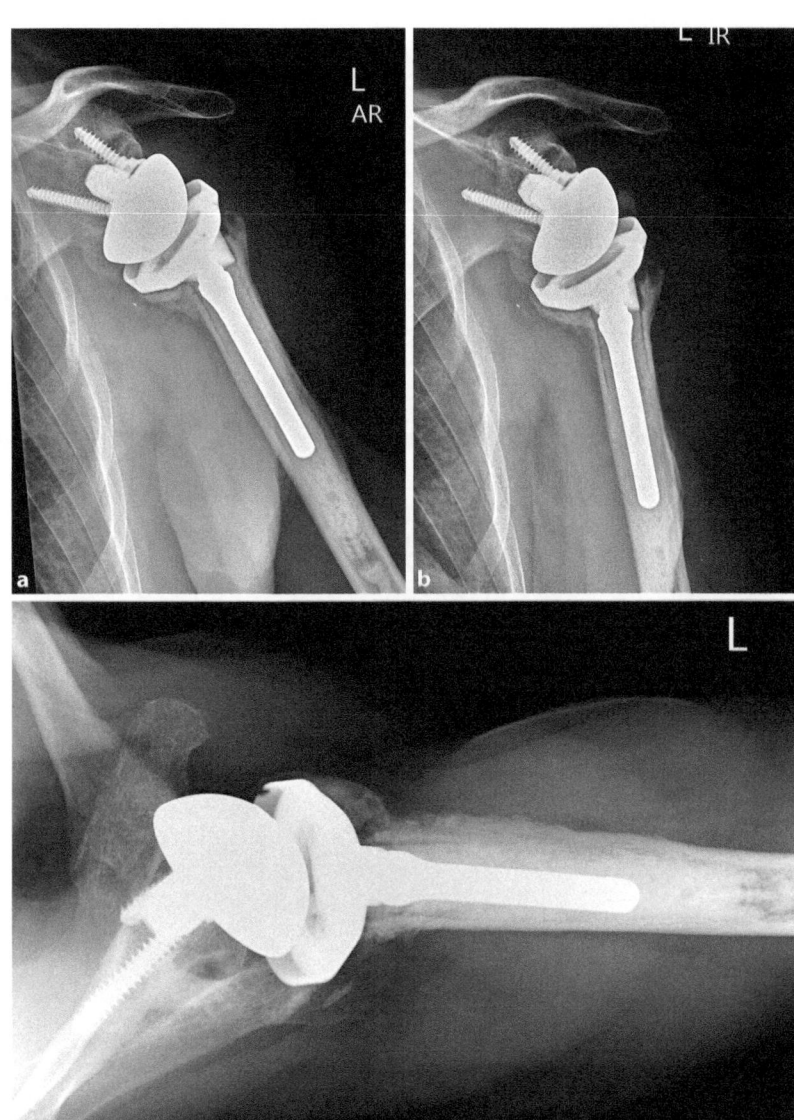

◘ Abb. 49.7

Second Opinion bei – wegen 3-Segment-Fraktur implantierter – Tumorschulterprothese mit Sekundärinfekt

M. Flury, B.R. Simmen, R.P. Meyer

R. Meyer et al. (Hrsg.), *Die Zweitmeinung in der Schulterchirurgie – ein Muss*,
DOI 10.1007/978-3-642-37094-6_50, © Springer-Verlag Berlin Heidelberg 2013

▪ Der Fall

Eine Patientin stürzt am 25.04.2002, damals 48-jährig, mit dem Fahrrad und zieht sich dabei eine isolierte 3-Segment-Fraktur an der linken Schulter bei Rechtshändigkeit zu (◖ Abb. 50.1). Nach klinischer und radiologischer Abklärung wird die Patientin auf eigenen Wunsch vom Landeskrankenhaus ihres Wohnorts an ein städtisches Krankenhaus verlegt. Dort wird am 07.05.2002 von einem auf Knochentumoren spezialisierten Chirurgen an der linken Schulter eine zementfreie Turemos-Schulterverbundtotalprothese implantiert (◖ Abb. 50.2). In der Folge geht es der Patientin nie befriedigend gut. Es besteht zwar eine weitgehende Beschwerdefreiheit. Die linke Schulter bleibt jedoch trotz intensiver Physiotherapie praktisch funktionslos. Eine neurogene Schädigung liegt nicht vor.

Mitte Mai 2010, d. h. 8 Jahre nach Prothesenimplantation, stellt die Patientin erstmals eine Schwellung mit Rötung im proximalen Schnittbereich an der linken Schulter fest. Der Befund ist progredient. Schmerzen werden nicht erwähnt. Die Patientin meldet sich über ihren Hausarzt zu einer genaueren Abklärung bei uns.

▪ Second Opinion

Wir beurteilen die Patientin am 25.05.2010. Die inzwischen 56-jährige Frau weist eine großzügige Bogeninzision an der linken Schulter lateral des Sulcus deltopectoralis auf. Die proximale Schnitthälfte ist gerötet und überwärmt. Die Schultergelenkbeweglichkeit links beträgt in Abduktion 25°, beim Vorwärts-/Rückwärtsheben 60/0/40°, bei Außen-/Innenrotation in Neutralstellung 20/0/40°. Nacken- und Schürzengriff sind links nicht durchführbar. Die Rotatorenmanschette ist klinisch bei massiv eingeschränkter Beweglichkeit nicht beurteilbar. Die Deltoidmuskulatur ist hypotroph bei klinisch intaktem Nervus axillaris. Die Röntgenkontrolle zeigt den Status bei implantierter Tumorprothese mit ausgedünnter Kortikalis im proximalen Humerusschaftbereich (◖ Abb. 50.3). Die Ultraschalluntersuchung der linken Schulter ergibt eine massive Flüssigkeitsansammlung bis subkutan. Supra- und Infraspinatussehnen sind rupturiert, ebenso die lange Bizepssehne. Die Subskapularissehne ist intakt. Wir klären die Infektsituation mit differenziertem Blutbild, Szintigraphie und Punktion ab. Nach längerer Bebrütung des Punktats finden sich Propioni-Bakterien. Bei chronischem Low-grade-Protheseninfekt sehen wir nach Rücksprache mit dem Infektiologen den zweizeitigen Prothesenwechsel vor. Dieser wird am 15.09.2010 an unserer Klinik initiiert. Nach dem Prothesenausbau,

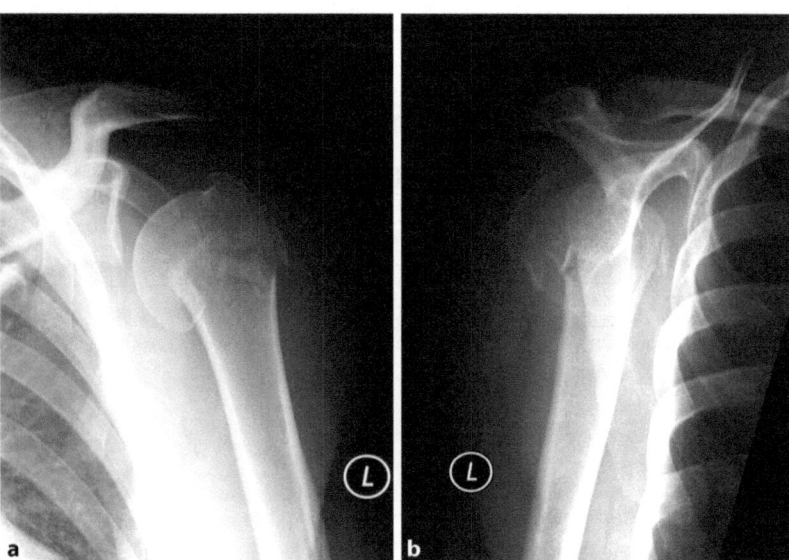

□ Abb. 50.1

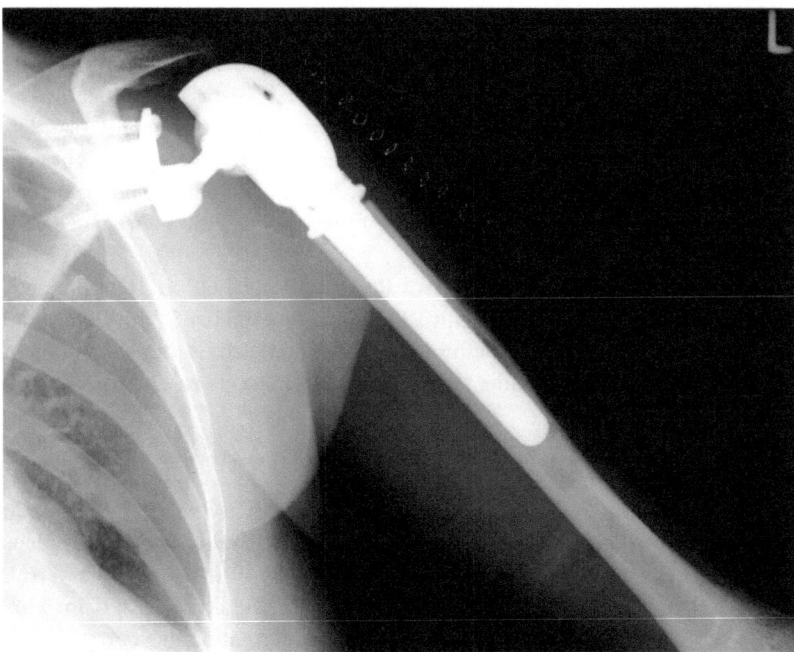

□ Abb. 50.2

ausgedehntem Débridement und Jet-Lavage wird ein Zementspacer implantiert (**□** Abb. 50.4). Postoperativ wird die resistenzgerechte Antibiotikatherapie für 3 Monate durchgeführt. Nach einem 4-wöchigen Antibiotikafenster wird bei normalisierten Blutwerten am 11.01.2011 der Wiedereinbau einer inversen Schultertotalprothese mit Glenoidaufbau durch autologen Beckenspan sowie der Humerusaufbau mit Humerusallograft vorgenommen (**□** Abb. 50.5). 3 Monate nach dem Eingriff ist die Patientin beschwerdefrei. Die Schultergelenkbeweglichkeit beträgt in Abduktion 60°, beim Vorwärtsheben 60°, bei Außen-/Innenrotation in Abduktion 30/0/10°. Radiologisch zeigt sich eine stabile Implantatlage bei korrekter Integration des Beckenspans (**□** Abb. 50.6). 1 Jahr nach

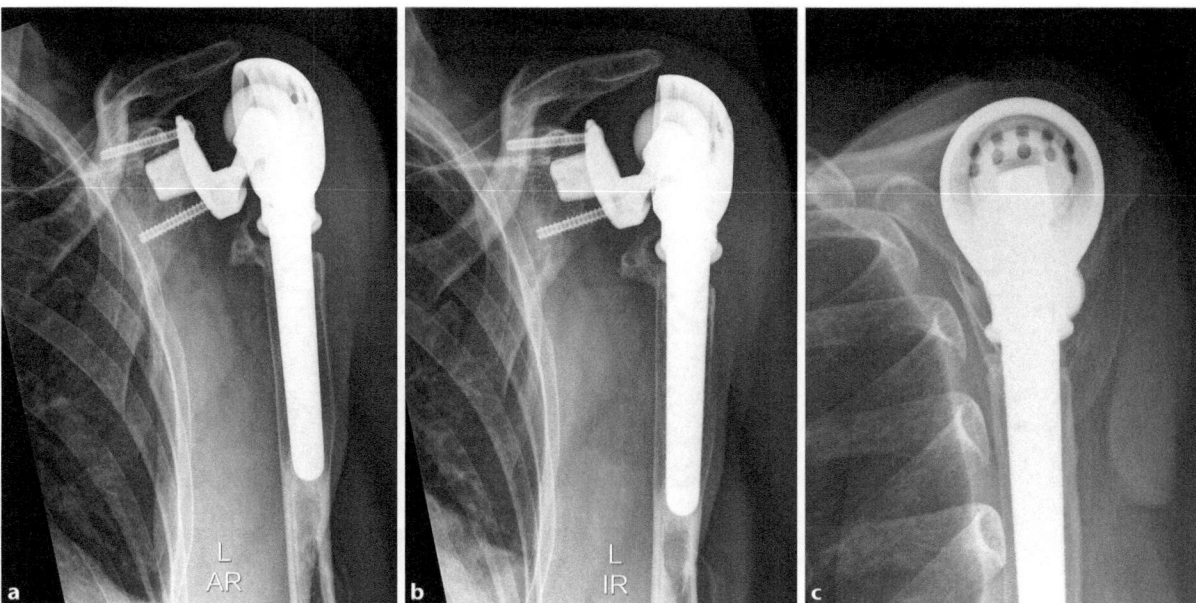

Abb. 50.3

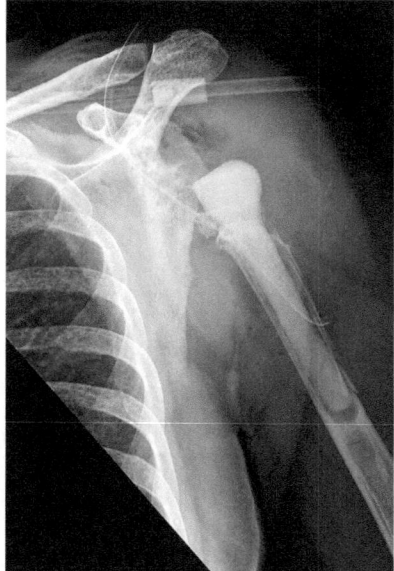

Abb. 50.4

der Reimplantation der inversen Schulterprothese ist die Patientin schmerzfrei und arbeitet zu 100 % im angestammten, körperlich nicht fordernden Beruf. Die Schulterbeweglichkeit links beträgt in Abduktion 60°, beim Vorwärtsheben 60°, Nacken- und Schürzengriff sind gut möglich. Radiologisch ist das Implantat stabil. Der Beckenspan am Glenoid ist eingebaut. Ebenso ist der humerale Allograft integriert (■ Abb. 50.7). Die Patientin wird im Rahmen unserer Endoprothesennachkontrollen weiterbetreut.

■ Analyse

Die hier vorliegende 3-Segment-Fraktur an der linken Schulter ist unseres Erachtens in Anbetracht des Alters sowie des doch recht einfachen Frakturtyps mit geringer Kopfnekrosegefahr primär osteosynthetisch anzugehen. Eine primäre

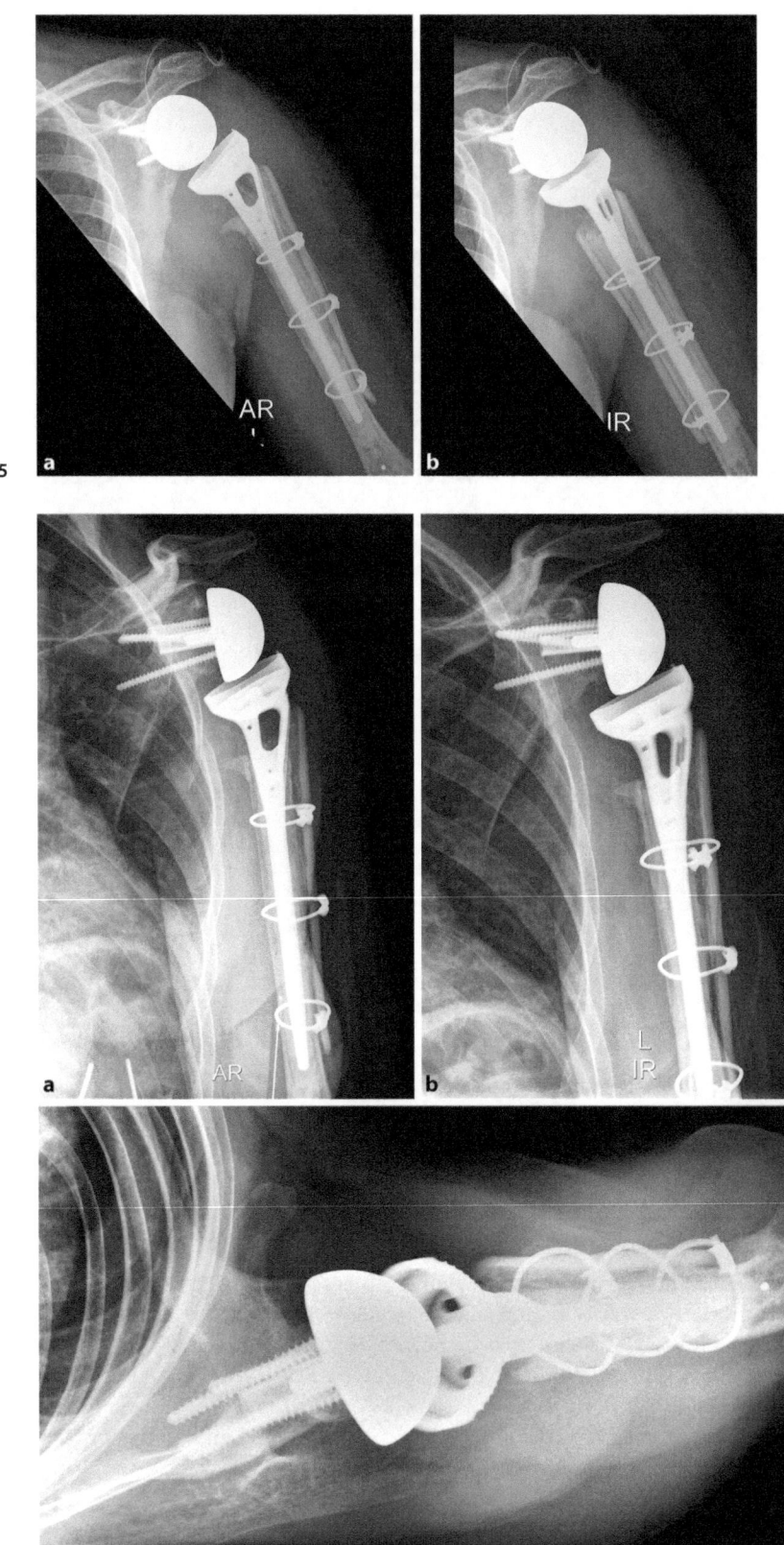

◘ Abb. 50.5

◘ Abb. 50.6

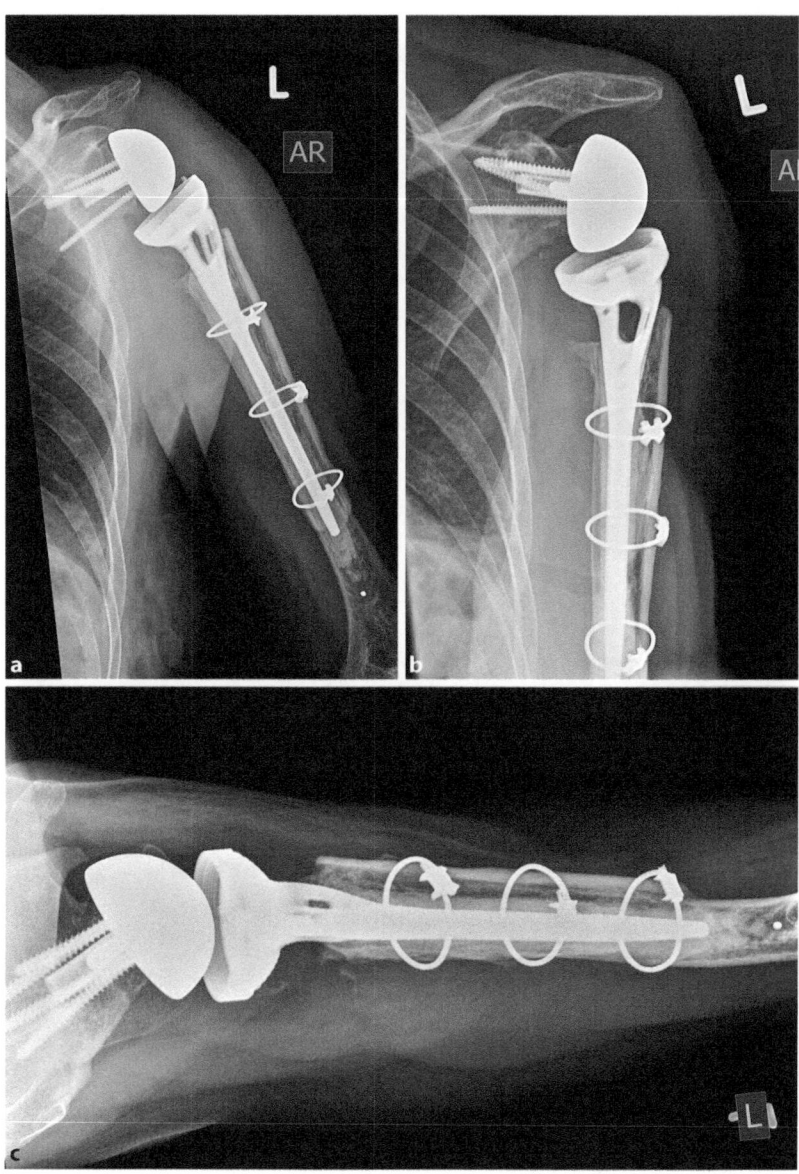

◘ Abb. 50.7

prothetische Frakturversorgung ist hier nicht verhältnismäßig, schon gar nicht mit einer Tumorprothese. Wenn wir als Arbeitshypothese annehmen, dass hier primär rein konservativ behandelt worden wäre, hätte sich auch auf lange Sicht wohl ein besserer Outcome ergeben. Was an Leid bei einer über 8 Jahre funktionslosen Schulter mit anschließenden Reoperationen und einer nochmals 1-jährigen Rehabilitation der Patientin zugemutet wurde, entzieht sich einer Diskussion. Der ganze bisherige Prozess belastet überdies das Gesundheitswesen finanziell wohl mit Millionenbeträgen. Was an Folgekosten noch hinzukommt, wird der Verlauf zeigen. Auch wenn eine maximale Laufdauer der inversen Schulterprothese mit 20 Jahren optimistisch veranschlagt wird, werden auf die Patientin möglicherweise spätere zusätzliche Interventionen zukommen. Die Wahl eines Operationsverfahrens darf nicht nach dem jeweiligen Wissen und dem Gutdünken des Operateurs erfolgen, sondern unterliegt ganz klaren, objektiven Kriterien.

Second Opinion nach Plattenosteosynthese einer komplexen proximalen Humerusfraktur mit Frühinfekt

F. Moro, R.P. Meyer

R. Meyer et al. (Hrsg.), *Die Zweitmeinung in der Schulterchirurgie – ein Muss*,
DOI 10.1007/978-3-642-37094-6_51, © Springer-Verlag Berlin Heidelberg 2013

■ **Der Fall**

Ein 51-jähriger Mann stürzt beim Skilaufen am 05.03.2011 und zieht sich dabei eine Schulterverletzung links zu. Die radiologische Abklärung im nahegelegenen Krankenhaus zeigt eine komplexe mehrfragmentäre proximale Humerusfraktur links (◘ Abb. 51.1). Die Fraktur wird noch am Abend des Unfalltags mit Plattenosteosynthese versorgt. Der Eingriff dauert 3 Stunden. Die postoperative Röntgenkontrolle dokumentiert einen Status nach Plattenosteosynthese mit deutlicher Varusfehlstellung des Humeruskopfs und Humeruskopfsubluxation nach kaudal (◘ Abb. 51.2). Der Patient wird 5 Tage nach dem Eingriff mit den entsprechenden postoperativen Auflagen und Nachkontrolldaten an seinen Hausarzt im Unterland überwiesen. 10 Tage nach dem Eingriff meldet sich der Patient auf eigenen Wunsch zu einer Einschätzung seiner Schulterläsion in unserer Klinik.

■ **Second Opinion**

Am 15.03.2011 beurteilen wir den Patienten klinisch und radiologisch. Die Wundverhältnisse sind reizlos. Die Schulterbeweglichkeit links ist schmerzbedingt eingeschränkt mit passiver Abduktion von ca. 60°, passivem Vorwärtsheben ebenfalls von ca. 60° und weitgehend blockierter Außen-/Innenrotation. Die Röntgenbilder bestätigen die postoperative Fehlstellung mit leichter Zunahme der Varusabkippung und Dislokation des kalkarseitigen Zwischenfragments (◘ Abb. 51.3). Die zusätzlich veranlasste Computertomographie bestätigt die deutliche Varusfehlstellung des Humeruskopfs mit Humeruskopfsubluxation nach kaudal, bedingt durch die Verkürzung (◘ Abb. 51.4).

Wir schlagen die Reosteosynthese mit Spongiosaplastik und Beckenspaninterposition in Inlaytechnik vor. Die Implantation einer Hemiprothese möchten wir in Anbetracht des Alters sowie des zu erwartenden unbefriedigenden Resultats möglichst vermeiden. Auf die Möglichkeit einer posttraumatischen/postoperativen Humeruskopfnekrose wird der Patient hingewiesen. Am Eintrittstag zeigt sich im Bereich der distalen Wunde neu eine Verhärtung mit Rötung im Sinne einer Phlegmone. Der klinische Aspekt ist dringend infektverdächtig, das CRP beträgt 70 mg/l. Das operative Prozedere muss nun je nach den intraoperativen Befunden unter Umständen neu festgelegt werden. Die Reintervention erfolgt am 23.03.2011.

Intraoperativ entleert sich putride Flüssigkeit. Das Gewebe ist matschig. Der Frühinfekt bestätigt sich. Eine Reosteosynthese ist unter diesen Bedingungen nicht möglich. Es wird eine Adaptationsosteosynthese ausschließlich

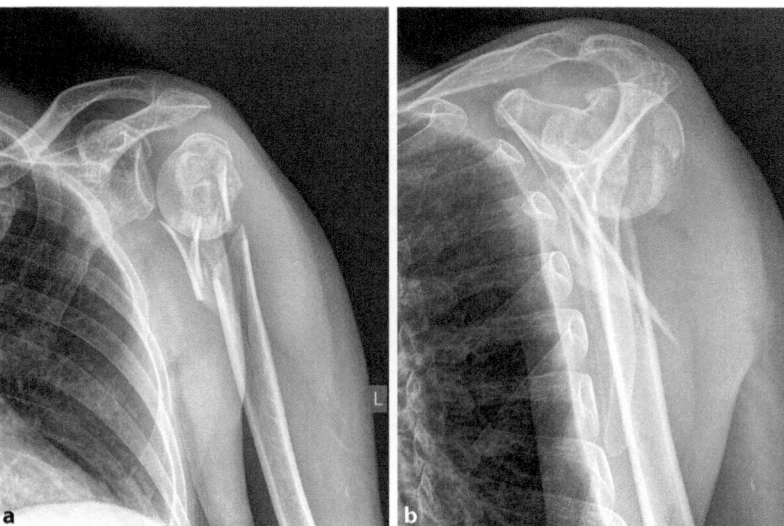

◘ Abb. 51.1

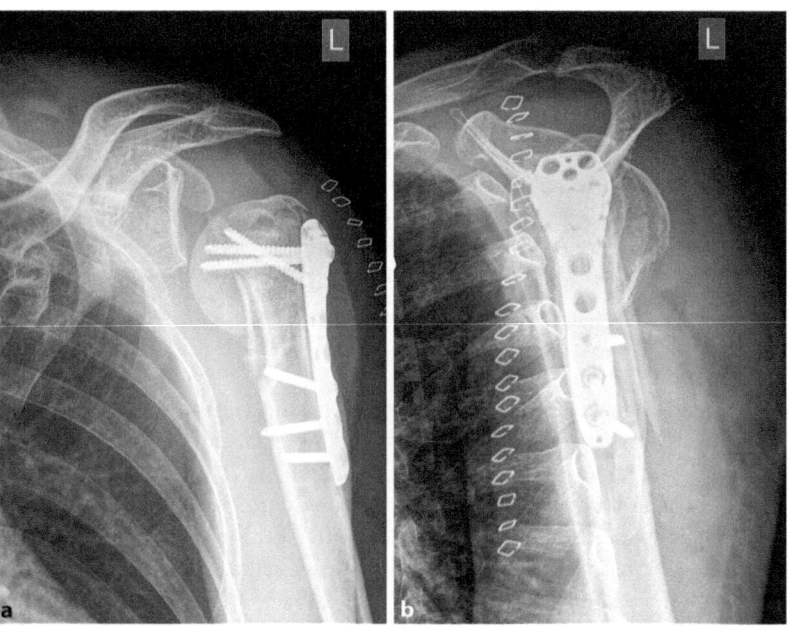

◘ Abb. 51.2

mit Fadenmaterial, d. h. PDS-Kordeln und Fibre-Tape, vorgenommen. Die Rotatorenmanschette ist intakt. Es gelingt eine in Anbetracht der aktuellen Situation befriedigende Stabilisierung des Fraktursystems durch reine Faden-osteosynthese. Die Kontrolle unter Bildverstärker zeigt akzeptable Stellungsver-hältnisse. Der Infektiologe verordnet nach Entnahme von multiplen Biopsien noch während des Eingriffs vorerst Tienam, 4-mal 500 mg. Mit Ringerlösung erfolgt die Jet-Lavage im Sinne einer mechanischen Reinigung. Die postope-rative Röntgenkontrolle dokumentiert so weit stabile Verhältnisse, jedoch eine deutliche Verkürzung mit Subluxation des Humeruskopfs nach inferior. Der Kopf ist insbesondere in der Morrison-Aufnahme achsengerecht auf den Schaft zentriert (◘ Abb. 51.5). Die antibiotische Therapie wird resistenzgerecht ange-passt. Die Physiotherapie setzt 10 Tage nach dem Eingriff ein. Knapp 3 Monate

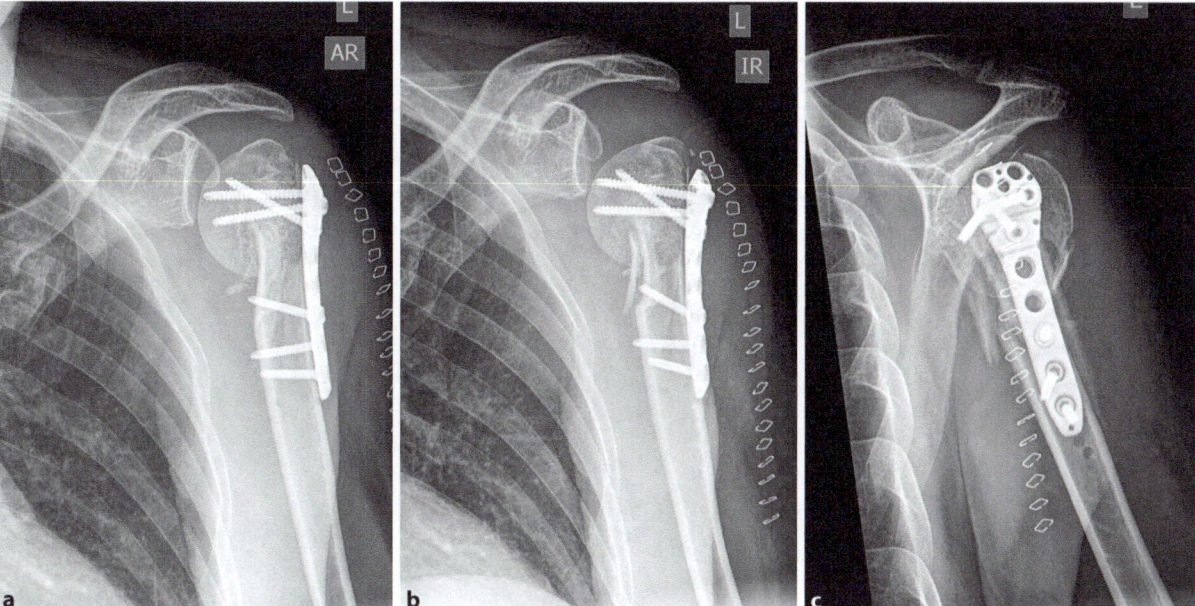

◘ Abb. 51.3

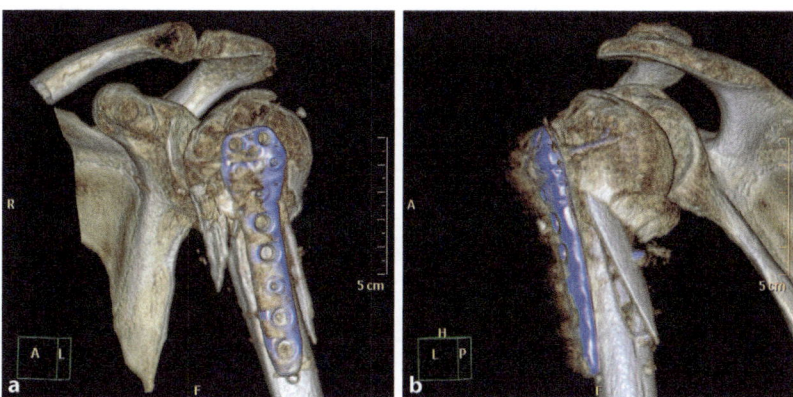

◘ Abb. 51.4

nach der Revisionsoperation zeigen sich reizlose Narbenverhältnisse. Die aktive Abduktion beträgt 60°, ebenso ist Vorwärtsheben bis 60° möglich. Der Nackengriff ist mit Trickbewegungen, der Schürzengriff sicher durchführbar. Die Röntgenkontrolle ergibt eine deutliche Verbesserung der kaudalen Subluxationsstellung mit zunehmender Rezentrierung. Auch zeigt sich eine beginnende ossäre Überbrückung der Frakturspalten (◘ Abb. 51.6). Die Laborwerte haben sich normalisiert. Die Antibiotika werden abgesetzt. Die Physiotherapie wird weitergeführt. 1 Jahr nach dem Zweiteingriff ist der Patient beschwerdefrei. Mit der Funktionseinschränkung, die im Alltag nicht wesentlich behindert, kann sich der Patient abfinden. Sogar sportliche Aktivitäten, unter anderem Skilaufen, sind wieder möglich. Die Schulterbeweglichkeit links beträgt in Abduktion 90°, beim Vorwärtsheben 110°. Nacken- und Schürzengriff sind sicher durchführbar. Die Röntgenkontrolle zeigt die in der bekannten Fehlstellung ossär konsolidierte Fraktur. Die Stellungsverhältnisse sind identisch im Vergleich zur letzten Kontrolle. Das Gelenk ist zentriert. Auf den konventionellen Röntgenbildern finden sich keine Hinweise für eine Humeruskopfnekrose

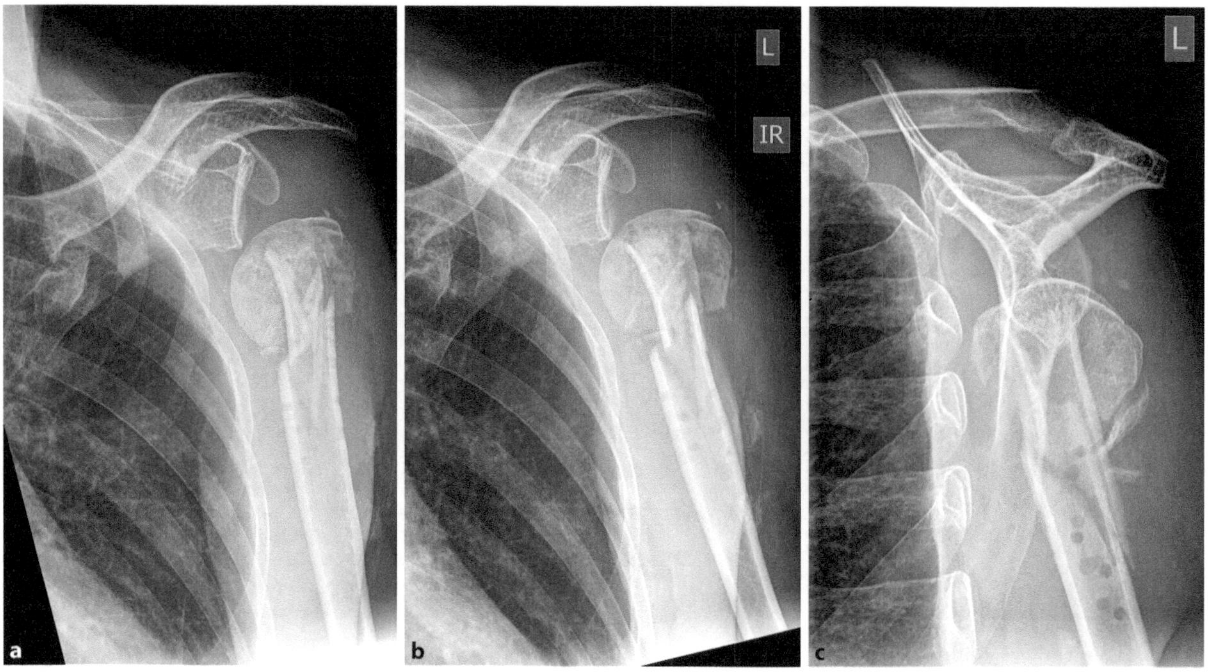

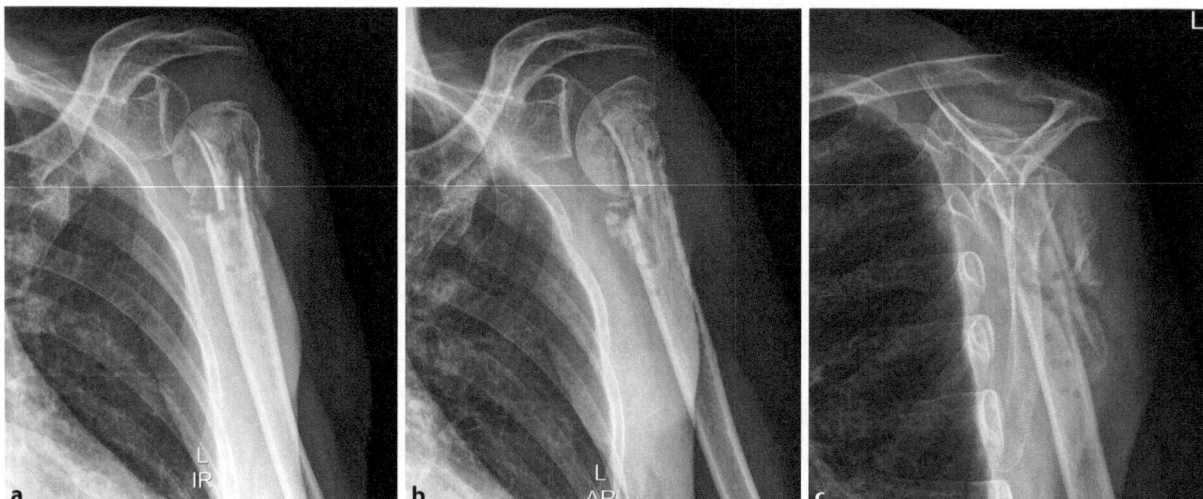

◘ Abb. 51.5

◘ Abb. 51.6

(◘ Abb. 51.7). Weitere Kontrollen sind nicht vorgesehen. Ob bei Verschlechterung der Situation die Implantation einer Schulterprothese notwendig wird, wird der Verlauf zeigen.

■ **Analyse**

Die hier primär vorliegende Fraktur ist ausgesprochen komplex und in ihrer osteosynthetischen Versorgung anspruchsvoll. Wer solche oder ähnliche Frakturtypen nicht regelmäßig operiert, sollte sich die Überweisung des Patienten an eine spezialisierte Klinik überlegen. Es besteht ja – wie in diesem Fall – auch die Problematik eines möglichen intraoperativen Umsteigens von der geplanten Osteosynthese auf den Kunstgelenkersatz. Der Frühinfekt kann dem Operateur nicht zum Vorwurf gemacht werden. Ein solcher kann bei derart komplexen

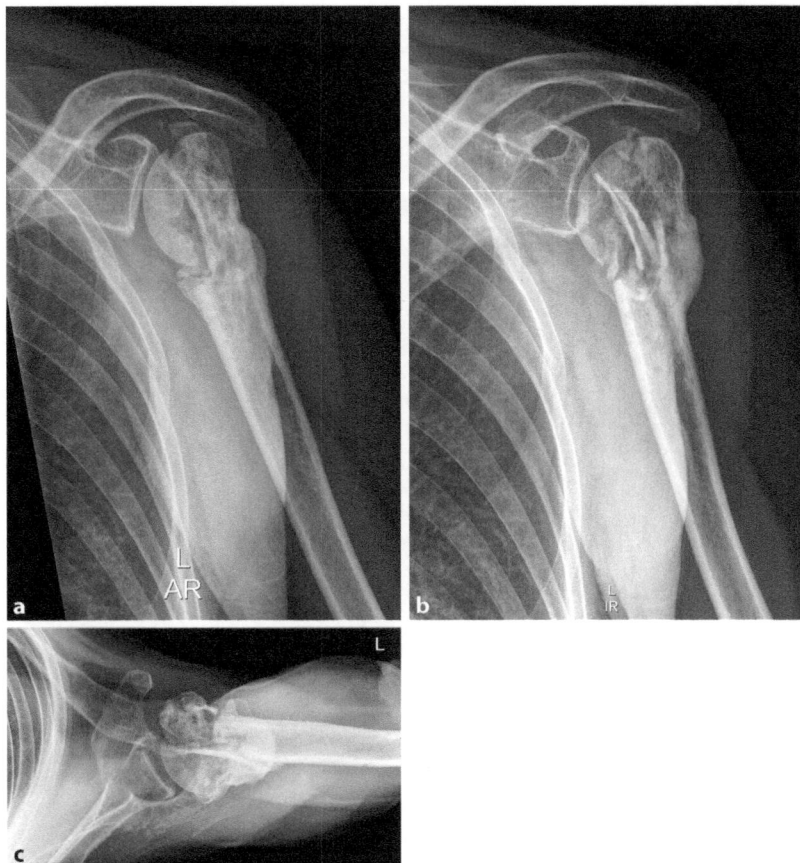

◘ Abb. 51.7

Frakturen mit Operationszeiten von 3 und mehr Stunden auftreten. Ganz entscheidend ist jedoch auch hier der rasche Einsatz des mit Knocheninfekten
vertrauten Infektiologen. Dieser begleitet den Patienten eng bis zur Abheilung
des Infekts. Erst die Zusammenarbeit des spezialisierten Knochenchirurgen
mit dem versierten Infektiologen führt zum Erfolg. Bei Nichtausheilung des
Infekts wäre ein später möglicherweise notwendig werdender prothetischer
Ersatz nicht denkbar.

Radiologische Fehlinterpretationen

Gut zu wissen ...

Dass gleich 7 radiologische Fehlinterpretationen hier analysiert werden müssen, ist unschön. Dabei hätten weitere Fälle dieses Buches in dieses Kapitel eingefügt werden können. Sie sind in anderen Kapiteln eingebracht, da sie dort signifikanter zum jeweiligen Thema passen. Ob es sich um eine Ultraschalluntersuchung oder um eine Arthro-MRI-Kontrolle handelt, der Radiologe muss mit seinem Wissen geradestehen, auch Verantwortung übernehmen. Seine Fehlinterpretation führt zu unnötigen oder fehlgeleiteten Interventionen mit allem Leid, das daraus für die Patienten resultiert. Auch die umgekehrte Situation haben wir hier dokumentiert. Der Radiologe beurteilt eine MRI-Untersuchung korrekt als bland. Der Chirurg interpretiert dann seinerseits eine passende Alteration in die MRI-Bilder, um die Operationsindikation zu stärken. Solche Situationen gehören nicht zu den guten Seiten unseres Fachs.

Second Opinion bei Schulterschmerzen während der Schwangerschaft

H.K. Schwyzer, R.P. Meyer

R. Meyer et al. (Hrsg.), *Die Zweitmeinung in der Schulterchirurgie – ein Muss,*
DOI 10.1007/978-3-642-37094-6_52, © Springer-Verlag Berlin Heidelberg 2013

■ **Der Fall**

Eine knapp 39-jährige Frau ist seit März 2011 schwanger. Seit mehreren Jahren hat sie bereits verschiedentlich diskrete Schmerzen an ihrem rechten Schultergürtel bei Rechtshändigkeit. Diese konnten bei forcierten Rotationsbewegungen provoziert werden, waren jedoch erträglich. Am 01.05.2011 treten möglicherweise nach einer stärkeren physischen Belastung ausgeprägte Schmerzen im rechten Schultergelenk auf, die über mehr als 10 Tage andauern. Anlässlich einer Konsultation bei der Hausärztin zur Klärung dieser Schmerzen wird wegen der Schwangerschaft bewusst auf eine Röntgenkontrolle verzichtet. Zwecks weiterer Abklärung wird die Patientin zur Ultraschalluntersuchung an ein Röntgeninstitut überwiesen. Der Ultraschallspezialist diagnostiziert eine Partialläsion der Supraspinatussehne im vorderen distalen Anteil ohne Retraktion der Sehne und empfiehlt, in Anbetracht des jugendlichen Alters, die chirurgische Revision. Die Patientin ist durch diese Einschätzung verständlicherweise beunruhigt und auch überfordert. Sie wünscht eine Zweitmeinung durch uns.

Am 20.05.2011 tritt ein Abort ein. Am 06.06.2011 erscheint die Frau zur Einholung der Zweitmeinung und eventuellen arthroskopischen Revision der Sehnenruptur in unserer Klinik.

■ **Second Opinion**

Die 39-jährige Frau ist inzwischen an ihrem rechten Schultergürtel beschwerdefrei. Die Schulterbeweglichkeit ist seitengleich und nicht schmerzhaft. Die klinischen Rotatorenmanschettenzeichen sind beidseits negativ. Der Sulcus bicipitalis rechts ist leicht druckdolent. Die AC-Gelenke sind beidseits unauffällig. Die Sonographie zeigt rechts ein diffus begrenztes Kalkdepot in der Supraspinatussehne bei intakter Rotatorenmanschette. Links findet sich ein größeres Kalkdepot in der Supraspinatussehne bei ebenfalls intakter Rotatorenmanschette. Die Röntgenkontrolle dokumentiert rechts die Tendinitis calcarea im Supraspinatussehnenansatz mit diffuser Begrenzung im Sinne einer sich auflösenden Kalkstraße (◪ Abb. 52.1). Links findet sich ein multifokales, größeres Kalkdepot im Supraspinatussehnenbereich (◪ Abb. 52.2). Die Patientin ist an ihrer rechten Schulter nun wiederum völlig schmerzfrei. An der linken Schulter bestanden bisher keinerlei Beschwerden.

■ **Analyse**

Hier tritt im Mai 2011 während der Schwangerschaft ein klassischer Tendinitis-calcarea-Schmerzschub an der rechten Schulter auf. Ein solcher Schmerz, durch die Auflösung des Kalkherdes provoziert, deutet nicht selten auf eine beginnende Spontanheilung hin. Wegen der Schwangerschaft wird auf eine Rönt-

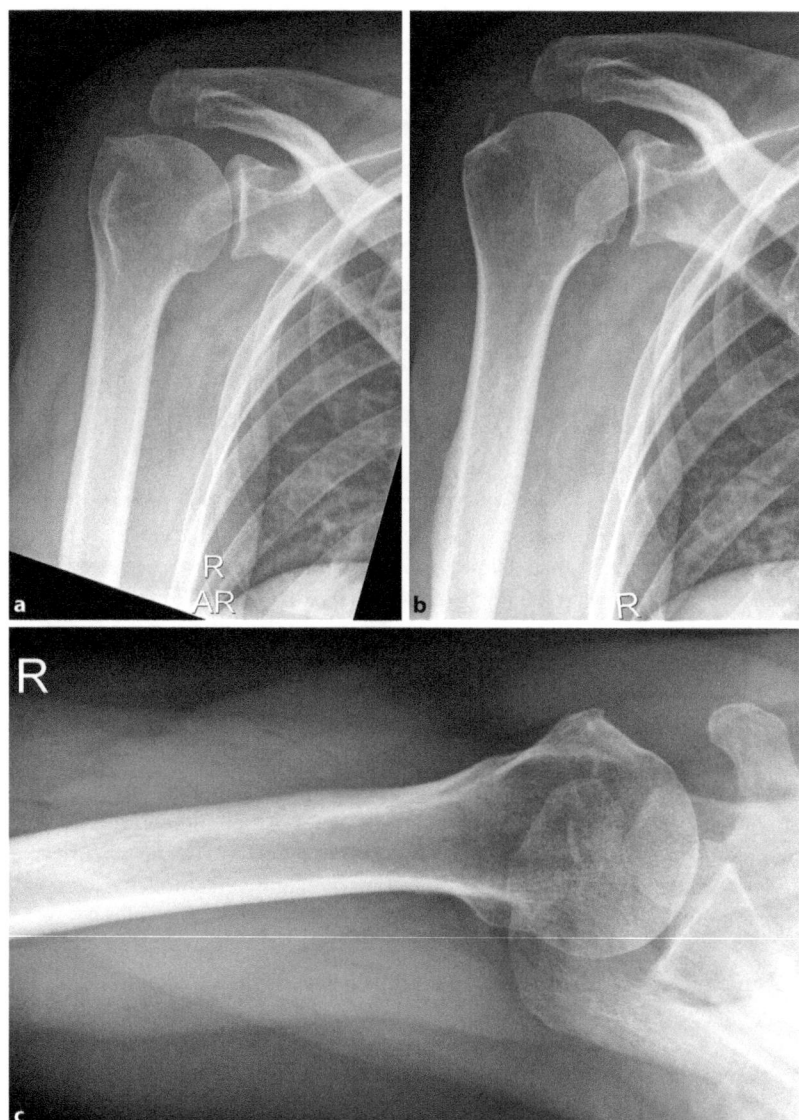

◘ Abb. 52.1

genkontrolle zu Recht verzichtet. Es fällt somit die einfachste und signifikante Untersuchungstechnik zur Diagnosestellung der Tendinitis calcarea weg. Der Ultraschallspezialist interpretiert den durch das Kalkdepot in der Supraspinatussehne auftretenden Schlagschatten als Ruptur der Sehne, was bei ungenügender Erfahrung mit dieser Untersuchungstechnik zu erklären ist. Eine einzelne Untersuchungstechnik genügt in der Regel nicht, um ein klinisches Krankheitsbild konklusiv zu beurteilen. Folgende Faktoren sprechen in diesem Fall gegen eine Supraspinatussehnenruptur: Die Patientin ist für eine solche Läsion jung und weist in der Anamnese kein adäquates Trauma auf. Eine Tendinitis calcarea, einmal diagnostiziert, schließt eine Rotatorenmanschettenruptur in der Regel meist aus. Eine Kombination von Tendinitis calcarea und gleichzeitiger Rotatorenmanschettenläsion ist selten.

Die Patientin war zum Zeitpunkt der Schwangerschaft 39-jährig, d. h. biologisch für eine Schwangere in recht fortgeschrittenem Alter. Ob die vermutete

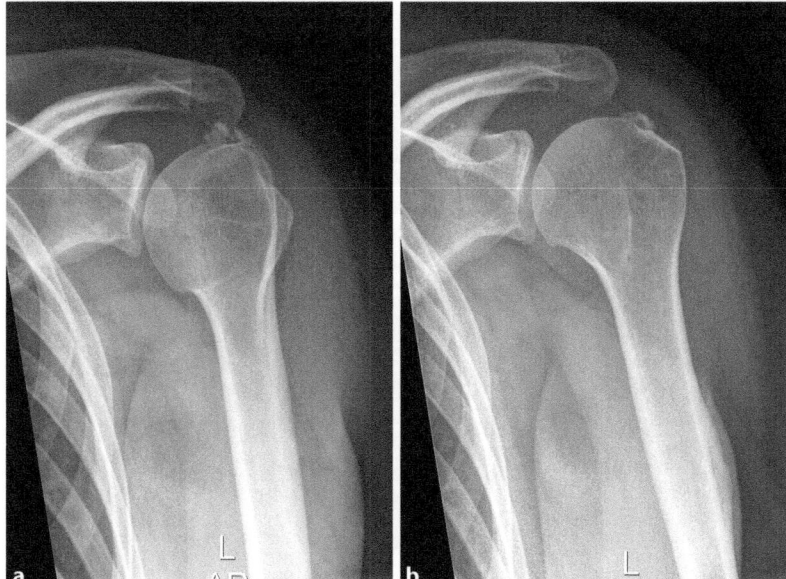

◻ Abb. 52.2

mechanische Überlastung der rechten Schulter oder möglicherweise die hormonelle Umstellung zum Schmerzschub mit Auflösung des Kalkdepots geführt hat, ist nicht konklusiv interpretierbar. Inwiefern die ganze Dramatik am rechten Schultergürtel mit der Perspektive einer drohenden Operation den Abort gefördert hat, bleibt ebenfalls Spekulation.

Second Opinion bei als Rotatorenmanschetten-defekt fehlinterpretierter Tendinitis calcarea

B.R. Simmen, R.P. Meyer

R. Meyer et al. (Hrsg.), *Die Zweitmeinung in der Schulterchirurgie – ein Muss*,
DOI 10.1007/978-3-642-37094-6_53, © Springer-Verlag Berlin Heidelberg 2013

■ **Der Fall**

Eine heute 55½-jährige, sportliche Frau leidet seit über 5 Jahren an Schmerzen in ihrem rechten Schultergürtel bei Rechtshändigkeit. Ein Unfallereignis ist nicht bekannt. Die Schmerzen werden im Schulterinneren lokalisiert, teils haben sie auch Impingementcharakter. Der Hausarzt veranlasst am 20.06.2008 eine Nativ-MRI-Untersuchung. Diese zeigt eine Tendinitis calcarea im Supraspinatussehnenansatzbereich (◘ Abb. 53.1). Der Radiologe interpretiert den Befund als insertionsnahe Ruptur der Supraspinatussehne. Konventionelle Röntgenbilder liegen nicht vor. Eine konservative Therapie wird vom Hausarzt vorgeschlagen. Die Patientin kann mit den Beschwerden leben. Wegen Zunahme der Schmerzen wünscht die Patientin nun eine Zweitmeinung durch uns. Auch macht sie sich Sorgen, dass eine Schädigung des Schultergelenks eintreten könnte.

■ **Second Opinion**

Wir beurteilen die 55½-jährige Frau am 06.11.2012. Sie klagt über Schmerzen in der rechten Schulter teils mit Ausstrahlung lateral in den rechten Oberarm. Schlafen in Rechtsseitenlage sei nicht mehr möglich. Alle Bewegungen sind endständig schmerzhaft. Die Bewegungsamplitude der rechten Schulter beträgt in Abduktion 85°, beim Vorwärts-/Rückwärtsheben 165/0/45°, bei Außen-/Innenrotation in Neutralstellung 65/0/knapp 70°, in Abduktion 75/0/65°. Klinisch finden sich keine pathologischen Rotatorenmanschettenzeichen. Die Röntgenbilder zeigen einen großen multifragmentären Tendinitis-calcarea-Herd insertionsnah in der Supraspinatussehne. Subakromial besteht ein kleiner Osteophyt bei einem Akromion Typ II. Das AC-Gelenk ist altersentsprechend (◘ Abb. 53.2). Die Ultraschalluntersuchung dokumentiert eine intakte Rotatorenmanschette. In der Supraspinatussehne liegt bursaseitig ein Tendinitis-calcarea-Herd von 2,2×1,1 cm. Wir empfehlen der Patientin die arthroskopische Sanierung dieser seit Jahren schmerzhaften Tendinitis calcarea bei gleichzeitiger Akromioplastik. Die Patientin wünscht den Eingriff möglichst noch vor Beginn der Skisaison.

■ **Analyse**

Hier übertölpelt eine fehlinterpretierte, hochdifferenzierte Untersuchungstechnik, nämlich die Magnetresonanz, den behandelnden Hausarzt und damit auch gleich die Patientin. Der zuständige Radiologe sieht wohl die Tendinitis der Supraspinatussehne, erwähnt jedoch deren Ursache, den großen intratendinös gelegenen Kalkherd nicht. Mit klassischen konventionellen Röntgenbildern wäre die Situation rasch geklärt gewesen. Wären aus der korrekten Diagnose

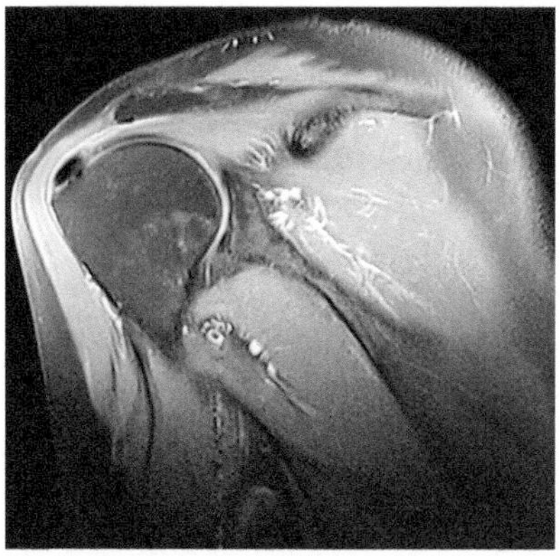

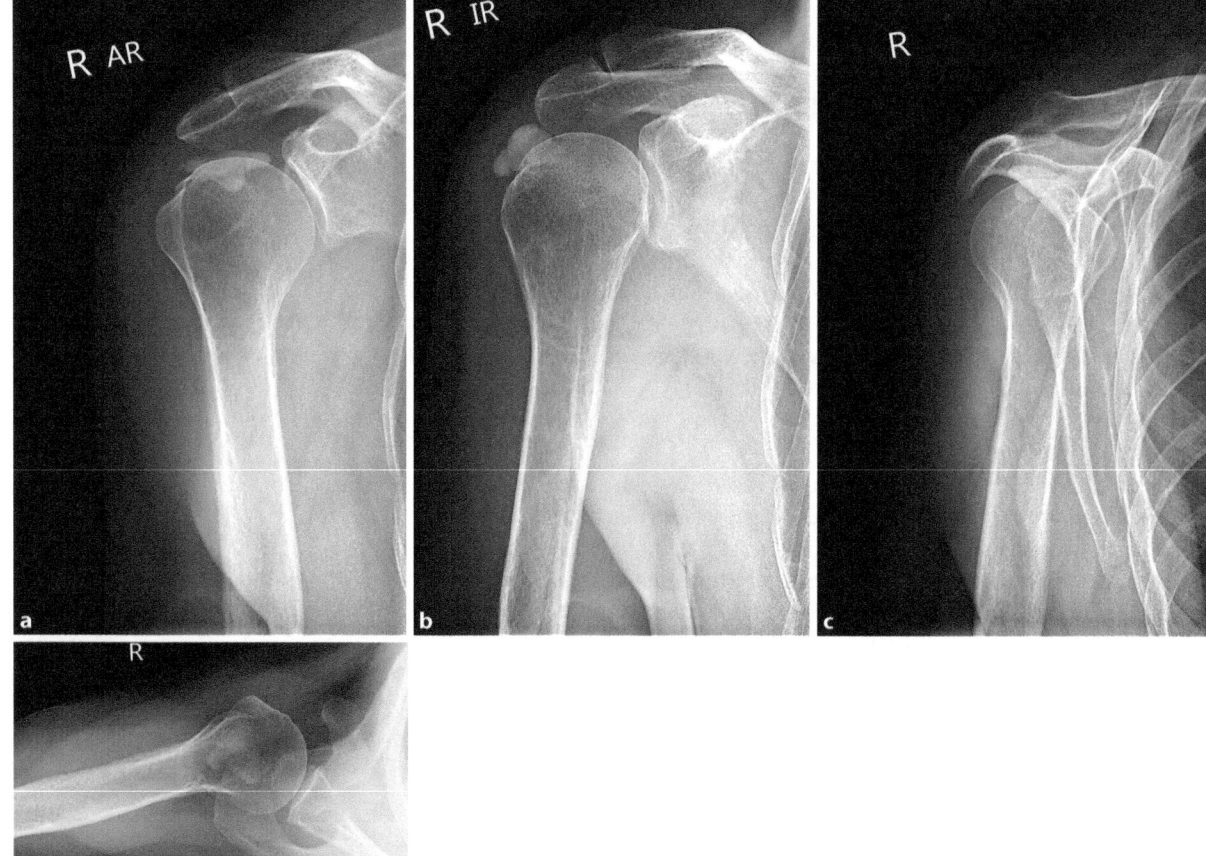

■ Abb. 53.1

■ Abb. 53.2

dann auch die richtigen therapeutischen Schritte gezogen worden, hätten mit der einfachen arthroskopischen Kalkentfernung der Patientin 4 schmerzhafte Jahre erspart werden können.

Second Opinion nach Apoplexie mit konsekutiver Schultersteife

H.K. Schwyzer, R.P. Meyer

R. Meyer et al. (Hrsg.), *Die Zweitmeinung in der Schulterchirurgie – ein Muss,*
DOI 10.1007/978-3-642-37094-6_54, © Springer-Verlag Berlin Heidelberg 2013

■ Der Fall

Bis zum 30.07.2012 hatte eine 69½-jährige Frau keinerlei Probleme an ihrer linken Schulter bei Rechtshändigkeit. An besagtem Datum erleidet die Patientin einen apoplektischen Insult mit passagerer Hemiplegie links. Im Verlauf eines halben Jahres erholt sie sich weitgehend von ihrer linksseitigen Schwäche. Eine intensive spezifische Neurophysiotherapie wird durchgeführt. Auch der linke Schultergürtel wird ins Rehabilitationsprogramm einbezogen. Seit dem Insult klagt die Patientin nun über Schmerzen im linken Oberarm, weniger im Schulterbereich. Die Beschwerden werden als Brennen geschildert. Beim Anheben des linken Arms werden impingementähnliche Schmerzen angegeben. Der Hausarzt veranlasst deshalb am 11.12.2012 eine Nativ-MRI-Untersuchung. Eine Kontrastmittelgabe kann wegen der oralen Antikoagulation nicht vorgenommen werden. Die befundende Radiologin beurteilt die Bilder wie folgt: „Partialruptur der degenerierten Infraspinatussehne. Die ebenfalls degenerierte Supraspinatussehne weist im Ansatzbereich nur noch einzelne erhaltene Restfasern auf. Eine fettige Atrophie der Cuffmuskulatur liegt nicht vor." Die ausgeprägten Zeichen der retraktilen Kapsulitis, wie diese auf den MRI-Bildern evident sind, werden von der Fachärztin nicht realisiert oder nicht erwähnt (◘ Abb. 54.1). Folgerichtig weist der Hausarzt die Patientin nun an uns mit der Bitte um operative Sanierung der linken Rotatorenmanschette.

■ Second Opinion

Wir untersuchen die gut 70-jährige Frau am 21.02.2013. Die Schulterbeweglichkeit links beträgt in Abduktion 65°, beim Vorwärts-/Rückwärtsheben 95/0/40°, bei Außen-/Innenrotation in Neutralstellung 40/0/60°, in Abduktion 30/0/30°. Die Rotatorenmanschette ist bei der massiv eingeschränkten Schulterbeweglichkeit links klinisch nicht beurteilbar. Eine gewisse neurogene Schwäche im linken Arm kann vermutet werden. Die konventionellen Röntgenbilder zeigen einen deutlichen lateralen Downslope mit reaktiver Osteophytenbildung subakromial. Der Humeruskopf ist in beiden Ebenen korrekt zentriert (◘ Abb. 54.2). Im Ultraschall findet sich eine fragliche, ansatznahe Partialruptur der Subskapularissehne bei sonst intaktem Cuff. Die nochmalige Durchsicht der Nativ-MRI-Bilder vom 11.12.2012 dokumentiert klar den Status bei durchgemachter retraktiler Kapsulitis sowie eine geringfügige Ablösung der Subskapularissehne am Tuberculum minus und eine Tendinopathie der Supraspinatussehne. Ein transmuraler Rotatorenmanschettenschaden liegt nicht vor (vgl. ◘ Abb. 54.1).

Für uns besteht hier keine Indikation zur arthroskopischen Rotatorenmanschettenrekonstruktion. Die in der Magnetresonanz sichtbaren Rotatorenmanschettenalterationen sind in etwa altersentsprechend. Vielmehr ist die Patientin

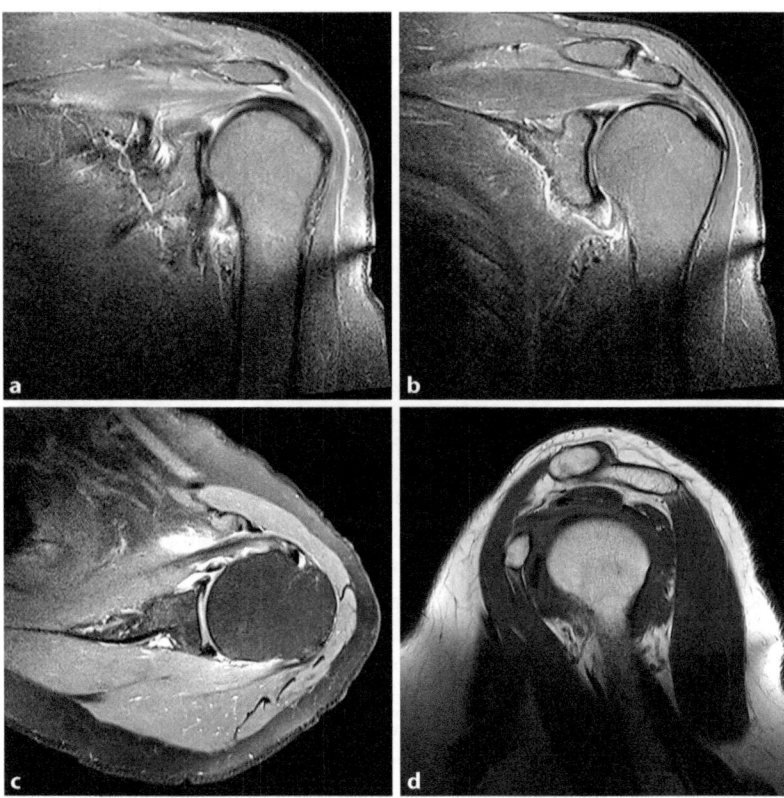

◰ Abb. 54.1

durch die postiktische, schmerzhafte Schultersteife belastet. Eine neurologisch-elektrophysiologische Kontrolle wird den neurogenen Anteil an der Schulter-/Armproblematik genauer definieren. Anschließend sehen wir die arthroskopische Arthrolyse der linken Schulter vor. Dies ist ein wenig belastender, effektiver Eingriff, mit dem die mechanische Komponente behoben werden kann. Inwieweit der neurologische Anteil sich erholt, wird der Verlauf zeigen.

▪ Analyse

Die Rehabilitation nach dem Insult ist korrekt. Dass die in Folge der linksseitigen Hemiplegie auftretende Schultersteife nicht verhindert werden kann, liegt oft im protrahierten Verlauf und schwankenden Erholungspotenzial des Insults begründet. Dass die Radiologin dann im MRI den Hauptbefund der retraktilen Kapsulitis verpasst, ist bedauerlich. Dies beweist einmal mehr, dass die bildgebenden Verfahren nur im Zusammenhang mit der Klinik Sinn machen. Man operiert ja nicht MRI-Befunde, schon gar nicht, wenn sie falsch sind, sondern Menschen mit ihren spezifischen Affektionen. Unter Umständen wäre hier diese Patientin – bei Fehltriagierung durch den Hausarzt – tatsächlich einer Rotatorenmanschettenrekonstruktion unterworfen worden – mit bestimmt ungünstigem postoperativem Resultat.

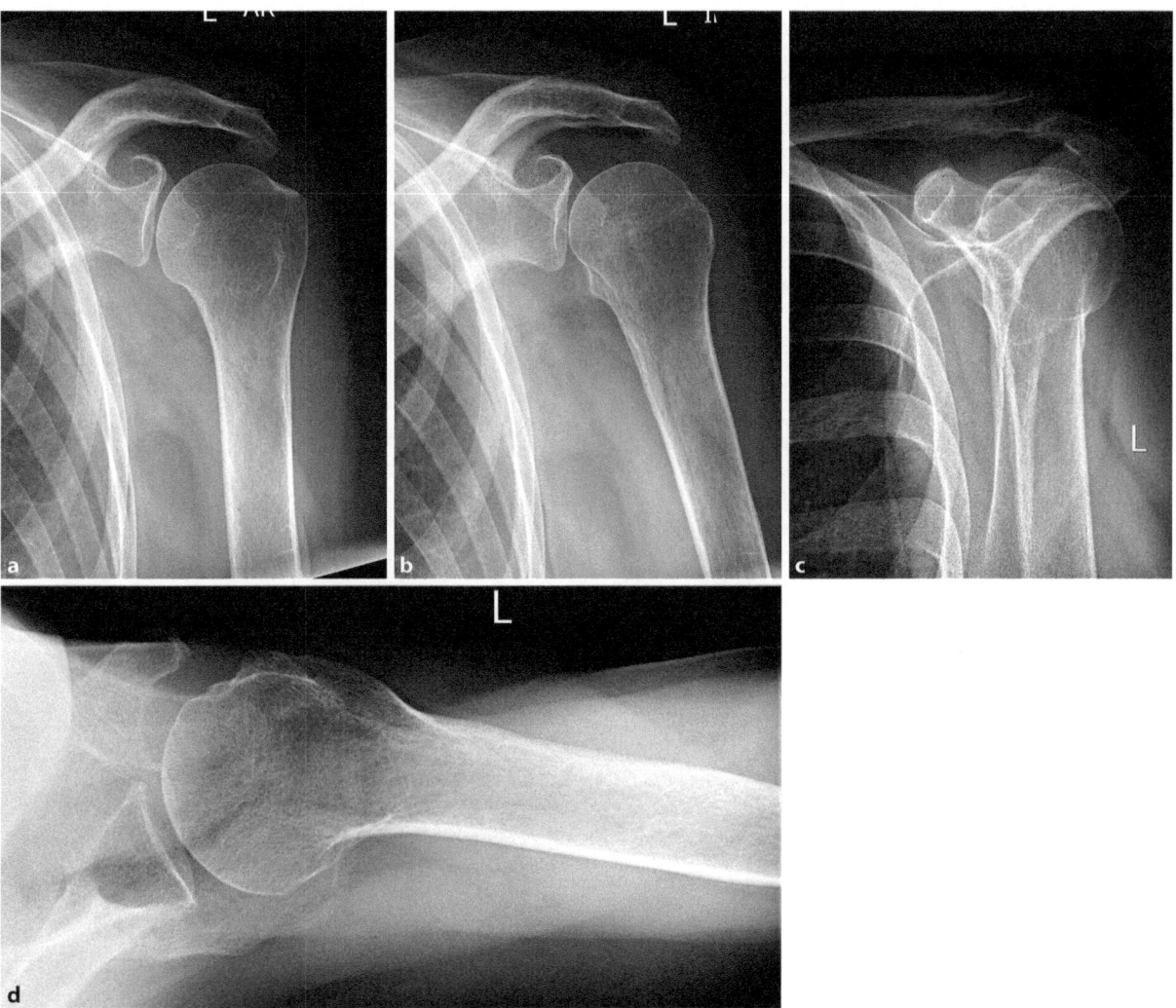

◘ Abb. 54.2

Second Opinion bei Morbus Sudeck der Schulter

B.R. Simmen, R.P. Meyer

R. Meyer et al. (Hrsg.), *Die Zweitmeinung in der Schulterchirurgie – ein Muss,*
DOI 10.1007/978-3-642-37094-6_55, © Springer-Verlag Berlin Heidelberg 2013

▪ Der Fall

Eine 65-jährige Frau hatte bis zum 02.09.2012 keinerlei Probleme mit ihrer
rechten Schulter. An diesem Tag zieht sie sich bei einem Sturz auf einer Berg-
tour eine massive Zerrung im rechten Schultergürtel zu. Die Patientin verspürt
einen stechenden Schmerz und kollabiert kurz. Anderntags wird der Hausarzt konsultiert. Die radiologische Abklärung ergibt keine Skelettläsionen
(▪ Abb. 55.1). Die Patientin bricht einige Tage später zu einer Wanderwoche
nach Portugal auf. Die Beschwerden am rechten Schultergürtel bleiben in etwa
stationär. Den Rucksack kann die Patientin allerdings nicht mehr tragen. An-
fangs Oktober nehmen die Schmerzen deutlich zu. Neu manifestieren sich auch
nächtliche Ruheschmerzen. Anfang November stellt die Patientin zusätzlich
eine Bewegungseinschränkung fest. Der Hausarzt veranlasst eine Nativ-MRI-
Untersuchung der rechten Schulter. Diese zeigt eine traumatische, ansatznahe
Ruptur der Supraspinatussehne bei guter Muskulatur. Die lange Bizepssehne
ist ebenfalls traumatisch rupturiert. Die auf den MRI-Bildern klar manifesten
Zeichen einer retraktilen Kapsulitis mit aufgehobenem Recessus axillaris sowie
aufgequollener Synovialschleimhaut unter dem Korakoidbogen werden vom
Radiologen nicht erwähnt (▪ Abb. 55.2). Der Hausarzt vermutet in der Folge
wegen einer Hyperästhesie in der rechten Hand einen Morbus Sudeck und behandelt medikamentös entsprechend. Ein aus der früheren Anamnese (2002)
bekanntes Raynaud-Syndrom ist in Vergessenheit geraten. Die Patientin holt
sich aus dem Internet Maximalinformationen über die Sudeck-Erkrankung, ist
beunruhigt und wünscht nun eine Einschätzung durch uns.

▪ Second Opinion

Wir beurteilen die Patientin am 11.12.2012, 3½ Monate nach dem Unfallereignis. Nach wie vor bestehen eine schmerzhaft eingeschränkte Schulterbeweglichkeit rechts sowie erhebliche Nachtschmerzen. Die Patientin ist ambidexter.
Sportlich ist sie wegen ihrer Schulteraffektion „außer Betrieb". Die Schultergelenkbeweglichkeit rechts beträgt in Abduktion 70°, beim Vorwärts-/Rück-
wärtsheben 95/0/25°, bei Außen-/Innenrotation in Neutralstellung 15/0/50°, in
Abduktion 15/0/0°. Die Rotatorenmanschette ist wegen der massiven Schmerzauslösung klinisch nicht beurteilbar. Das AC-Gelenk ist unauffällig. Die Röntgenbilder zeigen eine diskrete AC-Gelenkarthrose, kleine Unregelmäßigkei-
ten subakromial, ein Akromion knapp vom Typ II sowie kleine osteophytäre
Ausziehungen am Glenoid (▪ Abb. 55.3). Die Nativ-MRI-Untersuchung vom
07.11.2012 dokumentiert die retraktile Kapsulitis bei rupturierter Supraspi-
natus- und langer Bizepssehne (vgl. ▪ Abb. 55.2). Bevor hier eine arthroskopische Rotatorenmanschettenrekonstruktion überhaupt diskutiert wird, muss
das Problem der retraktilen Kapsulitis angegangen werden. Wir instillieren
Kortison glenohumeral resp. subakromial und verordnen eine milde beglei-

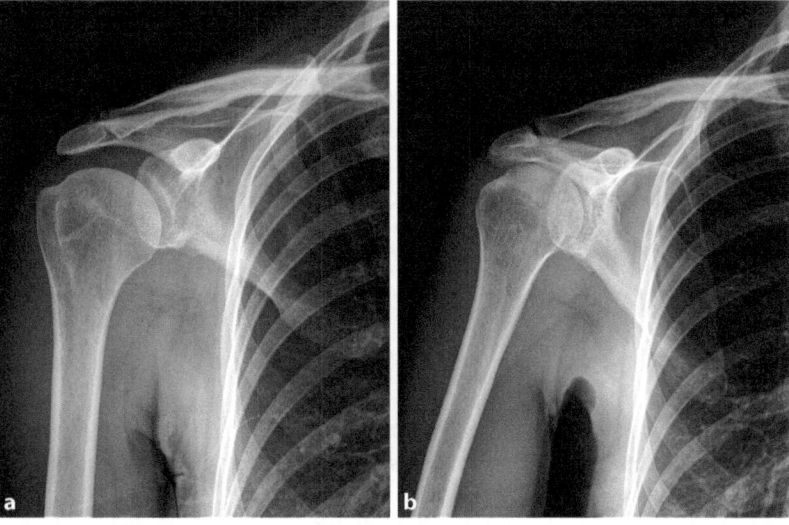

◘ Abb. 55.1

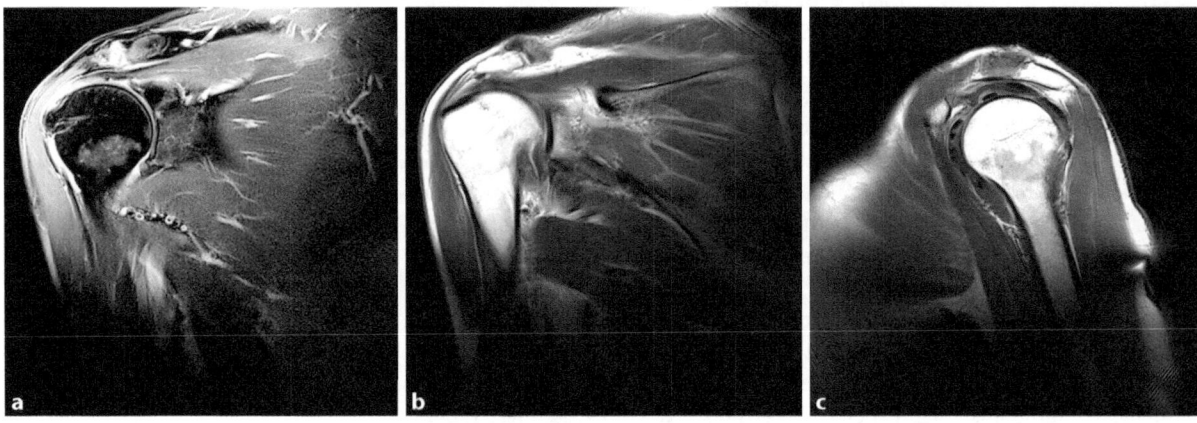

◘ Abb. 55.2

tende Physiotherapie. Unmittelbar nach der Kortisongabe kann die Patientin ihren rechten Arm bereits wieder recht gut anheben. Wir sehen eine Kontrolle in 2 Monaten vor mit der Möglichkeit einer nochmaligen Kortisoninstillation. Ob bei abgeklungener Frozen Shoulder die arthroskopische Rekonstruktion der Supraspinatussehne vorgesehen werden soll, wird der Verlauf zeigen.

■ **Analyse**

Anamnese, Klinik, bildgebende Verfahren und Verlauf sind hier für das Bild der retraktilen Kapsulitis geradezu klassisch. Oft ist der Allgemeinpraktiker mit diesem Krankheitsbild verständlicherweise nicht so vertraut, da er in seinem Patientengut diese Affektion nicht häufig sieht. Weniger verständlich ist, dass der mit der Interpretation von MRI-Bildern vertraute Radiologe diese Pathologie nicht sieht. Dass der Hausarzt dann eine Algodystrophie annimmt und den entsprechenden Behandlungsansatz wählt, ist ihm nicht zu verübeln. Die Patientin weist ja verschiedene Zeichen einer neurovegetativen Sensibilität auf. Unseres Erachtens existiert die Algodystrophie im Schulterbereich nicht, auch wenn dieses Statement etwas apodiktisch klingt. Die Algodystrophie an der Schulter ist eine retraktile Kapsulitis und hat mit der Kortisoninstillation glenohumeral einen wesentlich effizienteren und dankbareren Therapieansatz als eine Algodystrophie bei anderer Lokalisation.

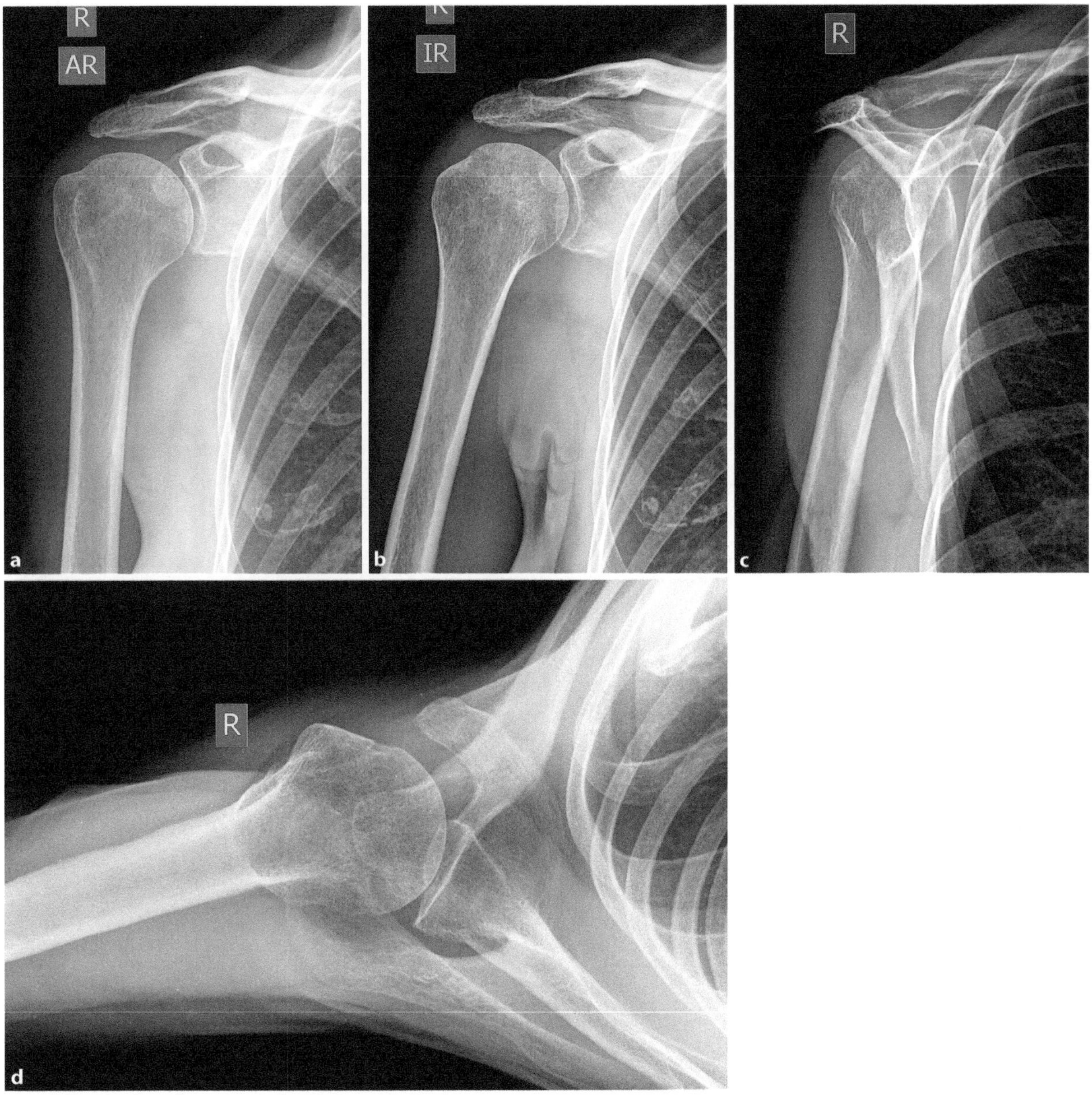

■ Abb. 55.3

Second Opinion bei retraktiler Kapsulitis

H.K. Schwyzer, R.P. Meyer

R. Meyer et al. (Hrsg.), *Die Zweitmeinung in der Schulterchirurgie – ein Muss*,
DOI 10.1007/978-3-642-37094-6_56, © Springer-Verlag Berlin Heidelberg 2013

■ Der Fall

Eine heute 48½-jährige Frau, Rechtshänderin, arbeitet als Informatikspezia-
listin täglich stundenlang am Computer mit den Armen in der unteren Winkelgruppe. Ohne irgendwelchen plausiblen Grund, ohne Prodromi, ohne Unfall oder physische Überlastung treten im März 2012 erstmals Schmerzen im
rechten Schultergürtel auf. Die Schmerzen haben Impingementcharakter mit
entsprechender Ausstrahlung in den rechten Oberarm lateral. Zusehends treten
auch nächtliche Ruheschmerzen auf. Seit Wochen stellt die Patientin überdies
eine deutliche, progrediente Bewegungseinschränkung fest. Die Hausärztin
veranlasst nach einem wirkungsarmen Physiotherapieversuch eine Arthro-
MRI-Untersuchung. Der zuständige Röntgenarzt interpretiert die Bilder wie
folgt: „Zeichen einer hypertrophen AC-Gelenkarthrose mit verschmälertem
Subakromialraum. Ansonsten unauffällige MRT-Untersuchung: keine Bursitis,
keine Rotatorenmanschettenläsion." Er übersieht dabei die verdickte Synovialschleimhaut im Recessus axillaris mit entsprechendem Verlust der Gleitfähig-
keit sowie die diskrete Synovialverdickung auch retrokorakoidal (◘ Abb. 56.1).
Durch diese Fehlinterpretation werden in der Folge die Hausärztin und ihre
Patientin in Diagnose und Therapie irregeführt. Nach weiteren, frustrierenden
2 Monaten mit Physiotherapie und Zunahme der Bewegungseinschränkung
reißt bei der behandelnden Ärztin und ihrer Patientin der Geduldsfaden. Zur
Einschätzung und eventuellen Therapie wird die Patientin an uns gewiesen.

■ Second Opinion

Wir beurteilen die Patientin am 01.10.2012, d. h. knapp 7 Monate nach Krankheitsbeginn. Die Schultergelenkbeweglichkeit rechts beträgt in Abduktion 60°,
beim Vorwärts-/Rückwärtsheben 100/0/30°, bei Außen-/Innenrotation in
Neutralstellung 30/0/45°, in Abduktion 25/0/0°. Alle Bewegungen im rechten
Schultergelenk sind schmerzhaft. Eine klinische Beurteilung der Rotatorenmanschette ist deshalb nicht möglich. Die AC-Gelenke sind beidseits unauffällig. Die
konventionellen Röntgenbilder der rechten Schulter zeigen eine mäßige AC-Gelenkarthrose, ein Akromion Typ II sowie einen diskreten lateralen Downslope.
Das Glenohumeralgelenk ist altersentsprechend (◘ Abb. 56.2). Die dynamische
Ultraschalluntersuchung dokumentiert keine Bursitis subacromialis bei intakter
Rotatorenmanschette und diskreter AC-Gelenkarthrose. Trotz der nahezu ein
halbes Jahr andauernden Bewegungseinschränkung bei retraktiler Kapsulitis
instillieren wir Kortison glenohumeral. Eine milde Bewegungstherapie wird
weitergeführt. Eine klinische Kontrolle sehen wir in 8 Wochen vor. Es wird
dann zu entscheiden sein, ob eine nochmalige Kortisoninjektion erfolgt oder
der Patientin eine arthroskopische Arthrolyse vorgeschlagen werden soll.

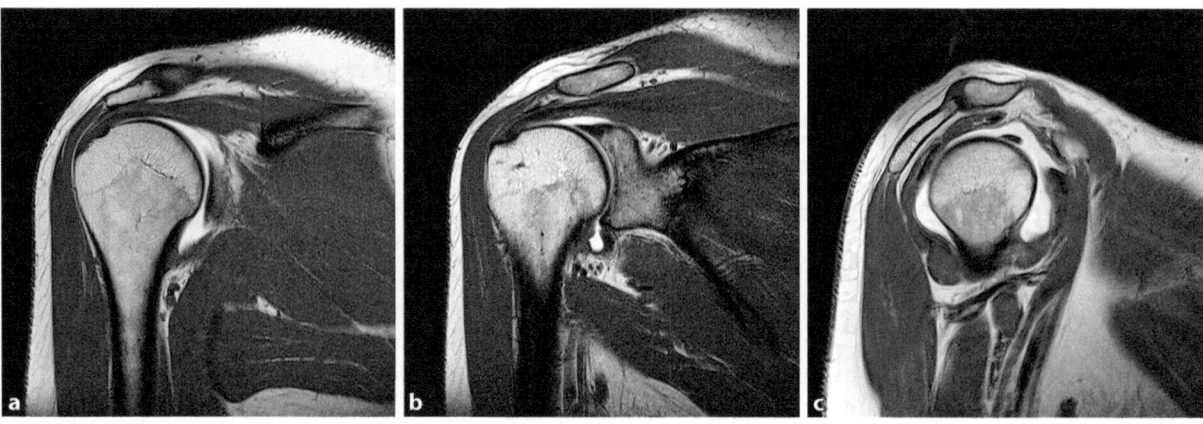

◘ Abb. 56.1

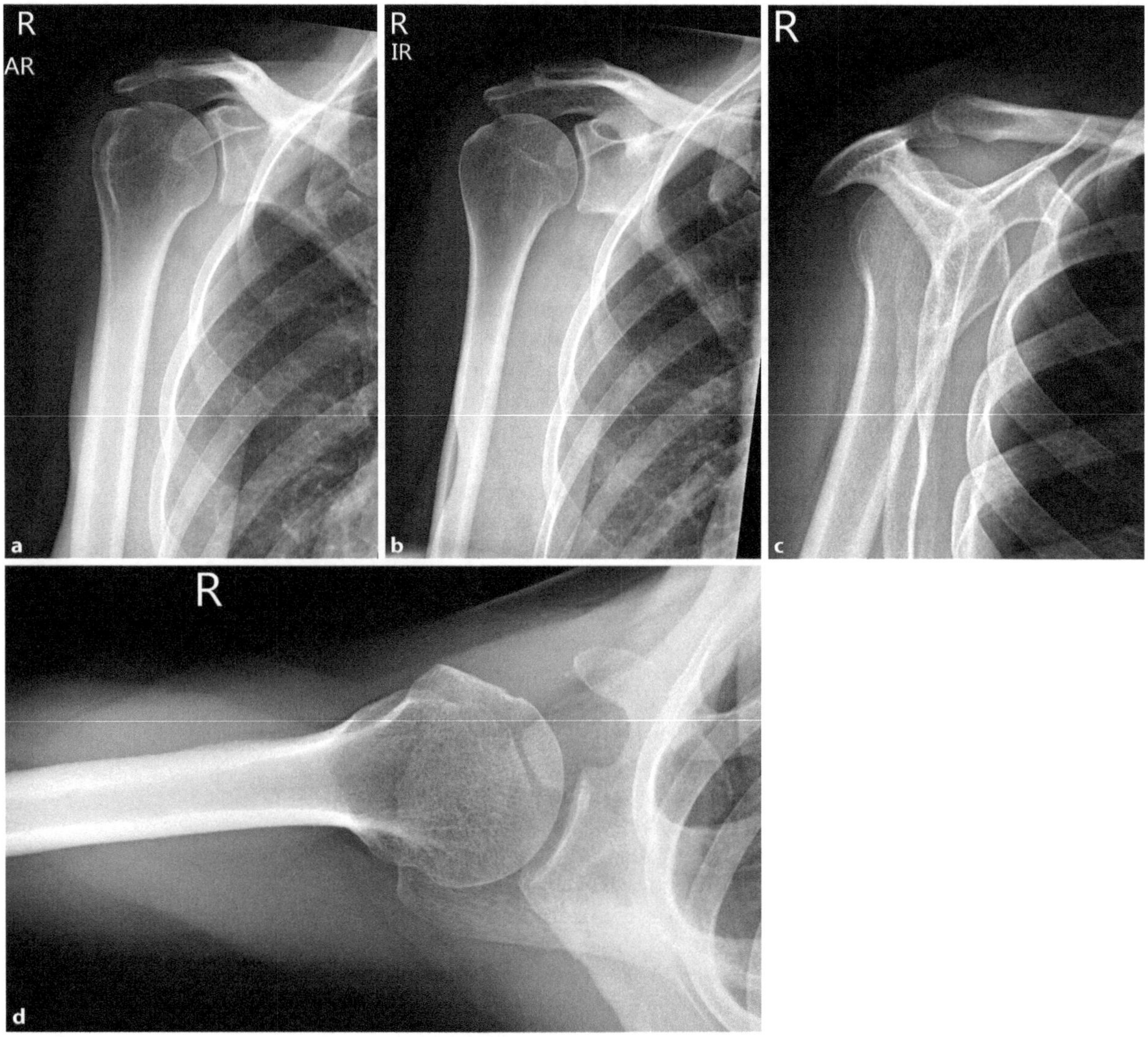

◘ Abb. 56.2

■ **Analyse**

Das Krankheitsbild der retraktilen Kapsulitis, auch Frozen Shoulder genannt, wird bei Ärzten, die mit dieser Affektion wenig vertrauten sind, oft verkannt. Dies wirkt sich in der Therapie negativ aus, da der optimale Zeitpunkt für eine glenohumerale Kortisoninstillation in den ersten 6 Monaten ab Krankheitsbeginn liegt. Mit zunehmender Dauer verdicken und verhärten sich die Synovialschleimhaut und die Gelenkkapsel, sodass dann therapeutisch bloß noch die arthroskopische Arthrolyse bleibt. Auch nach dieser minimal-invasiven Intervention können aber Resteinschränkungen der Bewegungsamplitude verbleiben. Wichtig ist daher die Frühdiagnose. Bei einer Schulter, die ohne Unfallereignis, ohne Prodromi, ohne radiologische Besonderheiten schmerzhaft wird, insbesondere mit nächtlichen Ruheschmerzen, besteht der Verdacht auf eine retraktile Kapsulitis. Tritt dann noch eine zunehmende Bewegungseinschränkung hinzu, ist die Diagnose klar. Eine Arthro-MRI-Untersuchung kann dies meist bestätigen. Der die Gelenkkapsel und Synovialschleimhaut betreffende entzündliche Prozess beginnt im dorsoinferioren Bereich, wodurch als Erstes die Abduktion und die Innenrotation beeinträchtigt werden. Die Wiedererlangung der Innenrotation erfolgt aus diesem Grund dann wiederum zuletzt.

Second Opinion bei glenohumeraler Chondrokalzinose

H.K. Schwyzer, R.P. Meyer

R. Meyer et al. (Hrsg.), *Die Zweitmeinung in der Schulterchirurgie – ein Muss,*
DOI 10.1007/978-3-642-37094-6_57, © Springer-Verlag Berlin Heidelberg 2013

■ Der Fall

Am 02.02.2012 stürzt eine damals 60-jährige Frau im Schnee auf ihr Gesicht, frakturiert sich dabei einen Zahn und kontusioniert auch ihre rechte Schulter bei Rechtshändigkeit. Das Zahnproblem steht zunächst im Vordergrund. Nach wenigen Tagen verspürt die Patientin aber zunehmend Schmerzen auch in ihrem rechten Schultergürtel. Sie führt diese Schmerzen auf eine Muskelzerrung zurück. Da die Beschwerden persistieren, veranlasst der Hausarzt im April 2012 eine Ultraschalluntersuchung. Diese zeigt keine pathologischen Befunde. Nach wie vor klagt die Patientin über Schmerzen im rechten Schulterbereich mit Ausstrahlung in den Oberarm. Zur genaueren Abklärung erfolgt die Überweisung an einen Orthopäden, der seinerseits eine Arthro-MRI-Untersuchung veranlasst. Diese wird am 22.06.2012 durchgeführt und zeigt nach Angaben der befundenden Radiologin „eine Partialruptur der posterioren Supraspinatussehne bei regulärer Knorpelbreite glenoidal und humeral" (◘ Abb. 57.1). Der Orthopäde verordnet Physiotherapie, die einen recht guten Erfolg bringt. Es bestehen jedoch weiterhin Restbeschwerden im rechten Schultergürtel bei physischer Belastung. Der Orthopäde empfiehlt nun eine Kortisoninstillation oder bei Unwirksamkeit dieser Maßnahme die arthroskopische Revision der Supraspinatussehne. Die Patientin ist verunsichert und wünscht eine Einschätzung durch uns.

■ Second Opinion

Wir beurteilen die 61-jährige Frau am 18.02.2013, 1 Jahr nach dem Unfallereignis. Die Schulterbeweglichkeit links ist frei. Rechts beträgt die Bewegungsamplitude in Abduktion 95°, beim Vorwärts-/Rückwärtsheben 175/0/45°, bei Außen-/Innenrotation in Neutralstellung 70/0/70°, in Abduktion 80/0/80°. Klinisch finden sich keine pathologischen Rotatorenmanschettenzeichen. Das AC-Gelenk und die lange Bizepssehne sind unauffällig. Die konventionellen Röntgenbilder zeigen einen deutlichen Chondrokalzinosesaum, insbesondere in der Innenrotationsaufnahme sowie in der axialen Inzidenz (◘ Abb. 57.2). Die Sonographie der rechten Schulter ergibt eine eventuelle Unterflächenläsion der Supraspinatussehne bei intaktem Cuff.

Aus unserer Sicht besteht hier keine Indikation für ein arthroskopisches Vorgehen an der rechten Schulter. Die Rotatorenmanschettenalteration ist ein Nebenbefund, der in dieser Alterskategorie gehäuft zu sehen ist. Bei zuvor bestehender Chondrokalzinose wurde durch die Traumatisierung ein Arthritisschub ausgelöst, der nun allmählich abklingt. Eine glenohumerale Kortisoninstillation kann diskutiert werden, sollten die Beschwerden persistieren.

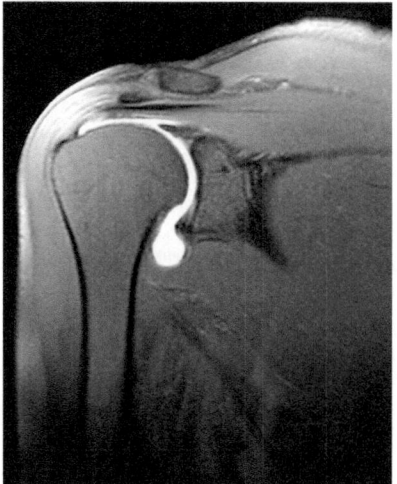

☐ Abb. 57.1

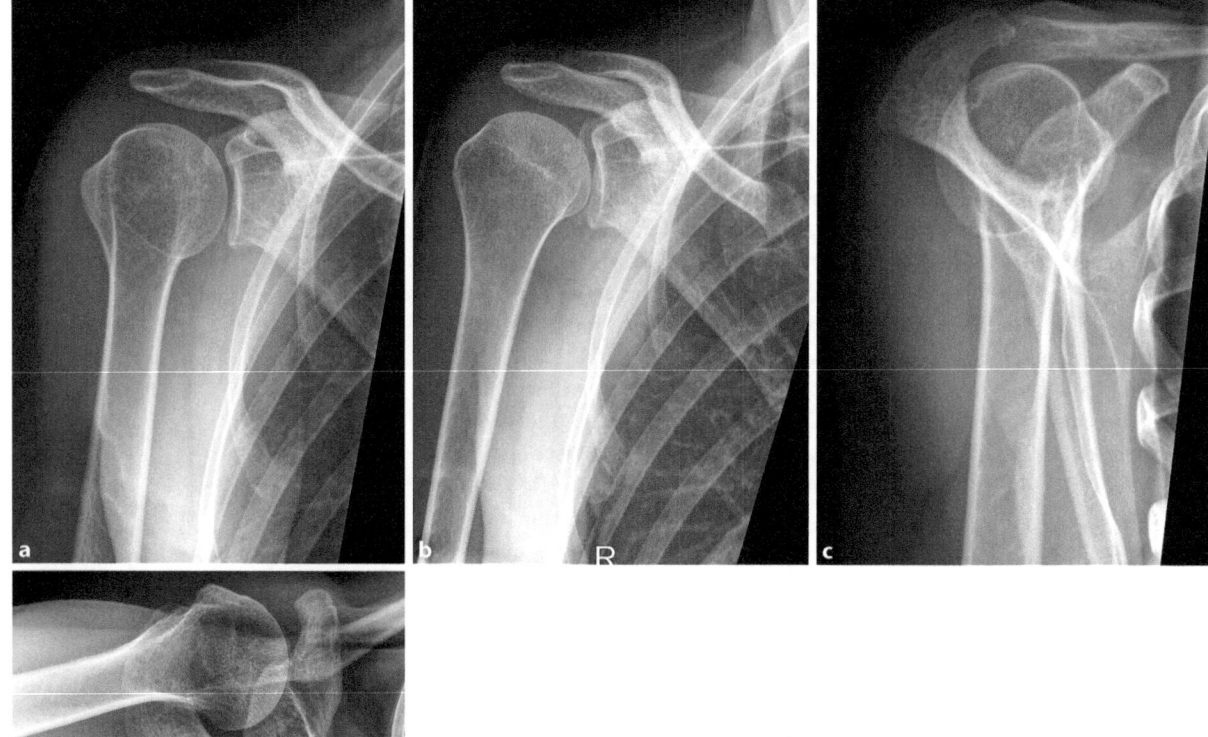

☐ Abb. 57.2

- **Analyse**

Ob hier vor der Arthro-MRI-Untersuchung vom 22.06.2012 qualitativ suffizi-
ente, konventionelle Röntgenbilder vorlagen, entzieht sich unserer Kenntnis.
Die Magnetresonanz führt dann in der Folge auf die falsche Spur, da keine
entsprechende kalksensitive Bildserie angefertigt wurde. Allzu häufig wird bei
fehlender evidenter Pathologie die Rotatorenmanschette so zur Ursache allen
Übels – wie auch hier. Es muss prinzipiell vermieden werden, dass die Rotatorenmanschettenalterationen im Diagnosezyklus immer wieder überbewertet
und kritiklos operativ angegangen werden.

Second Opinion bei fehlinterpretierter Magnetresonanzuntersuchung

H.K. Schwyzer, R.P. Meyer

R. Meyer et al. (Hrsg.), *Die Zweitmeinung in der Schulterchirurgie – ein Muss*, DOI 10.1007/978-3-642-37094-6_58, © Springer-Verlag Berlin Heidelberg 2013

■ **Der Fall**

Eine 29-jährige Frau arbeitet als Stewardess. Am 08.12.2011 hebt die Patientin im Flugzeug einen schweren Koffer in die Gepäckbox über dem Sitz und wird dabei von einem Passagier angerempelt. Der Koffer kann über Kopf mit Mühe gehalten werden. Die Patientin verspürt beim Nachfassen einen stechenden Schmerz in der linken Nackenregion. Es bilden sich in der Folge hartnäckige, impingementähnliche Beschwerden im Nacken-/Schultergürtelbereich links aus. Die Patientin kann wegen dieser Schmerzen nicht mehr als Flugbegleiterin eingesetzt werden und arbeitet seither im Büro. Eine ausführliche Abklärung inklusive Magnetresonanz der Schulter wird vorgenommen. Das Arthro-MRI der linken Schulter zeigt intakte Rotatorenmanschettenstrukturen bei unauffälligem Bizepsanker und altersentsprechendem AC-Gelenk. Der Hausarzt überweist die Patientin an einen in Schulterchirurgie spezialisierten Allgemeinchirurgen. Dieser interpretiert das Arthro-MRI als pathologisch mit Partialläsion der Supraspinatussehne sowie einer SLAP-Läsion. Die offene Akromioplastik mit Tenodese der langen Bizepssehne, Refixation des abgelösten Labrums am Glenoidoberrand sowie die Revision der Partialläsion der Supraspinatussehne werden der Patientin vorgeschlagen. Da noch eine versicherungstechnische Frage geklärt werden muss, wird der Operationstermin um wenige Wochen aufgeschoben. Wegen massiver Schmerzen im Nacken-/Schulterbereich wendet sich die Patientin nun an uns mit der Bitte um einen früheren Operationstermin an unserer Klinik.

■ **Second Opinion**

Am 21.06.2012 untersuchen wir die Patientin klinisch und konventionell radiologisch an ihrem linken Schultergürtel. Die Schultergelenkbeweglichkeit ist seitengleich und frei. Klinisch lassen sich keine pathologischen Rotatorenmanschettenzeichen fassen. Das AC-Gelenk und die lange Bizepssehne sind beidseits unauffällig. Die Röntgenbilder der linken Schulter zeigen einen unauffälligen Skelettstatus (◘ Abb. 58.1). Im Arthro-MRI finden sich keine pathologischen Befunde, insbesondere keine SLAP-Läsion und keine Supraspinatussehnenverletzung (◘ Abb. 58.2).

Es liegt jedoch ein deutlicher Hartspann im Musculus trapezius- und Musculus levator scapulae-Bereich links vor bei rechtsbetontem Schiefhals. Wir postulieren eine anlässlich des Unfalls vom 08.12.2011 aufgetretene Muskelzerrung im Bereich der linksseitigen Nackenmuskulatur, die sich bei zuvor bestehendem Schiefhals zu einer eindrücklichen Tendomyopathie im Bereich der Nacken-/Schultergürtelmuskulatur aufgeschaukelt hat. Die Patientin wird zur konservativen Therapie an einen versierten Chiropraktiker überwiesen. In Kombination

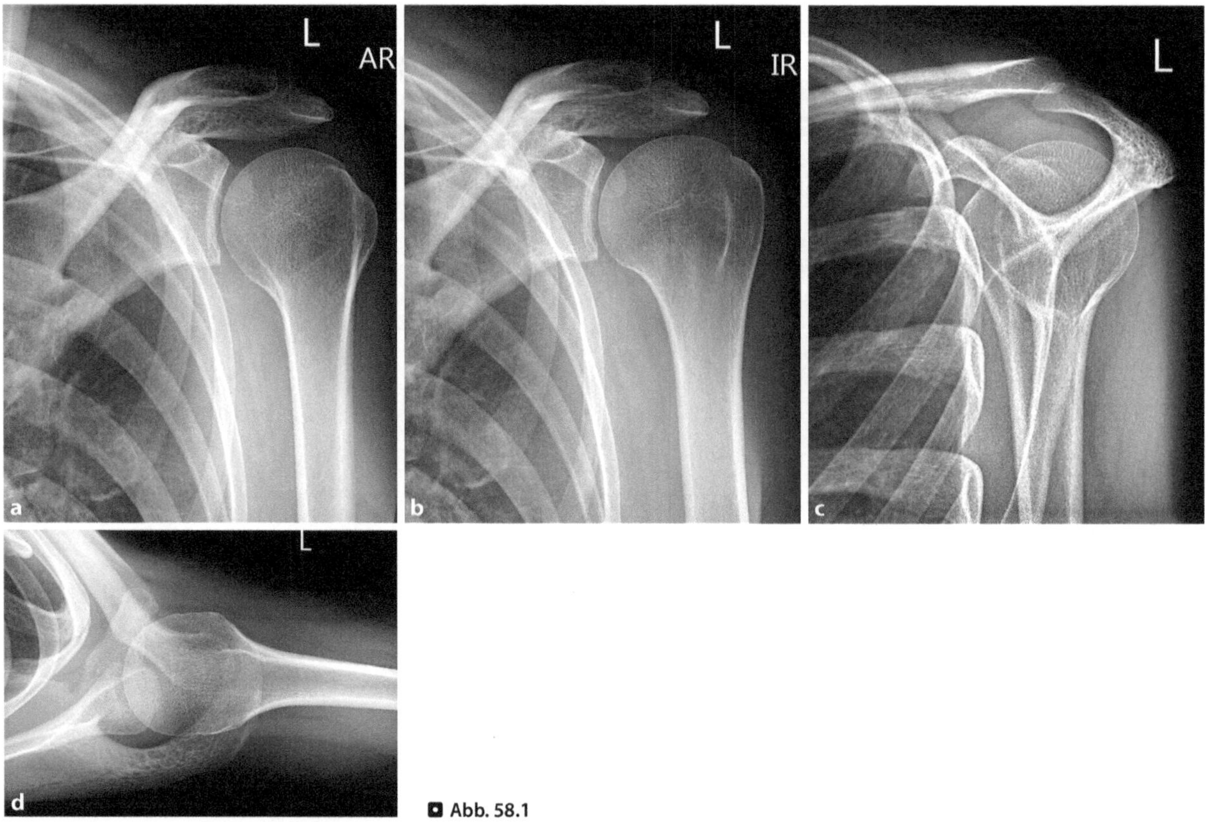

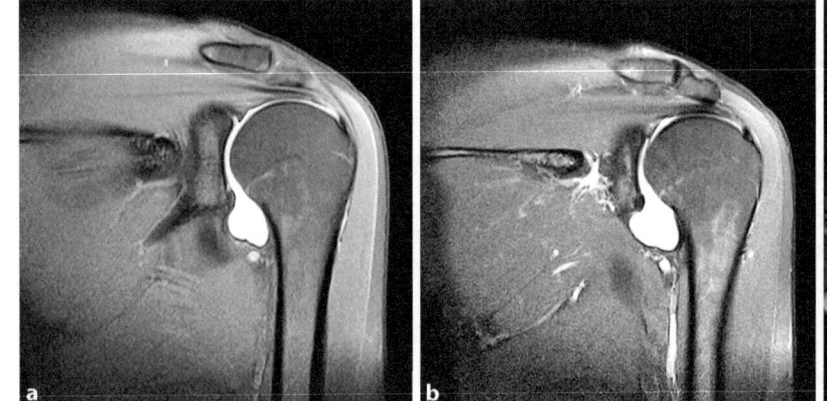

■ Abb. 58.1

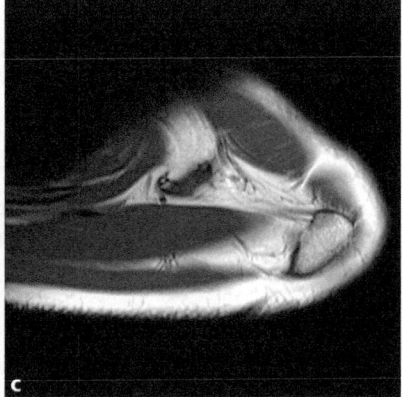

■ Abb. 58.2

mit Physiotherapie zur Detonisierung der Schulter-/Nackenmuskulatur sollte eine Restitutio zu erzielen sein.

■ **Analyse**

Die myofaszialen Schmerzbilder sind den am Bewegungsapparat aktiven Chirurgen oft nicht so recht geläufig, wie dieses Fallbeispiel eindrücklich zeigt. Ganz entscheidend wirkt sich hier das zufällige Einholen einer Zweitmeinung aus, wird doch dadurch eine unnötige Intervention bei einer jungen Frau verhindert. Nicht einfühlbar ist für uns die Fehlinterpretation der Arthro-MRI-Bilder durch den Chirurgen. Der untersuchende Radiologe deutete die Bilder korrekt. Einmal mehr zeigt sich hier, wie wichtig die gesamtmedizinische Einschätzung einer Affektion ist, und wie gefährlich es werden kann, sich zu sehr auf eine technische Untersuchung zu verlassen. Die Fokussierung auf ein Gelenk allein ohne Berücksichtigung des medizinischen Gesamtbilds führt zu unschönen Situationen. Eine Supraspinatussehnenruptur durch Bagatelltrauma bei einer 29-jährigen Frau ist ausgesprochen selten. Eher möglich wäre bei geschildertem Trauma eine SLAP-Läsion. Dass jedoch gleich der gesamte Bizepssehnenanker ausreißt und – wie der Chirurg dies in seinem Untersuchungsprotokoll festhält – eine SLAP-Läsion Typ III mit vollständiger Ablösung des Limbus glenoidalis vom Glenoidoberrand vorliegt, ist in Anbetracht der Unfallmechanik eher unwahrscheinlich. Eine solche akut eingetretene, erhebliche Verletzung wäre klinisch und im Arthro-MRI kaum zu übersehen und würde nicht erst nach 7 Monaten zu therapeutischen Konsequenzen führen.

Der psychologische Faktor

Gut zu wissen …

Das psychologische Moment spielt bei jeder Operationsindikation, die gestellt wird, mit – einmal mehr, einmal weniger. Bei beiden hier vorgelegten Fällen wurde alles richtig gemacht, eben bis auf das ungenügende Eingehen auf die Patienten. Bei einem Eingriff handelt es sich nicht bloß um einen technischen Ablauf. Wir operieren nicht „eine Schulter". Wir operieren Menschen. Oft braucht es für die Patienten mehr Zeit, bis sie sich zu einem Eingriff entschließen können. Das können Jahre sein. Oft braucht es einen Sozialplan, der als zusätzliche Hilfe aufgebaut werden muss. Oft braucht es nichts anderes als menschliche Wärme und Zuneigung, die auch ein Knochenchirurg aufzubringen hat.

Second Opinion bei Omarthrose und Indikation zur Schultertotalprothese

H.K. Schwyzer, R.P. Meyer

R. Meyer et al. (Hrsg.), *Die Zweitmeinung in der Schulterchirurgie – ein Muss*,
DOI 10.1007/978-3-642-37094-6_59, © Springer-Verlag Berlin Heidelberg 2013

▪ Der Fall

Eine heute 74-jährige Frau, Rechtshänderin, leidet seit über 4 Jahren an progredienten Schulterschmerzen links bei zunehmender Bewegungseinschränkung. Die konservative Therapie ist weitgehend ausgeschöpft. Die Patientin wird vom Hausarzt zur Einschätzung und eventuellen chirurgischen Behandlung an eine renommierte orthopädische Klinik überwiesen. Es wird ihr am 03.07.2012 bei fortgeschrittener Omarthrose als einzig substanzielle Therapie völlig korrekt der Kunstgelenkersatz empfohlen (◘ Abb. 59.1). Die Patientin fühlt sich von diesem Vorschlag überrumpelt und lehnt eine solche Intervention ab. Zusätzlich sorgt sie sich wegen der postoperativen Behinderung nach einem solchen Eingriff um die Betreuung ihres seit 34 Jahren hemiplegischen Mannes. Da die Schmerzen und die Bewegungseinschränkung der linken Schulter jedoch ständig zunehmen, wird die Patientin vom Hausarzt erneut – dieses Mal an uns – überwiesen.

▪ Second Opinion

Wir untersuchen die 74½-jährige Frau am 28.01.2013. Die Schultergelenkbeweglichkeit links beträgt in Abduktion 70°, beim Vorwärts-/Rückwärtsheben 95/0/30°, bei Außen-/Innenrotation in Neutralstellung 35/0/70°, in Abduktion 40/0/40°. Die Rotatorenmanschette ist wegen erheblicher Bewegungsschmerzen klinisch nicht beurteilbar. Die lange Bizepssehne ist im Sulcus deutlich druckdolent. Die Deltoidmuskulatur ist kräftig. Radiologisch zeigt sich die bekannte fortgeschrittene Omarthrose mit sekundärer Gelenkchondromatose. Es besteht eine korrekte Zentrierung glenohumeral (◘ Abb. 59.2). Die mitgebrachten Arthro-MRI-Bilder dokumentieren die Omarthrose mit Unterflächenläsion der Supraspinatussehne und subluxierender langer Bizepssehne (◘ Abb. 59.3). Die dynamische Ultraschalluntersuchung vom 28.01.2013 bestätigt die MRI-Befunde. Auch wir empfehlen, wie der Erstuntersucher, den Kunstgelenkersatz, wobei wir in Anbetracht des Alters sowie des sich abzeichnenden Cuffverschleißes die inverse Schultertotalprothese favorisieren. Zusätzlich schalten wir den Sozialdienst der Klinik ein. Es wird der Patientin so ermöglicht, bei postoperativ stationärem Rehabilitationsaufenthalt ihren behinderten Mann für diese Zeit ebenfalls in die Rehabilitationsklinik aufzunehmen. Die Patientin akzeptiert unsere Vorschläge und wünscht den Eingriff möglichst rasch.

▪ Analyse

Hier läuft alles korrekt ab. Die konservative Therapie wird ausgeschöpft. Der erstuntersuchende Schulterspezialist stellt eine klare, korrekte Operationsindikation. Dass die Patientin dann vor dem Eingriff zurückschreckt, ist nicht so selten und in Anbetracht der Dauerpflege ihres hemiplegischen Mannes auch

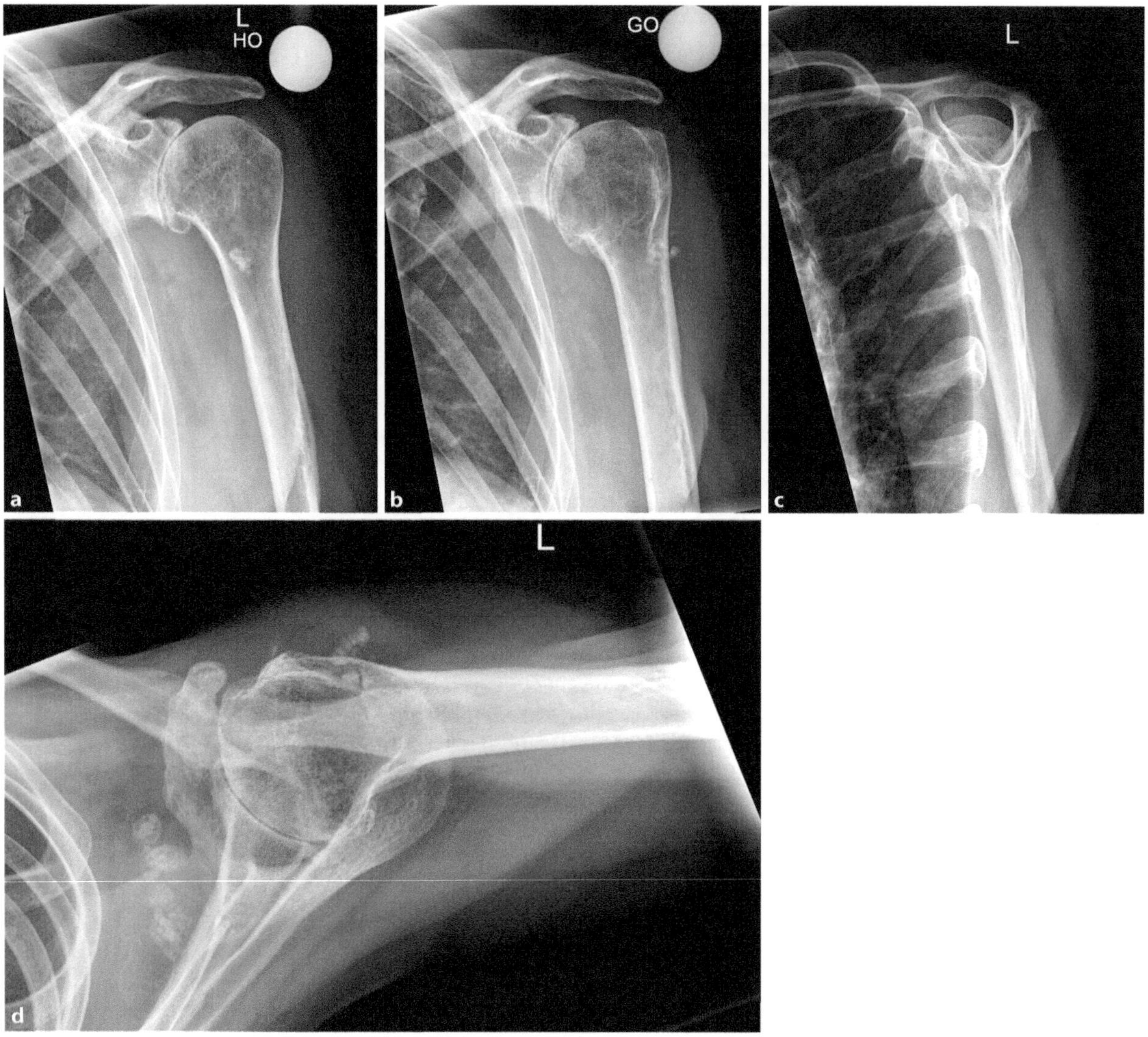

■ Abb. 59.1

verständlich. Vermutlich wäre die Patientin bereits bei der ersten Untersuchung zum Eingriff zu bewegen gewesen, wäre der sozial-familiäre Aspekt damals höher gewertet worden. Anlässlich unserer Untersuchung ist das Terrain dann bereits so weit vorbereitet, dass die Patientin den Eingriff von sich aus wünscht. Zusätzlich legen wir der Patientin einen konkreten Sozialplan vor, was die Frau entsprechend beruhigt.

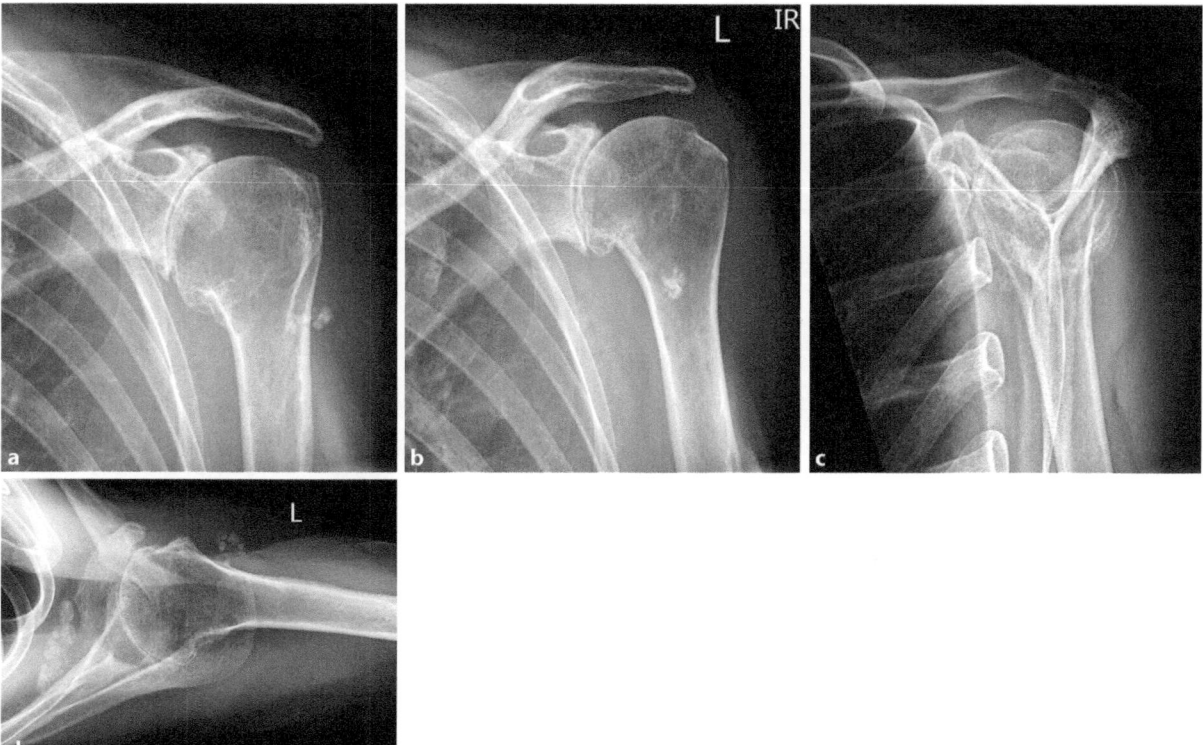

■ Abb. 59.2

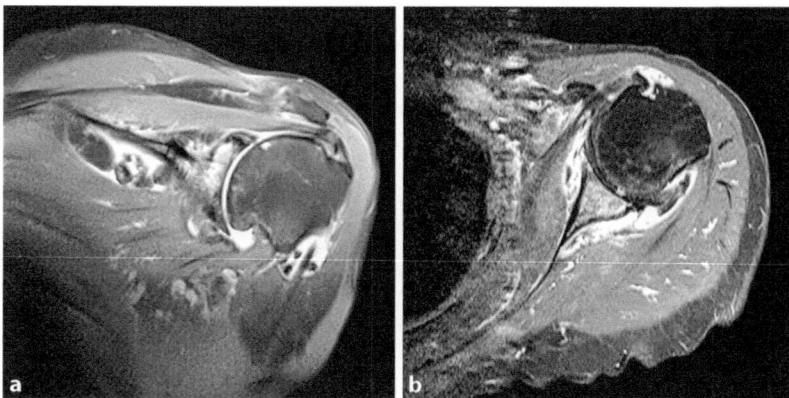

■ Abb. 59.3

Second Opinion bei zuvor korrektem Therapievorschlag bei Cuffarthropathie

H.K. Schwyzer, R.P. Meyer

R. Meyer et al. (Hrsg.), *Die Zweitmeinung in der Schulterchirurgie – ein Muss*,
DOI 10.1007/978-3-642-37094-6_60, © Springer-Verlag Berlin Heidelberg 2013

■ **Der Fall**

Am 26.09.2011 meldet sich eine 77-jährige Frau in einer renommierten, auf Schulterchirurgie spezialisierten Klinik wegen einer zunehmend schmerzhaften Cuffarthropathie an der rechten Schulter bei Rechtshändigkeit. Bei der Patientin wurde 8 Jahre zuvor an dieser Klinik erfolgreich eine offene Rotatorenmanschettenrekonstruktion an der linken Schulter durchgeführt. Sie hat daher mit Recht volles Vertrauen in die Ärzte dieser Klinik. Die Patientin, inzwischen 77-jährig, erwartet nun, dass die rechte Schulter in gleicher Weise therapiert werden kann wie vor 8 Jahren die linke Seite. Es wird ihr jedoch von kompetenter Seite als einzige wirkungsvolle Therapie die Implantation einer inversen Schulterprothese vorgeschlagen. Die Frau kann sich mit dem Gedanken des Kunstgelenkersatzes nicht anfreunden und wünscht eine Zweitmeinung durch uns.

■ **Second Opinion**

Am 07.10.2011, d. h. einen Monat nach dem Vorschlag des Kunstgelenkersatzes durch unsere Kollegen, untersuchen wir die Patientin bezüglich ihrer Cuffarthropathie rechts erneut. Die Schultergelenkbeweglichkeit links ist altersentsprechend frei, rechts beträgt sie in Abduktion knapp 70°, beim Vorwärts-/Rückwärtsheben 90/0/25°, bei Außen-/Innenrotation in Neutralstellung 40/0/50°, in Abduktion 40/0/55°. Die Rotatorenmanschette ist rechts schmerzbedingt nicht konklusiv beurteilbar. Radiologisch zeigen sich eine AC-Gelenkarthrose, zystische Alterationen im Humeruskopf bei Humeruskopfhochstand sowie ein liegender Herzschrittmacher (◘ Abb. 60.1). Im Ultraschall findet sich eine intakte rekonstruierte Rotatorenmanschette links bei bis auf den Infraspinatus komplett rupturierter Rotatorenmanschette rechts. Auch wir empfehlen in dieser Situation die Implantation einer inversen Schultertotalprothese. Die Patientin äußert erneut ihre Bedenken. Mit dem Gelenkersatz könne sie sich nun zwar anfreunden. Sie habe jedoch erhebliche Sorgen wegen ihrer kardialen Situation. Statt der 77-jährigen Frau einen fixen Operationstermin zu geben, lassen wir ihr Zeit und lassen sie ihren Termin in der Folge selbst bestimmen. Über 1 Jahr nach der Erstuntersuchung ist die Patientin nicht zuletzt wegen der Schmerzprogredienz reif für den Eingriff. Am 09.10.2012 wird die inverse Schultertotalprothese rechts implantiert (◘ Abb. 60.2). Anlässlich der Kontrolle 3 Monate nach dem Eingriff ist die Patientin weitgehend beschwerdefrei und weist eine funktionstüchtige rechte Schulter auf (◘ Abb. 60.3).

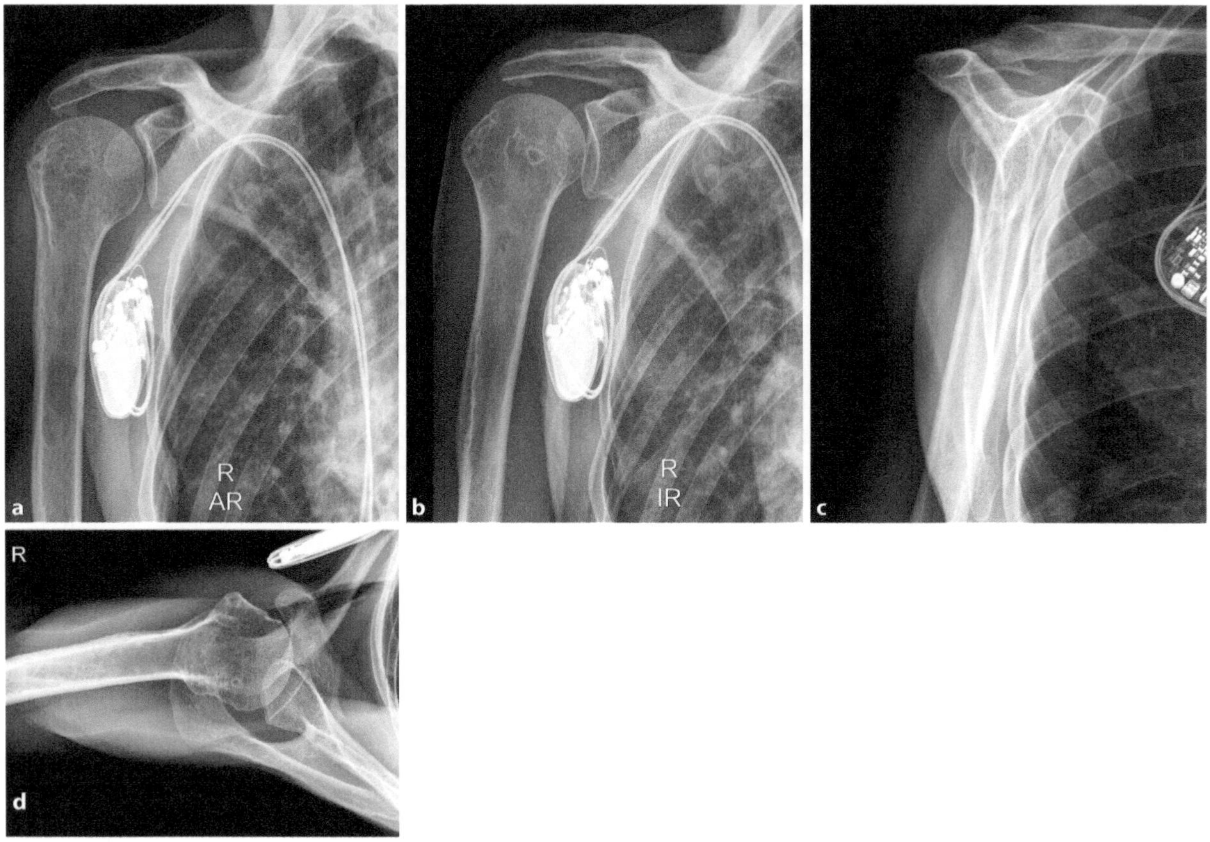

☐ Abb. 60.1

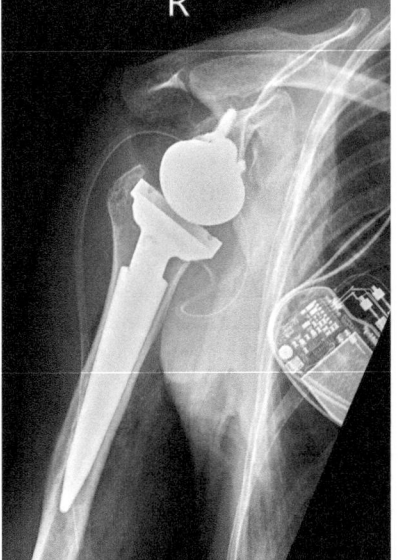

☐ Abb. 60.2

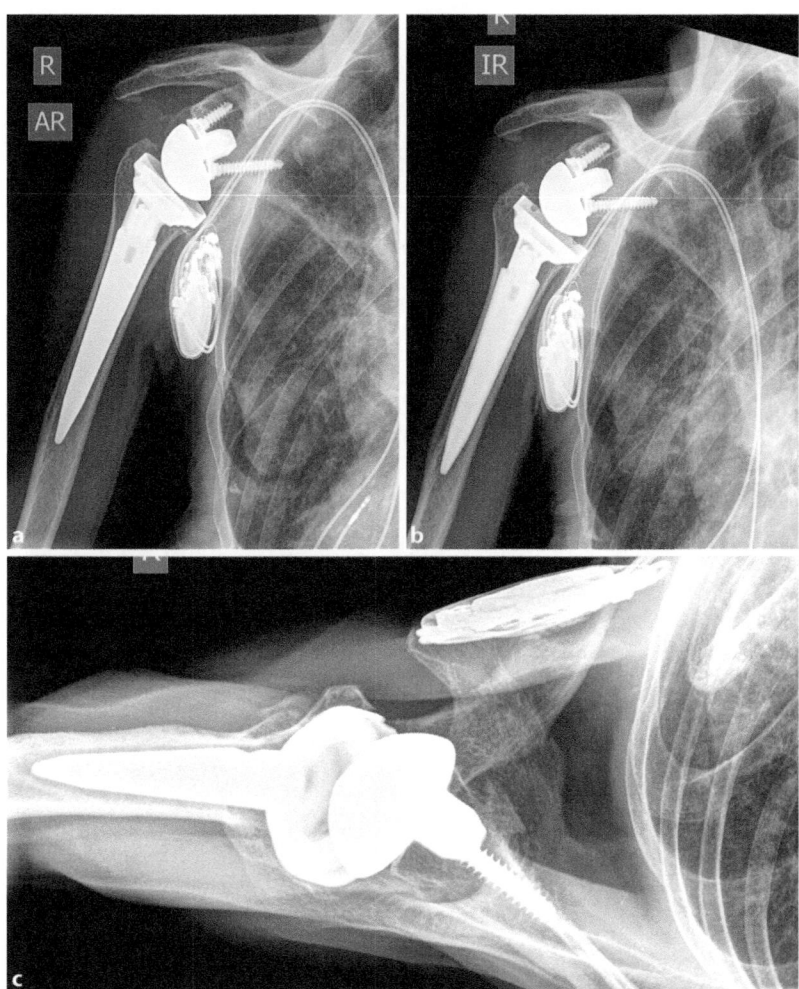

◘ Abb. 60.3

■ **Analyse**

Hier wird bei der Erstkonsultation weder in der Beratung noch in der Indikationsstellung irgendetwas falsch gemacht. Die Patientin meldet sich in ihrer früheren Klinik in der Annahme, es könne auch rechts die Rotatorenmanschette „geflickt" werden. Auf den Kunstgelenkersatz ist sie nicht vorbereitet und schlicht noch nicht reif dafür. Wir als zweitberatende Ärzte haben dadurch den Vorteil, dass das Thema des Kunstgelenks bereits „auf dem Tisch" ist. Dass es dann bis zur Operation nochmals 1 Jahr dauert, zeigt einmal mehr klar auf, wie wichtig das psychologische Eingehen auf die Patienten ist und Eile bei Wahleingriffen kein Thema sein darf.

Technische Kabinettstückchen

Gut zu wissen …

Ein technisches Kabinettstückchen kann positiv oder negativ aufgeladen sein. Wenn ein mit der Materie nicht sonderlich vertrauter Chirurg bei einer offenen Akromioplastik das Akromion derart schwächt, dass es bei der geringsten Belastung frakturiert, dann ist das ein negativ aufgeladenes Kabinettstück. Wenn ein in arthroskopischer Schulterchirurgie versierter Orthopäde nach 3-maliger Arthroskopie und Setzen von entsprechenden Fixationsankern den Schaden noch immer nicht behoben hat, dann hat er an der eigentlichen Affektion vorbeioperiert. Und wenn ein tüchtiger Orthopäde die chirurgische Sanierung einer schmerzhaften Korakoidpseudarthrose ablehnt, da er sich diesem Eingriff nicht gewachsen fühlt, dann ist dies zumindest ehrlich. Der Patientin hilft dies allerdings wenig. Durch Einholen einer Zweitmeinung auf Eigeninitiative erfolgt dann die korrekte Sanierung mit Restitutio. Es lebe die **Second Opinion!**

Second Opinion bei Akromionfraktur nach offener Akromioplastik

F. Moro, H.K. Schwyzer, R.P. Meyer

R. Meyer et al. (Hrsg.), *Die Zweitmeinung in der Schulterchirurgie – ein Muss,*
DOI 10.1007/978-3-642-37094-6_61, © Springer-Verlag Berlin Heidelberg 2013

■ **Der Fall**

Eine 68-jährige Frau meldet sich am 28.07.2011 wegen Schulterschmerzen rechts in unserer Sprechstunde. Es liegt ein subakromiales Impingement vor mit diskreten Zeichen einer Langen-Bicepssehnen-Tendinitis. Der klinische Befund wird durch die von der Patientin mitgebrachten Arthro-MRI-Bilder bestätigt (■ Abb. 61.1). Wir schlagen die arthroskopische Akromioplastik mit – je nach intraoperativer Situation – zusätzlicher Tenodese der langen Bizepssehne vor. Die Patientin will sich den Vorschlag verständlicherweise etwas überlegen. Ein Termin zur Besprechung wird in 6 Wochen festgelegt. Zum vereinbarten Sprechstundentermin muss sich die Patientin wegen etwas langer Wartezeit ein wenig gedulden. Dabei reißt ihr der Geduldsfaden. Sie meldet sich in der Folge bei einem anderen Chirurgen, der dann am 10.10.2011 die offene Akromioplastik mit partieller AC-Gelenkresektion durchführt. Der postoperative Verlauf gestaltet sich ungünstig. Wegen Infektverdachts wird am 19.01.2012 vom Erstoperateur eine Wundrevision durchgeführt. Es findet sich intraoperativ ein Abrissfragment des Akromions, das sich in der postoperativ veranlassten Computertomographie auch dokumentieren lässt (■ Abb. 61.2). Die intraoperativen Wundabstriche sind negativ. Der entzündliche Prozess wird mechanisch erklärt. Die Patientin wird zur Sanierung der Akromionfraktur an uns überwiesen.

■ **Second Opinion**

Wir untersuchen die Patientin am 23.02.2012, d. h. 4½ Monate nach Erstintervention. Die Narbenverhältnisse an der rechten Schulterkuppe sind etwas unruhig, jedoch ohne Infektzeichen. Auf Höhe des Schulterdachs palpiert man ein flottierendes anteriores Akromionfragment. Die Schulterfunktion ist schmerzbedingt eingeschränkt. In Abduktion und beim Vorwärtsheben erreicht die Patientin knapp die Horizontale. Die Rotationsbewegungen in Neutralstellung sind weitgehend frei. Die konventionellen Röntgenbilder bestätigen die Akromionfraktur. Das AC-Gelenk ist nach partieller Resektion etwas weit (■ Abb. 61.3). In Anbetracht der belasteten Vorgeschichte wiederholen wir die Arthro-MRI-Untersuchung. Diese zeigt einen größeren Defekt in der Pars acromialis des Musculus deltoideus bei Akromionfraktur, jedoch eine intakte Rotatorenmanschette (■ Abb. 61.4). Wir empfehlen die Rekonstruktion des Akromions. Der Eingriff wird am 04.04.2012 durchgeführt. Die Osteosynthese des Akromions erfolgt mit Schrauben- und Zuggurtungsosteosynthese sowie Beckenspaninterposition in Inlaytechnik und mit Spongiosaplastik. Die postoperative Röntgenkontrolle dokumentiert die korrekte Lage des Osteosynthesematerials (■ Abb. 61.5). 5 Monate nach der Akromionosteosynthese ist die Patientin weitgehend beschwerdefrei. Die Schultergelenkbeweglichkeit

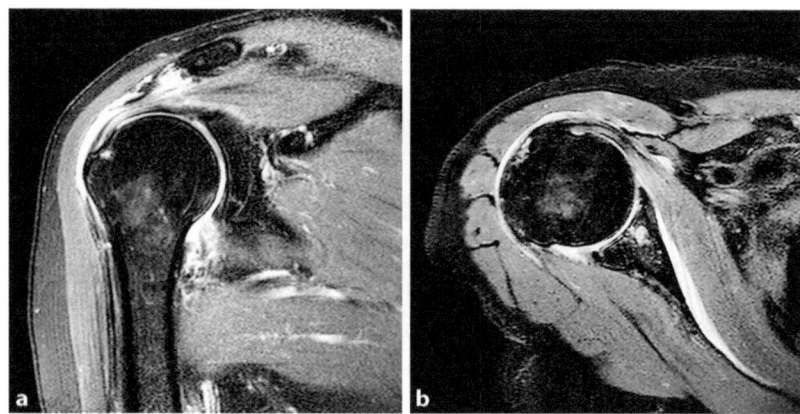

◘ Abb. 61.1

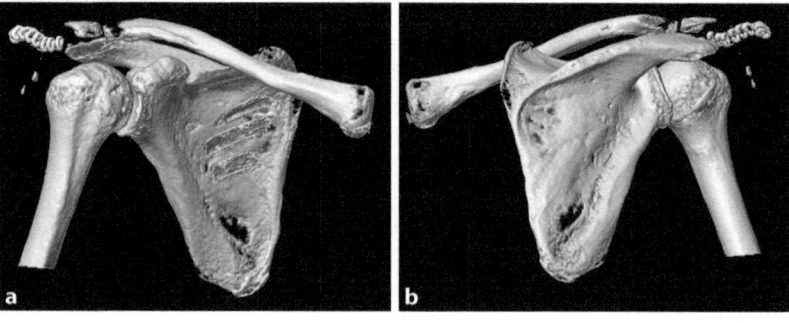

◘ Abb. 61.2

ist nahezu symmetrisch. Lediglich bei Abduktion liegt noch ein leichter Kraft-verlust vor. Durch die Primäroperation bedingt resultiert im Bereich der alten, retrahierten Narbe ein kleiner Deltadefekt. Die Röntgenbilder zeigen stabiles Osteosynthesematerial bei geheilter Akromionfraktur (◘ Abb. 61.6). Im Sinne einer internen Qualitätskontrolle ist 1 Jahr nach dem Eingriff eine klinische und radiologische Kontrolle durch den Operateur geplant.

▪ Analyse

Die der Patientin von uns anlässlich der Erstuntersuchung vorgeschlagene ar-throskopische Intervention an der rechten Schulter mit Akromioplastik und eventueller Langer-Bicepssehnen-Tenodese ist eine Routineoperation mit hoher Erfolgsquote und geringem Risiko. Die Patientin wendet sich in der Folge aus persönlichen Gründen an einen Operateur, der in seinem späteren Überwei-sungsschreiben an uns wegen der sekundären Akromionfraktur erklärt, dass er nur noch gelegentlich Schulteroperationen durchführe. Er beschränke sich dabei auf offene Dekompressionen. Die Akromiektomie erfolgte dann auch zu großzügig. Durch die Schwächung des Akromions wird eine Sollbruchstelle geschaffen, die bei der ersten größeren Belastung der Deltoidmuskulatur zur Fraktur führt. Bei der inzwischen 69-jährigen Frau ist es von entscheidender Bedeutung, dass der Hebelarm des Akromions wieder rekonstruiert wird. Es ist möglich, dass die Patientin in späteren Jahren eine inverse Schulterprothese be-nötigt. Diese ist jedoch ohne intaktes Akromion nur bedingt funktionstüchtig.

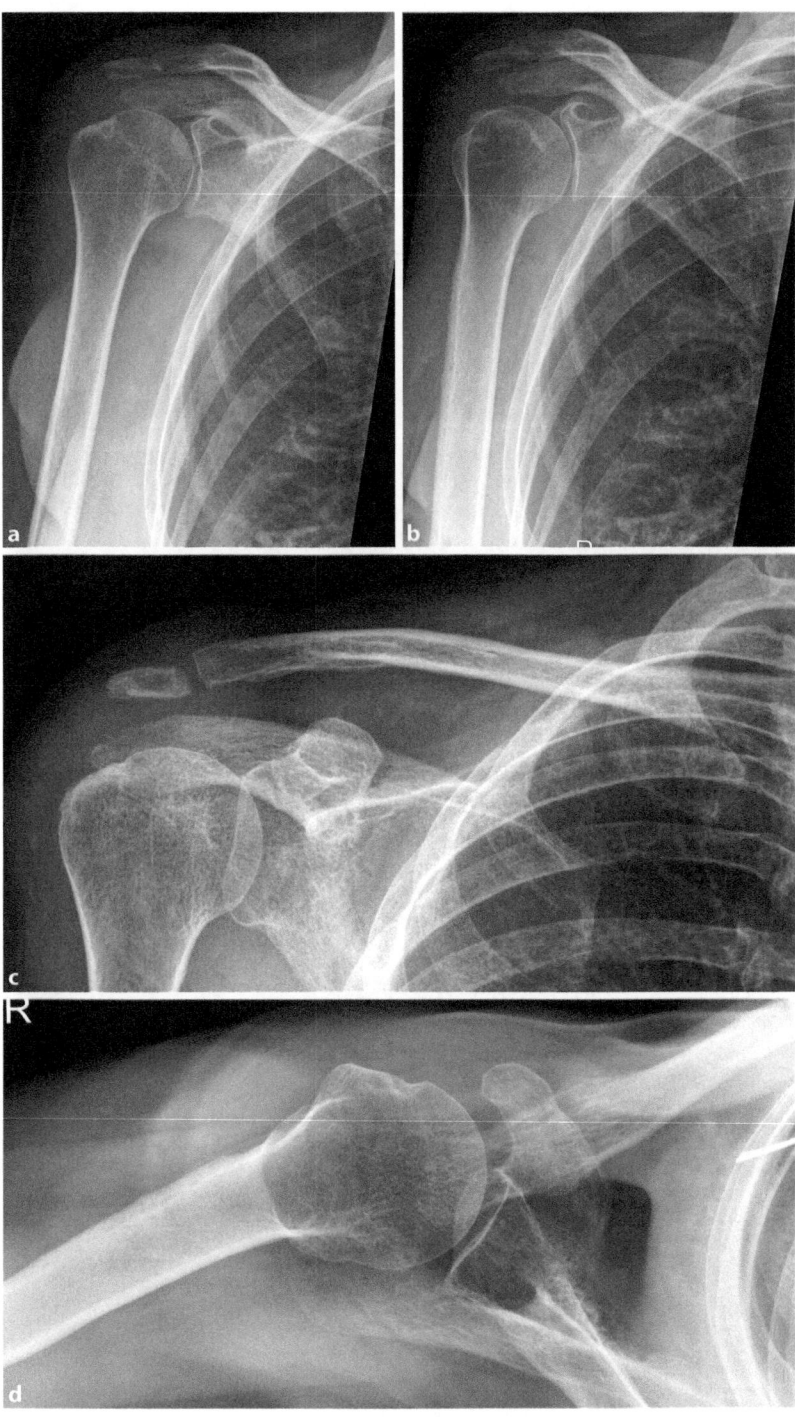

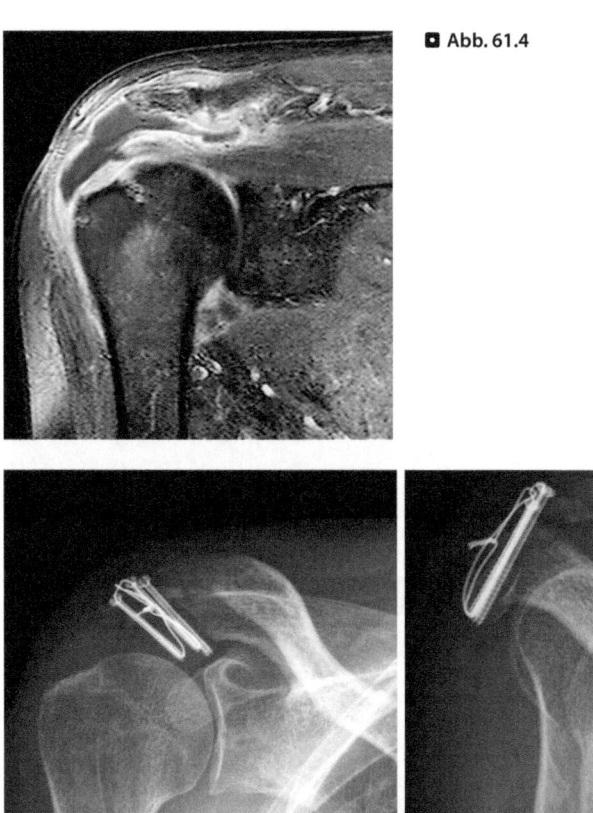

◨ Abb. 61.4

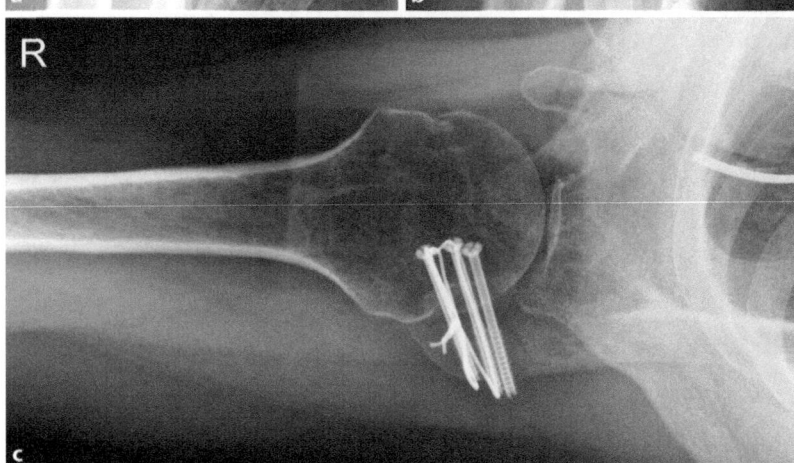

◨ Abb. 61.5

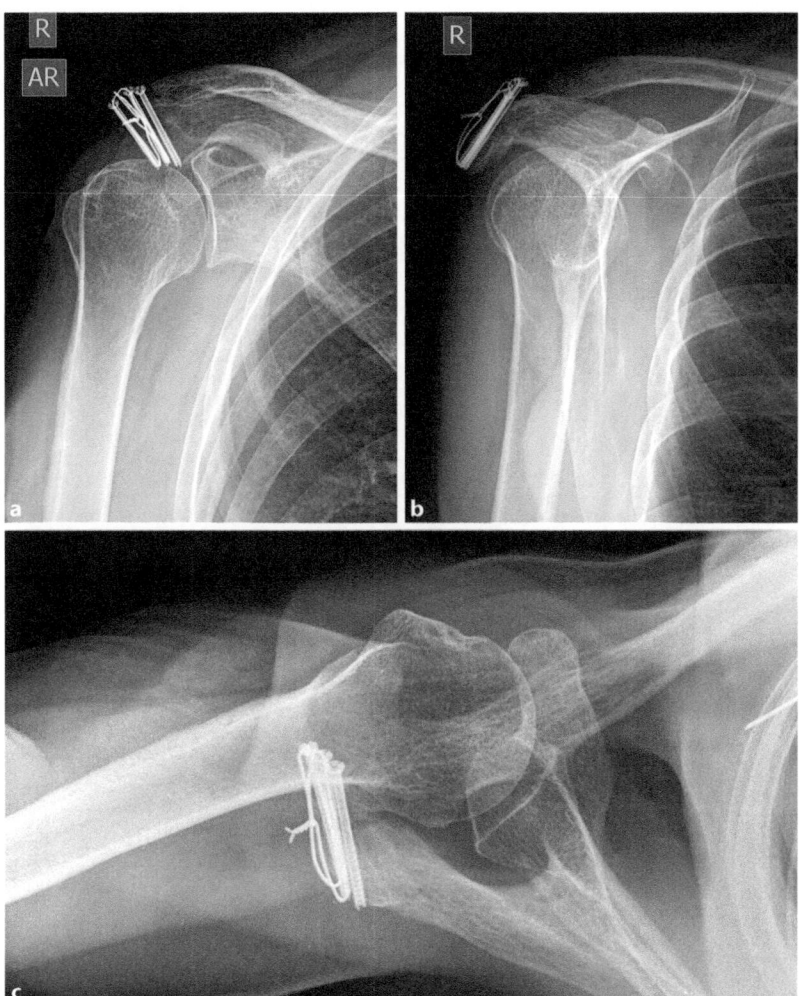

☐ Abb. 61.6

Second Opinion bei zunehmenden Schmerzen nach 3-maliger Schulterarthroskopie

H.K. Schwyzer, R.P. Meyer

R. Meyer et al. (Hrsg.), *Die Zweitmeinung in der Schulterchirurgie – ein Muss*,
DOI 10.1007/978-3-642-37094-6_62, © Springer-Verlag Berlin Heidelberg 2013

■ **Der Fall**

Ein heute 62-jähriger Mann war früher ein passionierter Leichtathlet mit Stärken in den Wurfdisziplinen. Wegen einer zunehmend schmerzhaften AC-Gelenkarthrose an der dominanten rechten Schulter wird 2008 in einer Privatklinik teils arthroskopisch, teils offen die Akromioplastik mit AC-Gelenkresektion durchgeführt. In der Folge geht es dem Patienten gut. Im Dezember 2012 treten ohne Unfallereignis erneut Schmerzen im rechten Schultergürtel auf. Diesmal erfolgt die Überweisung durch den Hausarzt an ein auf arthroskopische Schulterchirurgie spezialisiertes Ärzteteam. Die klinische und radiologische Abklärung ergibt eine Lange-Bizepssehnen-Pathologie mit Pulley-Läsion und Verdacht auf Alteration der kranialen Subskapularissehne. Am 27.09.2012 erfolgt bei MRI-dokumentierter SLAP-Läsion die arthroskopische Tenodese der langen Bizepssehne mit Ankerfixation. Eine kleine kraniale Subskapularissehnenläsion wird belassen. Am Humeruskopf diagnostiziert der Operateur zusätzlich eine fokale Knorpelläsion. 3 Tage nach Arthroskopie löst sich ohne Unfallereignis die tenodesierte lange Bizepssehne. Am 15.11.2012 erfolgt wegen Schmerzen die Rearthroskopie. Gemäß Operationsbericht werden freie Gelenkkörper entfernt und eine Subskapularissehnenrefixation mit 2 Ankern durchgeführt. Postoperativ klagt der Patient nun über Dauerschmerzen auch nachts. Eine neuerliche Arthroskopie zur Bilanzierung des Knorpeldefekts und eventuellen Entfernung der Fixationsanker wird dem Patienten vorgeschlagen. Als weitere Option wird ein Oberflächenersatz diskutiert. Vor einem 4. chirurgischen Eingriff wünscht der Patient jedoch eine Einschätzung durch uns.

■ **Second Opinion**

Wir sehen den Patienten am 26.02.2013, 3½ Monate nach der letzten Intervention. Es finden sich multiple, reizlose Arthroskopieportale sowie eine kleine Querinzision über dem AC-Gelenk rechts. Die Schultergelenkbeweglichkeit rechts beträgt in Abduktion 90°, beim Vorwärts-/Rückwärtsheben 175/0/45°, bei Außen-/Innenrotation in Neutralstellung 75/0/65°, in Abduktion 70/0/40°. Die Rotationsbewegungen, insbesondere in Abduktion, sind schmerzauslösend. Klinisch lassen sich keine pathologischen Rotatorenmanschettenzeichen fassen. Die lange Bizepssehne ist rupturiert mit klassischem Muskelbauch. Die AC-Gelenkregion ist unauffällig. Radiologisch zeigen sich ein Status bei reseziertem AC-Gelenk, etwas unruhige Glenoidstrukturen sowie 3 medial gelegene Fixationsanker (◘ Abb. 62.1). Die Ultraschalluntersuchung ergibt eine intakte Rotatorenmanschette bei rupturierter langer Bizepssehne und eine verdickte Bursa subacromialis. Die vom Patienten mitgebrachten Arthro-MRI-Bilder vom 21.01.2013 dokumentieren einen Knorpeldefekt am Humeruskopf kranial

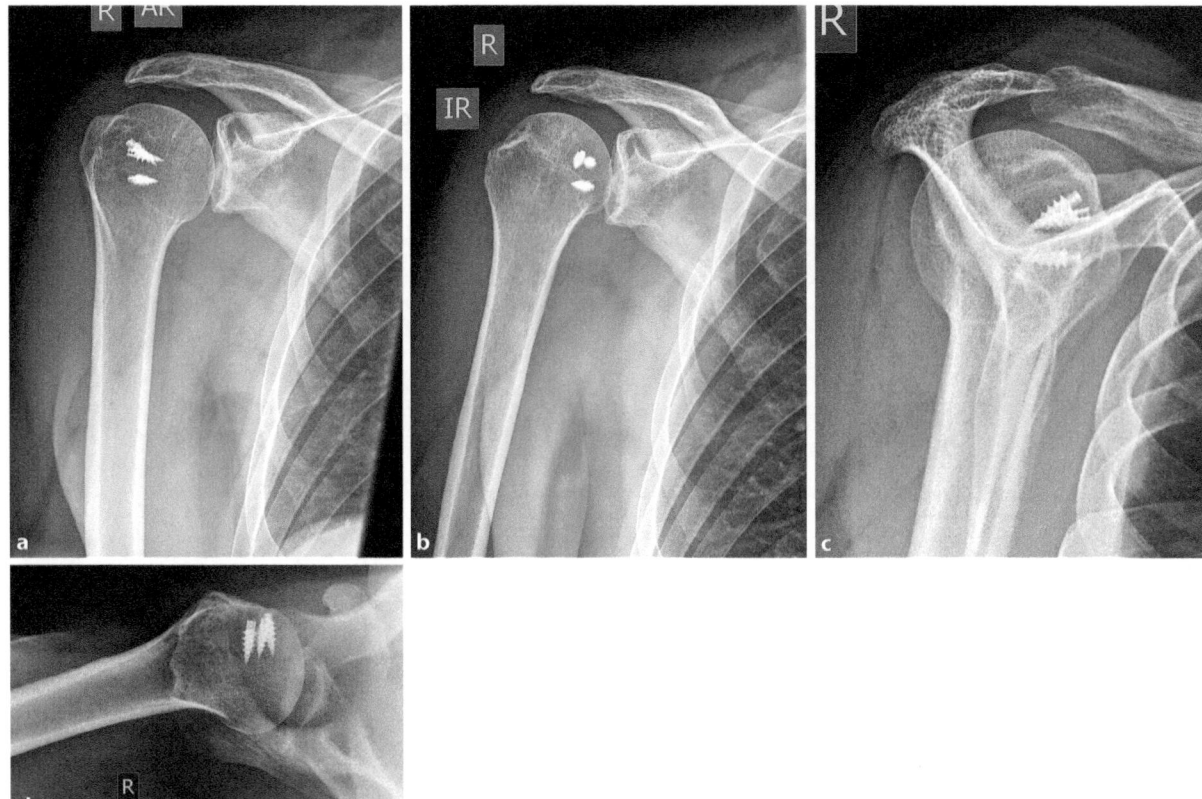

Abb. 62.1

sowie kleine insertionsnahe Unterflächenläsionen an der Supraspinatus- und Subskapularissehne bei intaktem Cuff. Die lange Bizepssehne fehlt. Die Fixationsanker sind medial der Subskapularissehneninsertion platziert (**Abb. 62.2**). Unseres Erachtens ist die Schmerzursache hier sowohl eine subakromiale wie auch eine glenohumerale. Die subakromialen Strukturen sind irritiert. Glenohumeral liegt ein Knorpeldefekt im Sinne einer Präarthrose vor. Bevor wir hier eine weitere Arthroskopie planen, sollte mit Szintigraphie und Laboruntersuchungen ein eventueller Infekt ausgeschlossen werden, wobei ein Propioni-Infekt wohl erst bioptisch erfasst werden kann. Bei der Arthroskopie können dann auch das Ausmaß des Knorpeldefekts, die AC-Gelenksituation sowie die Lage der gesetzten Fixationsanker genau beurteilt werden.

▪ Analyse
Mehrfacharthroskopien in kurzen Zeitabständen sind meist Zeichen einer technischen Schwierigkeit. Es potenzieren sich dann auch verschiedene Pathologien, die in der Folge diagnostisch kaum mehr genauer differenziert werden können. Nicht zuletzt treten dabei chronische arthrotische Symptome hinzu oder zunehmend auch Propioni-Infekte, die oft bloß bioptisch sicher diagnostiziert werden können. Der hier zusätzlich vorliegende humerale Knorpeldefekt wird durch die Mehrfacheingriffe möglicherweise stimuliert. Es entwickelt sich dann nicht selten eine Eigendynamik, die sich in der Progredienz der Arthrose manifestieren kann.

Analyse

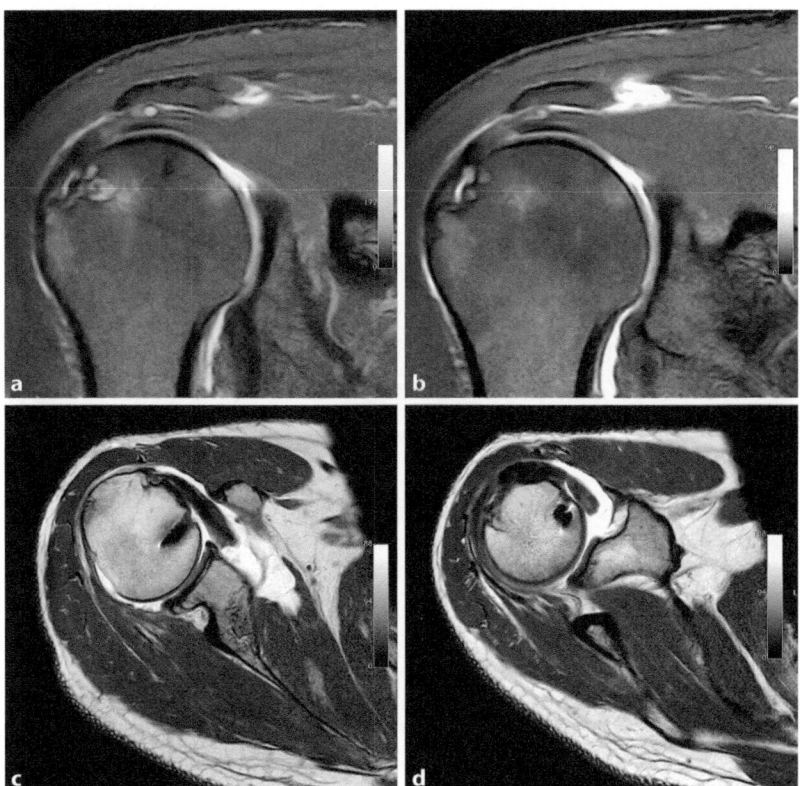

◘ Abb. 62.2

Second Opinion bei schmerzhafter Korakoidspitzenpseudarthrose

H.K. Schwyzer, R.P. Meyer

R. Meyer et al. (Hrsg.), *Die Zweitmeinung in der Schulterchirurgie – ein Muss*,
DOI 10.1007/978-3-642-37094-6_63, © Springer-Verlag Berlin Heidelberg 2013

■ **Der Fall**

Eine 55-jährige Frau hat bis zum 22.03.2012 keinerlei Probleme mit ihrem rechten Schultergürtel. Dann rutscht sie beim Skilaufen auf eisiger Unterlage weg und überschlägt sich mehrmals. Die rechte Schulterpartie wird dabei vermutlich erheblich gezerrt und kontusioniert. Es persistieren in der Folge Schmerzen, die die indolente Frau als kontusionsbedingt hinnimmt. Nach einigen Wochen konsultiert sie einen Rheumatologen, der nach radiologischer Abklärung mit konventionellen Bildern (◘ Abb. 63.1) eine konservative Behandlung mit Physiotherapie und 2-maliger Kortisoninstillation subakromial einleitet. Retrospektiv kann – bei genauem Betrachten der Röntgenbilder – bereits zu diesem Zeitpunkt, 6 Wochen nach dem Sturz, die Korakoidfraktur diagnostiziert werden. Die Patientin klagt nach wie vor über Schmerzen in ihrem rechten Schultergürtel bei ausholenden Bewegungen. Es wird nun weitere 6 Wochen später eine Arthro-MRI-Untersuchung veranlasst. Diese zeigt eine Spitzenfraktur des Korakoids, wobei mit dieser Untersuchungstechnik über den Konsolidierungszustand der Fraktur nichts ausgesagt werden kann. Zusätzlich wird eine Partialruptur der langen Bizepssehne bei intaktem Cuff diagnostiziert (◘ Abb. 63.2). Eine CT-Untersuchung dokumentiert dann die nicht verheilte, mehrfragmentäre Fraktur der Korakoidspitze mit leichter kaudaler und dorsaler Fehlstellung (◘ Abb. 63.3). Die Patientin ist weiterhin durch Bewegungsschmerzen an ihrer rechten Schulter im Alltag und vor allem bei ihrer sportlichen Aktivität gestört. Die Frau kann gewisse Sportarten gar nicht mehr ausüben. Sie wird an einen Facharzt für orthopädische Chirurgie überwiesen mit der Frage einer möglichen operativen Sanierung dieser Abrissfraktur. Der Facharzt rät von einer osteosynthetischen Versorgung dieser Korakoidfraktur ab. Das zu erwartende postoperative Resultat sei zu ungewiss. Die Patientin gibt sich mit diesem Statement nicht zufrieden und wünscht eine Einschätzung durch uns.

■ **Second Opinion**

Wir beurteilen die Patientin am 31.01.2013, 10½ Monate nach dem Unfall. Die 55-jährige Frau, Rechtshänderin, weist eine nahezu symmetrische Schulterbeweglichkeit auf. Klinisch sind keine pathologischen Rotatorenmanschettenzeichen fassbar. Ausholende Bewegungen, insbesondere bei Rotation, lösen einen diffusen Schmerz im ventralen Schultergürtel rechts aus. Die Korakoidspitze rechts ist deutlich druckdolent. Das rechte AC-Gelenk ist unauffällig. Die konventionellen Röntgenbilder der rechten Schulter zeigen eine diskrete AC-Gelenkarthrose. Die alte Korakoidfraktur lässt sich bei Kenntnis der Diagnose auf der axialen Aufnahme erahnen (◘ Abb. 63.4). In Anbetracht der anhaltenden Schmerzen mit deutlicher Beeinträchtigung im Alltag und Sport

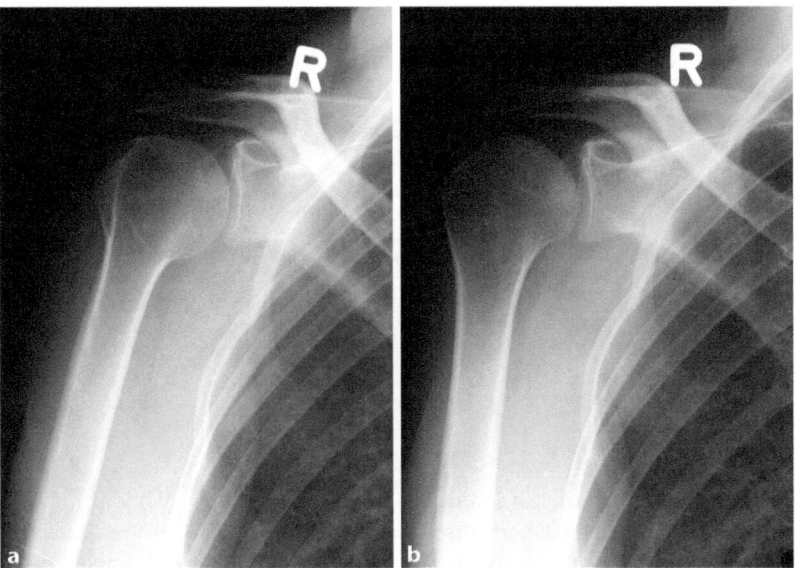

�» Abb. 63.1

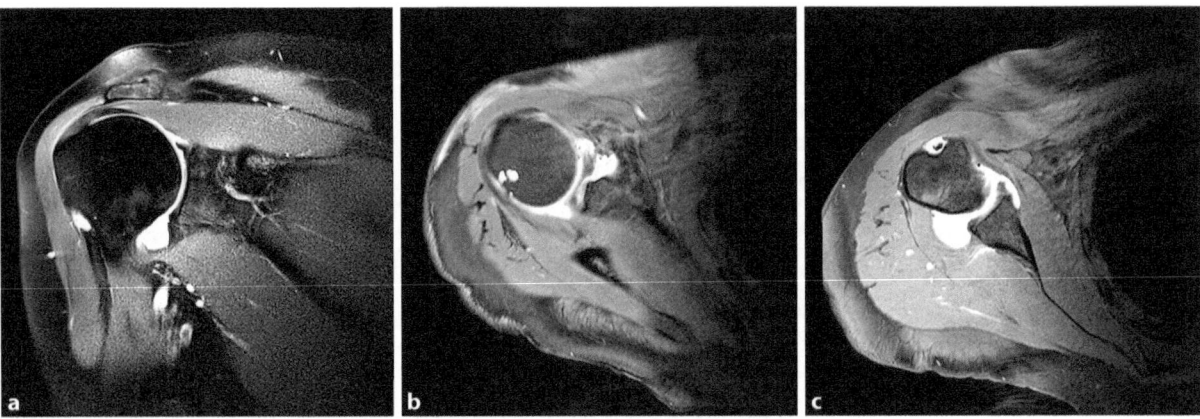

�» Abb. 63.2

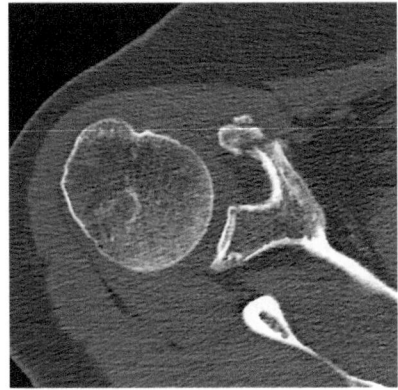

�» Abb. 63.3

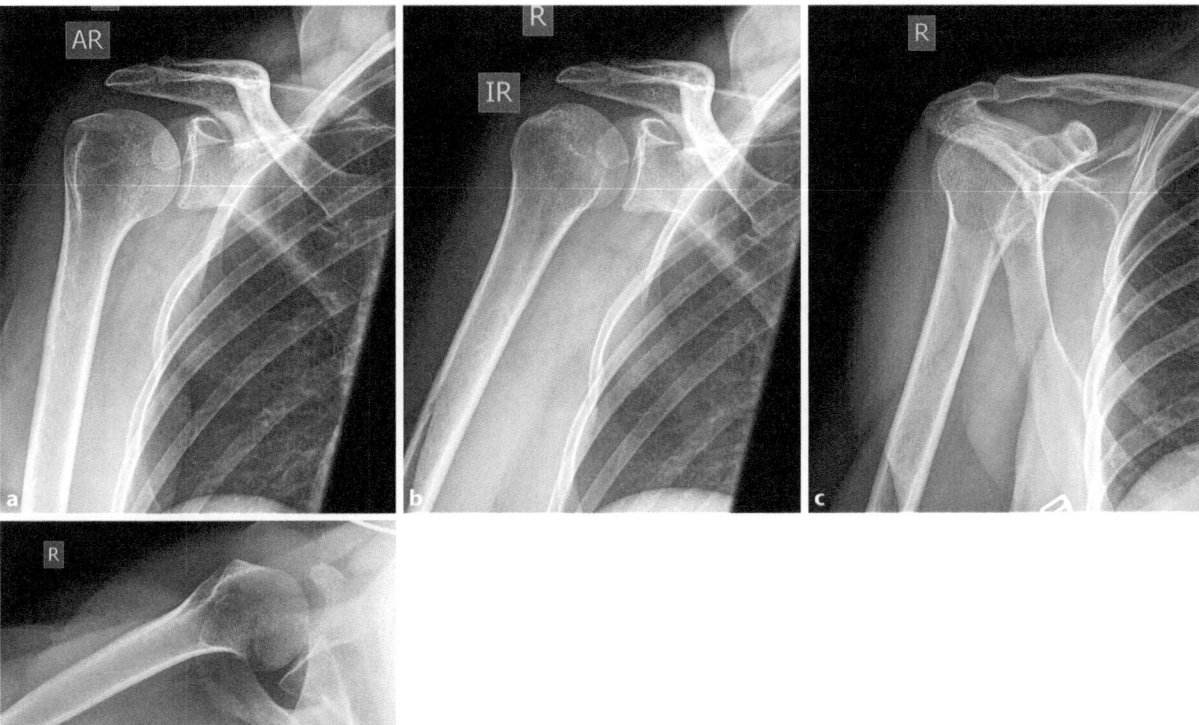

◘ Abb. 63.4

empfehlen wir die chirurgische Sanierung dieser Korakoidspitzenpseudarth-
rose. Eine spontane Ausheilung dieser Pseudarthrose ist nahezu 1 Jahr nach
dem Unfall wegen des tendinösen Zugs unwahrscheinlich. Nach explorativer
Arthroskopie der rechten Schulter wird die Refixation der Korakoidspitze mit
Knochenspaninterponat bei gleichzeitiger Tenodese der langen Bizepssehne
vorgesehen. Die Patientin wünscht den Eingriff im Juli 2013.

▪ Analyse

Korakoidfrakturen sind nicht sehr häufig und finden sich bloß in etwa 2–5 %
aller Skapulafrakturen. Bei posttraumatisch persistierenden, ventralen Schulterschmerzen muss neben der häufigen langen Bicepssehnen-Pathologie die
Läsion des Korakoids in die Differenzialdiagnose einbezogen werden. Konklusiv gelingt die Diagnose lediglich mit der CT-Untersuchung. Korakoidspit-
zenabrissfrakturen können als isolierte Schulterläsion auftreten. Im hier dargelegten Fall kann dem Rheumatologen die verzögerte Diagnosestellung nicht
verübelt werden. Dieses Krankengut findet sich selten in einer rheumatologischen Sprechstunde ein. Weniger verständlich ist die Einschätzung durch den
hinzugezogenen Extremitätenchirurgen. Bei der osteosynthetischen Refixation
der Korakoidspitze handelt es sich um einen technisch machbaren Eingriff mit
guter Prognose. Die 56-jährige, sportliche Frau will ihre Schmerzen begreiflicherweise nicht hinnehmen und orientiert sich daher mit Recht an eine weitere
Institution.

Serviceteil

R. Meyer et al. (Hrsg.), *Die Zweitmeinung in der Schulterchirurgie – ein Muss*,
DOI 10.1007/978-3-642-37094-6, © Springer-Verlag Berlin Heidelberg 2013

Nachwort

Wenn wir diese 63 Fälle nochmals Revue passieren lassen, sollten sie uns An-
sporn sein, unser chirurgisches Tun, unser technisches Können und unsere
Erfahrung im Einzelnen immer wieder neu zu hinterfragen. Es braucht ein
enormes Maß an Können und Wissen, um nur wenig richtig zu machen. Es
braucht vor allem auch Bescheidenheit und Demut vor dem Patienten und
vor der Aufgabe, vor die er uns stellt. Oft ist es diese Bescheidenheit, die fehlt
und zur Selbstüberschätzung der chirurgischen Akteure führt – zu Ungunsten
unserer Patienten.

Wenn es uns durch die objektive Schilderung dieser Fälle und deren Analyse
gelungen ist, die Sensibilität für eine Zweitmeinung nur ein wenig zu stärken,
dann hat diese Publikation ihr Ziel erreicht.

R.P. Meyer
F. Moro
H.K. Schwyzer
B.R. Simmen

Zürich im Frühjahr 2013

Printed by Printforce, the Netherlands